TRIPS协定下
药品试验数据保护研究

褚 童◎著

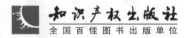

知识产权出版社

全国百佳图书出版单位

图书在版编目（CIP）数据

TRIPS 协定下药品试验数据保护研究/褚童著. —北京：知识产权出版社，2015.1
ISBN 978 – 7 – 5130 – 3103 – 5

Ⅰ. ①T… Ⅱ. ①褚… Ⅲ. ①临床药学—药效试验—数据保护—研究 Ⅳ. ①R969.4

中国版本图书馆 CIP 数据核字（2014）第 245239 号

责任编辑：王祝兰	责任校对：董志英
封面设计：许京京	责任出版：刘译文

TRIPS 协定下药品试验数据保护研究

褚 童 著

出版发行：知识产权出版社有限责任公司	网 址：http://www.ipph.cn
社 址：北京市海淀区马甸南村 1 号	邮 编：100088
责编电话：010 – 82000860 转 8555	责编邮箱：wzl@cnipr.com
发行电话：010 – 82000860 转 8101/8102	发行传真：010 – 82000893/82005070/82000270
印 刷：北京科信印刷有限公司	经 销：各大网上书店、新华书店及相关专业书店
开 本：720mm×1000mm 1/16	印 张：15.5
版 次：2015 年 1 月第 1 版	印 次：2015 年 1 月第 1 次印刷
字 数：275 千字	定 价：48.00 元

ISBN 978 -7 -5130 -3103 -5

摘　　要

本书旨在研究 TRIPS 协定下药品试验数据保护制度。导论提出本书研究的问题及其研究意义。正文各章主要内容如下：

第一章对药品试验数据保护涉及的理论问题进行了探讨。第一节结合药学科学与国际条约规定对药品试验数据的内涵与外延进行了界定，为全书探讨药品试验数据保护问题奠定了基础。药品试验数据是制药企业在药品提出上市申请之前，为了证明药品安全有效而进行的一系列实验室试验与临床试验所获得的数据。根据 TRIPS 协定的规定，TRIPS 协定中受保护的药品试验数据是作为成员政府批准药品上市的条件，从含有新化学实体的药品中，通过巨大努力而获得的未披露试验数据。第二节阐述了药品试验数据保护的知识产权属性。TRIPS 协定首次将药品试验数据保护纳入知识产权国际保护范围，将药品试验数据作为知识产权进行保护具有法理上的正当性。同时，药品试验数据保护是一种自成一体的知识产权保护形式，与传统的知识产权既存在一致性又存在区别性。在药品知识产权保护领域，药品试验数据保护发挥着不同于专利保护、商业秘密保护等传统保护形式的作用，是一种特殊的未披露信息保护。这一保护制度的确立对药品知识产权保护的完善具有重要意义。第三节探讨了药品试验数据保护与公共健康的关系。药品是具有生命关联性的特殊产品，高标准的药品知识产权保护可能与公共健康产生冲突，如何看待药品试验数据保护对公共健康造成的影响？应当认识到实施药品试验数据保护对公共健康可能产生一定的负面影响，但同时也具有积极的推动与保护作用。寻求药品试验数据保护与公共健康协调统一的路径是研究与实践应达到的目的。

第二章着重对 TRIPS 协定确立的药品试验数据保护国际义务进行分析。第一节首先追溯了 TRIPS 协定中药品试验数据保护规定的由来。通过对作为 TRIPS 协定中药品试验数据保护规定蓝本的《北美自由贸易协定》相关规定以及 TRIPS 协定谈判历史的回顾，梳理了 TRIPS 协定下药品试验数据保护制度的建立过程以及不同成员在 TRIPS 协定谈判中对待药品试验数据保护的不同立场，为理解条款设立的目的与宗旨提供了帮助。其次分析了 TRIPS 协定第 39 条第 3 款与 TRIPS 协定其他条款的关系，为理解该条款规定的药品试验数据保护义务含义奠定了基础。第二节讨论了成员应保护药品试验数据以防不公平商业使用的义务。保护试验数据以防不公平商业使用的义务是药品试验数据保护义务中的关键。通过条约解释的一般规则对"不公平商业使用"进行分析，可以认为政府药品监管机关依赖原创药品的试验数据批准仿制药的行为属于"不公平商业使用"。第三节探讨了保护药品试验数据不被披露的义务。药品试验数据的不披露义务是药品试验数据保护中的最起码义务，不披露试验数据义务的保护期限和前提，与"不公平商业使用"的理解有直接的关系。第四节探讨了由防止不公平商业使用义务引申出的保护药品试验数据不被依赖的义务。通过分析有关案例，得出政府在药品试验数据保护期间依赖原创药品试验数据批准仿制药上市申请的行为应当受到不依赖义务的规范。第五节分析了药品试验数据保护的例外。在出于保护公众的必要以及已采取措施确保试验数据不被不公平商业使用两种情况下，WTO 成员可以披露药品试验数据。

第三章对部分 WTO 成员的药品试验数据保护制度进行比较法研究，以了解在相关国际义务下有关成员的具体法律实践。第一、二节分别介绍了美国、欧盟两个药品试验数据建立较早、制度相对成熟的 WTO 成员的域内法律制度。这两个 WTO 成员均采取了药品试验数据独占保护模式，即在一定的试验数据保护期内，不允许药品监管机关根据原创药品提交的试验数据批准仿制药的上市申请。第三节介绍了加拿大的药品试验数据保护以及部分发展中国家采取的药品试验数据非独占保护模式。发展中国家利用 TRIPS 协定的灵活度，采取这种保护模式，将药品试验数据保护义务要求尽量降到最低。第四节通过对制度的评价、鉴别和比较，对各成员在药品试验数据保护期限、保护范围、规定渊源方面的差异进行了归纳，提出了其他 WTO 成员药品试验数据保护规定对完善我国有关制度的可借鉴之处。

第四章探讨了在 TRIPS 协定药品试验数据保护国际义务的基础上，后 TRIPS 协定时期由 WTO 成员间签订自由贸易协定（FTA）的实践催生的药品试验数据保护制度新的发展趋势以及可能对国际义务产生的影响。第一节对比了 TRIPS 协定生效前后 FTA 中药品试验数据保护规定的区别，指出后 TRIPS 协定时期 FTA 中药品试验数据保护的范围、方式等较 TRIPS 协定生效以前以及 TRIPS 协定的规定都有所变化。通过对比不同成员对 FTA 中规定药品试验数据保护的态度，初步得出一部分发展中国家因 FTA 中药品试验数据保护规定提高了其所承担的数据保护义务的结论。第二节介绍了 FTA 中建立的药品试验数据独占保护制度。以美国为典型代表的药品试验数据强保护国家，通过签订 FTA 的方式，向发展中国家推行了药品试验数据独占保护模式。尽管 FTA 中的药品试验数据保护制度在客观上削弱了发展中国家对 TRIPS 协定灵活度的利用，但其有助于推动在全球范围内建立相对统一的药品试验数据保护标准。第三节介绍了后 TRIPS 协定时期生物药品试验数据保护制度的发展。生物药品的试验数据保护属于超 TRIPS 协定的保护措施，但是随着生物制药在制药产业中占据越来越重要的地位，药品试验数据保护在生物制药领域的适用成为药品试验数据保护制度发展中备受关注的问题。在《跨太平洋伙伴关系协定》（TPP）谈判中纳入生物药品试验数据保护，是目前药品试验数据保护制度发展中讨论最热烈的问题之一。如果在这方面有所进展，将对药品试验数据保护国际义务的发展产生相当重要的影响。第四节讨论了药品试验数据付费使用模式的设计。出于知识产权保护与公共利益平衡的目的，参考美国农化产品试验数据保护制度中的补偿使用制度，设计药品试验数据付费使用制度，并提出使用费计算的具体方法，有利于发挥药品试验数据的社会属性作用。

第五章对我国的药品试验数据保护制度进行研究。第一节介绍了我国根据所承担的国际义务建立的药品试验数据保护制度。在分析我国制药产业现状与发展前景、药品注册审批程序法律规定以及药品注册审批实施情况的背景下，研究我国药品试验数据保护制度所能够发挥的作用以及与药品管理法律体系中其他药品行政保护手段之间的关系。第二节指出目前我国药品试验数据保护制度存在的问题，以及完善和发展我国药品试验数据保护制度的必要性与可能性。在完善我国相关制度时，应当始终在药品创新和公共利益之间寻求平衡的原则下，设计、细化与改进药品试验数据保护制度，力求制度设计既能够有效发挥药品试验数据保护制度激励和促进药品创新研发的效果，也能够平衡和降低药品试验数据保护可能对公共健康造成的不利影响，从而使创新制药企业与仿制药企业都能受惠于药品试验数据保护制度。

目　录

导　　论

一、研究背景

（一）药品试验数据保护国际义务的起源

药品试验数据（pharmaceutial test data）保护制度起源于美国国内法。1984年美国颁布《药品价格竞争与专利期补偿法》（以下简称"Hatch - Waxman法"），将药品上市申请分为新药申请与仿制药申请。[1]该法颁布以前的20年间，仿制药提交上市申请，必须进行与原创药相同的临床试验以证明药品的安全有效。这一规定影响了仿制药的及时研制和批准上市。为了加快仿制药上市的速度，促进药品市场的竞争与药品价格的下降，Hatch - Waxman法一方面允许仿制药通过简化申请程序上市，不需要重复进行已经被原创药证明了安全有效性的临床试验，而以参照原创药品为标准的生物等效性试验取而代之；[2]另一方面，通过"波拉例外"（Bolar Exception）[3]允许仿制药企业在原创药专利到期之前为取得等效性数据而着手进行试验和研究。这两项措施本质上都是仿制药对原创药试验数据的利用。这些程序的建立，大大加快了仿制药的上市速度，极大地推动了美国仿制药产业的发展。然而，作为原创药生产者的研发型制药企业，在研发新药的过程中花费了大量的时间与金钱进行临床试验并取得试验数据，以证明药品的安全有效。仿制药上市申请过程中对原创药试验数据的利用构成免费"搭便车"行为。这种行为影响了原创药制药企业对通过销售药品回收药品研发成本的期待，损害了原创药制药企业进行新药研发的积极性。为了平衡原创药制药企业与仿制药制药企业的利益诉求，Hatch - Waxman法创设了药品试验数据保护制度，规定如果仿制药提交上市申请时，所依据的安全性及有效性试验并非其自行完成，也未获得实际进行试验的人的使用授权，美国药品监管部门在最先获得新药上市许可的原创药获得上市许可之日起5年内，不得批准仿制药的上市申请。[4]美国建立的药品试验数据保护制度，规定在药品试验数据保护期内不批准仿制药的上市，为自行取得试验数据的原创药品，提供了一定期间的市场独占保护。

之后，美国积极在国际层面推动药品试验数据保护制度的建立与发展，在《北美自由贸易协定》（以下简称"NAFTA"）中规定药品试验数据保护制度后，[5]又将药品试验数据保护加入 TRIPS 协定谈判议题，并最终成功将药品试验数据保护纳入 TRIPS 协定义务范围，成为知识产权保护国际义务的组成部分。[6]但是，TRIPS 协定并没有依照美国主张的立法模式明确规定药品试验数据独占保护义务，而采用了"以防不公平商业使用"这种更具有灵活性的术语，为广大发展中国家实施保护义务提供了空间。TRIPS 协定第 39 条第 3 款规定，当成员要求以提交未披露的试验数据或其他数据，作为批准含有新化学实体（new chemical entity）的药品或农药化学产品上市的条件时，如果该数据的产生包含了巨大努力，则该成员应保护该数据，以防不公平商业使用。同时，除非出于保护公众所必需，或除非已采取措施保证该数据不被不公平商业使用，成员均应保护该数据不被披露。[7]药品试验数据保护国际义务由此正式建立起来，药品试验数据保护成为 TRIPS 协定下一种新的知识产权保护形式。

（二）对药品试验数据保护国际义务的理解

TRIPS 协定第 39 条第 3 款的药品试验数据保护在知识产权领域引入了一个新的范畴。但 TRIPS 协定作为一个多边协定，是发达国家成员与发展中国家成员彼此妥协的产物。出于达成一致的需要，TRIPS 协定第 39 条第 3 款使用了一些模糊术语，使条款含义产生了不确定性。

TRIPS 协定生效以前，除美国、欧盟、加拿大等少数 WTO 成员以外，绝大部分 WTO 成员未对药品试验数据进行保护。而在 TRIPS 协定生效之后，WTO 成员必须建立制度以便有效实施 TRIPS 协定下的药品试验数据保护义务。然而，作为一种新的知识产权保护形式，在药品试验数据保护的范围、方式、力度等方面，无论是在理论上还是实践上，都存在许多没有统一观点和明确结论的问题。围绕 TRIPS 协定第 39 条第 3 款的规定，WTO 成员应当如何理解和履行药品试验数据保护义务，是本书提出并希望通过研究能够解决的问题。

从目前的实践情况来看，一些发达国家成员认为，履行药品试验数据保护义务，需要采取药品试验数据独占保护模式。[8]在法定保护期间内，政府药品监管部门不得依赖原创药品为获得药品上市审批而提交的药品试验数据，审查批准仿制药品的上市申请。药品试验数据独占保护赋予试验数据持有人数据的独占使用权利，且可以对抗仿制竞争产品的上市申请，从而使原创药品获得一定时间的市场独占权利。药品试验数据独占保护是美国、欧盟等 WTO 成员积极推行的药品试验数据保护模式，同时也是一些发展中国家批评与反对的对象。反对者认为药品试验数据独占保护已经超越了 TRIPS 协定的最低保护标准，对发展中国家的药品供应和公共健康产生消极的影响。[9] 面对这样的分歧与争议，未来药品试验数据保护制度将有什么样的发展趋势，是否能够在国际层面达成相对明确和统一的标准，是本书另一个希望通过研究得到答案的问题。

二、研究意义

（一）现有研究成果

药品试验数据数据保护制度迄今只有 30 年的发展历史，与传统的知识产权保护制度相比，是一项新兴的法律制度。无论是理论建设方面还是实践操作方面，均未累积起丰富的资料。这也使得对药品试验数据保护的研究，成为一个较新颖的课题。中外学者在这一领域进行了一些初步探索，但尚未形成较系统的代表性学术论著。近十多年，随着 WTO 在国际多边贸易体制中发挥日益重要的作用以及争端解决机制的活跃，TRIPS 协定的义务和实施问题得到更加深入和广泛的研究，而试验数据保护作为 TRIPS 协定确立的新型知识产权保护方式，获得了更多的重视。可以说，针对药品试验数据进行专门的研究，从这时才真正开始。英国学者库克（Cook）在 2000 年出版的《药品与其他领域的监管数据保护》[10] 是检索到的以药品试验数据保护为题的最早著作。该书以介绍美国、欧盟、澳大利亚以及新西兰的药品试验数据保护法律法规为重点，也涉及制药领域之外的试验数据保护制度。此外，对于药品试验数据保护的研究亦散见于相关专著章节、期刊论文及学术报告。

概括来说，近十多年的药品试验数据保护研究有以下几方面的特点：

第一，集中分析对 TRIPS 协定下药品试验数据保护国际义务的理解。研究涉及试验数据保护义务的要件、义务的性质、保护的范围、义务的实施等问题。[11] 第二，由于药品产品与人类生命健康直接关联，因此药品知识产权保护与公共健康的关系一直是学术研究的重点。以往有关研究大多集中于专利制度保护与公共健康的关系。在药品试验数据保护义务确立之后，试验数据保护对于公共健康与药品可及性的影响也成为研究者关注的课题。[12] 第三，药品试验数据保护义务研究的另一个重点在于 WTO 成员实施药品试验数据保护的情况。研究主要集中在数据独占保护[13] 与数据非独占保护[14] 两种模式上。在比较研究与制度介绍方面，美国与欧盟作为最早实施药品试验数据保护的 WTO 成员，是数据独占保护制度的主要研究对象。[15]

（二）研究的理论意义

根据国内外学者对 TRIPS 协定下药品试验数据保护制度的现有研究成果，可以总结出这一制度具有以下三个特点：第一，药品试验数据保护是一种全新的知识产权保护形式；[16]第二，药品试验数据保护是一种尚未建立起统一明确保护标准的知识产权形式，其保护范围、方式、力度在各国立法与实施中差异较大，并因此引发不少争议与困惑；[17]第三，药品试验数据保护制度对全球知识产权规则与全球制药产业的发展具有重要影响。药品试验数据保护制度的三个特点，显示了药品试验数据研究课题的可能性与必要性。

首先，随着科技的进步与经济全球化的发展，知识产权国际保护义务不断进行扩张，尤其是根据 TRIPS 协定建立起来的知识产权国际保护体系，其保护范围之广是以往知识产权保护国际条约所未有的。新的知识产权保护形式的出现，引发了新的理论问题：传统知识产权保护的法理基础，是否能够涵盖新的知识产权保护形式？新的知识产权保护形式，又对知识产权法律保护体系带来哪些理论上的突破？从知识产权法研究角度来看，药品试验数据保护制度中存在研究上的空白，尚未形成有权威性与有说服力的理论体系。这一制度的保护对象、保护范围、保护依据、法律性质等都亟需在理论上加以分析和澄清。药品试验数据保护作为一种自成一体的新的知识产权形式，不同于其他任何已存在的知识产权种类，而是独立建立起一套既符合传统知识产权特性、又突破了传统知识产权制度的新制度。药品试验数据保护制度对传统知识产权保护制度具有创新和突破，具有重要的研究意义。

其次，TRIPS 协定生效已将近 20 年，但作为 TRIPS 协定义务的药品试验数据保护，至今未能在 WTO 成员中形成较为统一的认识。一方面，TRIPS 协定相关条款的表述具有模糊性，成员利用 TRIPS 协定条款的灵活性自行决定义务的实施方式；另一方面，迄今为止，WTO 尚未出现就有关 TRIPS 协定第 39 条第 3 款义务的争端成立专家组的实践，因而缺乏对于 TRIPS 协定第 39 条第 3 款的权威解释。两方面原因导致 WTO 成员对于该条款理解各异。从国际法与世界贸易组织法研究的角度入手，恰当地解释 TRIPS 协定第 39 第 3 款及其相关条款以及该条款在整个 TRIPS 协定中的作用和定位，是一个值得进行研究的理论问题。

再次，药品与其他商品最大的区别，在于药品与人类生命健康的紧密联系。这就引发了药品知识产权保护领域内一个特殊的、具有挑战性的问题，即药品知识产权与健康权之间的冲突与协调。知识产权与健康权两种权利范畴各自发展出两种国际体制。随着全球化的发展，两者都存在着全球化的演进，并在全球化的背景下冲突与并存。[18]TRIPS 协定下的药品试验数据保护，拓宽了药品知识产权保护的范围，设定了新的保护义务，因而对公共健康造成了冲击。但是从立法目的与保护结果上看，药品试验数据保护对公共健康也具有一定的促进与保护作用。从理论上分析两者冲突与并存的关系，从权利义务平衡的原则出发探讨建立符合保护公共健康需要的药品试验数据保护体制并提出设想，是本书的又一理论重点。

（三）研究的实践意义

研究的实践意义，立足于制药产业在国际贸易与全球经济中扮演的重要角色。制药产业作为知识密集型产业，又具有特殊的消费对象，因此即使在全球经济增速放缓的金融危机时期，仍然可以成为拉动经济、促进就业的主要力量。[19]制药产业的特点在于高投入、高风险、高回报。由于各国对于药品进行严格监管，制药产业又是一个极易受到监管法律制度影响的产业。[20]在这样的背景下，研究与药品知识产权保护以及药品监管有关的药品试验数据保护，对于制药产业以及整个社会经济发展都具有重要意义。

从我国制药产业的发展情况来看，一方面，我国制药产业正在经历战略转轨，致力于提高企业自主创新能力，推动我国药品创新研发；另一方面，我国作为发展中国家的现实国情，又决定了我国必须继续大力促进仿制药产业的发展，使患者有机会获得质优价廉的药品。在这样的背景下，有必要研究药品试验数据保护的相关国际条约义务要求以及目前我国的制度建设与实施情况，对我国现行法律制度提出完善建议，使其符合我国制药产业发展的需要。此外，我国面临着来自美国、欧盟等主要贸易伙伴要求改进与实施药品试验数据保护制度的压力。[21]只有研究规则、利用规则、完善规则，才能在与欧美等国的贸易以及知识产权议题的谈判与交锋中占据主动。因此，无论从自身发展角度还是从面临的外部压力角度来看，药品试验数据保护研究都是我国目前的迫切需要。2013 年全国哲学社会科学规划办公室将"TRIPS 框架下中国药品试验数据保护制度研究"作为国家社会科学基金项目课题指南之一，[22]也从一个侧面表明了政府对这一问题的重视，表明药品试验数据保护制度的研究已经成为学界、政界与产业界的当务之急。

从法律建设层面来看，药品试验数据保护制度是知识产权法律制度中具有特殊性的制度之一。这一制度首先在美欧等发达国家和地区建立起来，随后由这些国家和地区通过双边和多边贸易协定向外推行，最终成为 TRIPS 协定框架下知识产权保护最低标准内容之一。目前，药品试验数据保护越来越受到各国的关注与重视，在国际与一些国家的国内层面上都出现了一些值得研究的案例，[23]对药品试验数据的保护也将对专利药与仿制药的竞争产生一定的影响。我国依据 TRIPS 协定的要求在国内法中规定了药品试验数据保护制度，但就目前的实际情况来看，还没有案例的出现，在法律实践方面仍是空白。本课题希望通过研究发现，法律实践欠缺的原因何在，是否是由于目前的法律规定尚缺乏实施的可行性；如果是这样，又应当如何加以改进和完善。从法条规定来看，目前我国有关药品试验数据保护的规定还比较宽泛，缺乏具体的实施细则和规范，对其中的关键概念的界定还比较模糊。通过研究，特别是参照相关国际条约和其他国家的法律规定，发现并研究我国制药企业在药品研制、生产与注册中与试验数据保护相关的问题，有利于完善我国药品知识产权法律制度。

三、研究思路

第一章对药品试验数据保护涉及的理论问题进行了探讨。首先对药品试验数据的内涵与外延进行界定；其次阐述了药品试验数据保护的知识产权属性，明确了药品试验数据保护在知识产权保护体系中的定位；最后分析了药品试验数据保护与公共健康的关系。由药品试验数据的知识产权属性引出第二章药品试验数据保护的国际义务。

第二章着重对 TRIPS 协定确立的药品试验数据保护国际义务进行分析。该章追溯了 TRIPS 协定药品试验数据保护规定的由来，梳理了 TRIPS 协定谈判历史中的药品试验数据保护议题，详细探析了 TRIPS 协定第 39 条第 3 款下的三类主要义务，并以药品试验数据保护与公共健康的关系这一理论问题出发，讨论了 TRIPS 协定下药品试验数据保护的例外。由 TRIPS 协定国际义务的分析引出第三章 WTO 成员履行义务的情况。

第三章对具有代表性的 WTO 成员实施的药品试验数据保护进行比较法研究，以了解在相关国际义务下有关成员的具体法律实践。该章比较了基于对义务不同理解而在 WTO 成员中产生的不同保护模式，最终总结了其他成员相关实践对我国制度具有的可借鉴之处。

第四章根据第二、三章对相关制度与实践的研究，进一步探讨了后 TRIPS 协定时期，在目前 TRIPS 协定药品试验数据保护国际义务的基础上，由自由贸易协定的签署与各国实践催生的药品试验数据保护制度新的发展趋势以及制度发展可能对国际义务规定产生的影响。

第五章对我国的药品试验数据保护制度进行研究，介绍了我国根据所承担的国际义务建立的药品试验数据保护制度，指出我国药品试验数据保护制度存在的问题，并提出有关完善我国相关制度的具体建议。

图 1 为本书的写作思路。

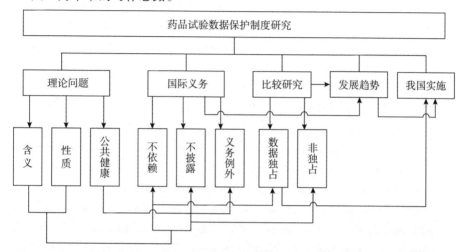

图 1　本书写作思路示意图

注释

[1] 21 U. S. C. 355（b）；21 U. S. C. 355（j）.

[2] 21 U. S. C. 355（j）.

[3] 21 U. S. C. § 355（j）（2）（A）（ii）-（iv）.

[4] 21. U. S. C. 355（c）（3）（E）（ii）；21. U. S. C. 355（j）（5）（F）（ii）.

[5] Article 1711. 5，NAFTA.

[6] Article 39. 3，TRIPS Agreement.

[7] 本文中 TRIPS 协定第 39 条第 3 款的中文翻译，由笔者在参考以下文献的基础上自行翻译。李仲周，易小准，何宁. 乌拉圭回合多边贸易谈判结果：法律文本［M］. 北京：法律出版社，2000. 郑成思. WTO 知识产权协议逐条讲解［M］. 北京：中国方正出版社，2000.

本文中涉及 TRIPS 协定其他条款的中文翻译，以法律出版社 2000 年版本为准。

[8] Weissman Robert. Data Protection：Option for Implementation［M］//Roffe Pedro，Tansey Geoff，Vivas - Eugui David. Negotiating Health：Intellectual Property and Access to Medicines. London：Earthscan，2006：164 - 167.

［9］ Correa, Carlos Maria. Unfair Competition under the Trips Agreement: Protection of Data Submitted for the Registration of Pharmaceuticals ［J］. Chicago Journal of International Law, Spring, 2002: 80.

［10］ Cook Trevor M. The Protection of Regulatory Data in Pharmaceutical and other Sectors ［M］. London: Sweet & Maxwell, 2000.

［11］ Gad Mohamed Omar. Representational Fairness in WTO Rule – Making: Negotiating, Implementing and Disputing the TRIPS Pharmaceutical – Related Provisions ［M］. London: British Institute of International and Comparative Law, 2006. Grubb Philip W, Thomsen Peter R. Patents for Chemicals, Pharmaceuticals, Pharmaceuticals and Biotechnology: Fundamentals of Global Law, Practice And Strategy ［M］. London: Oxford University Press, 2010. Shadlen Kenneth C. Intellectual Property, Pharmaceuticals and Public Health: Access To Drugs In Developing Countries ［M］. Northampton: Edward Elgar Publishing, 2012. Correa Carlos Maria. Unfair Competition under the Trips Agreement: Protection of Data Submitted for the Registration of Pharmaceuticals ［J］. Chicago Journal of International Law, Spring 2002: 79 – 94. Reichman Jerome H. Rethinking the Role of Clinical Trial Data in International Intellectual Property Law: The Case for a Public Goods Approach ［J］. Marquette Intellectual Property Law Review, Winter 2009: 1 – 68. Kampf Roger. International Perspective: Test Data Protection – the WTO Perspective ［R］. Symposium on the Evolution of the Regulatory Framework of Test Data – from the Property of the Intellect to the Intellect of Property. 2010. Cartwright Anthony, Matthews Brian R (Edited) . International Pharmaceutical Product Registration ［M］. London: in forma Healthcare, 2009.

［12］ Fellmeth Xavier. Secrecy, Monopoly, and Access to Pharmaceuticals in International Trade Law: Protection of Marketing Approval Data under the Trips Agreement ［J］. Harvard International Law Journal, 2004 (45) : 443 – 502. Roffe Pedro, Tansey Geoff, Vivas – Eugui David. Negotiating Health: Intellectual Property and Access to Medicines ［M］. London: Earthscan, 2005. Ho Cynthia M. Access to Medicine in the Global Economy: International Agreements on Patents and Related Rights ［M］. London: Oxford University Press, 2011.

［13］ Baker Brook K. Ending Drug Registration Apartheid: Taming Data Exclusivity and Patent/ Registration Linkage ［J］. American Journal of Law & Medicine, 2008 (3): 355 – 415. Young Adam R. Generic Pharmaceutical Regulation in the United States with Comparison to Europe: Innovation and Competition ［J］. Washington University Global Studies Law Review, 2009 (8): 165 – 185. Michiko Morris Emily. The Myth of Generic Pharmaceutical Competition under the Hatch – Waxman Act ［J］. Fordham Intellectual Property, Media and Entertainment Law Journal, Winter 2012: 245 – 288.

［14］ Jakkrit Kuanpoth. Patent Rights in Pharmaceuticals in Developing Countries: Major Challenges for the Future ［M］. Cheltenham: Edward Elgar Publishing Limited, 2010: 163 – 192.

［15］ Cook Trevor M. The Protection of Regulatory Data in Pharmaceutical and Other Sectors ［M］. London：Sweet & Maxwell，2000.

［16］ Carvalho Nuno Pires de. The TRIPS Regime of Patent Rights ［M］. Hague：Kluwer Law International，2005：263.

［17］ Fellmeth，Xavier. Secrecy，Monopoly，and Access to Pharmaceuticals in International Trade Law：Protection of Marketing Approval Data under the Trips Agreement ［J］，Harvard International Law Journal，2004（45）：443－502.

［18］ Noehrenbe Eric. Intellectual Property and Public Health：Will it be Peace or War? ［J］. The Journal of World Intellectual Property，2004，7（2）：253－256.

［19］ 申俊龙，徐爱军. 医药国际贸易 ［M］. 北京：科学出版社，2009：3－4.

［20］ 杨世民. 药事管理学 ［M］. 北京：人民卫生出版社，2011：5.

［21］ 2013 301 Special Report ［EB/OL］. http：//www. ustr. gov/sites/default/files/05012013% 202013%20Special%20301%20Report. pdf.

［22］ 全国哲学社会科学规划办公室. 2013 年国家社会科学基金项目课题指南（法学）［EB/ OL］. http：//www. npopss－cn. gov. cn/n/2012/1227/c219473－20030485. html.

［23］ WTO，Argentina — Patent Protection for Pharmaceuticals and Test Data Protection for Agricultural Chemicals（1999）；Bayer Inc. v. Canada，243 N. R. 170（1999）；Viropharma Incorporated v. FDA，The United States District Court for the District of Columbia（2012）.

第一章 TRIPS 协定下药品试验数据保护的理论探讨

第一节 TRIPS 协定下药品试验数据的含义

一、药品与药品试验数据的含义

（一）药品的定义与特性

1. 药品的定义

药品的定义一般规定在各国的药品管理法规当中，以便明确法规监管的对象。这一定义可能根据不同国家立法上的差异而有所不同，并不存在统一的内容。我国《药品管理法》中关于药品的定义是："药品，是指用于预防、治疗、诊断人的疾病，有目的地调节人的生理机能并规定有适应症或者功能主治、用法和用量的物质，包括中药材、中药饮片、中成药、化学原料药及其制剂、抗生素、生化药品、放射性药品、血清、疫苗、血液制品和诊断药品等。"[1]世界卫生组织（WHO）对药品的定义是："药品是任何用于改变服用者的生理系统或治疗、诊断疾病的物质或产物。"[2]欧洲议会及欧盟委员会关于人用药品的共同体法典的 2001/83/EC 号指令（以下简称"2001/83/EC 指令"）中的定义是："药品是用于诊断、治疗人类疾病，恢复或影响人体的生理功能的物质或物质的组合，包括专利药、仿制药、非处方药、天然药、免疫系统药、放射性药、血液及血浆制品、顺势疗法药品等。"[3]美国《食品、药品与化妆品法》对药品的定义是："药品指《美国药典》《美国顺势疗法药典》《国家处方集》或者以上法典的增补本所收载的物品；用于人或其他动物疾病的诊断、治愈、缓解、治疗或预防的物质；可影响人或其他动物的躯体结构或任何功能的物品（食品除外）；以上三项中任何物品的成分。"[4]从以上的几个例子来看，不同国家对药品的具体范围有不同的规定，如一些国家在定义药品时区分人用药和动物用药，[5] 而一些国家中药品的定义同时包括这两者。[6] 但各国对于药品的定义也存在共性，如均认为药品的目的在于诊断、治疗和预防疾病等。

本书所讨论的药品的概念，考虑了不限定药品的种类与范围，但将人用药品与动物用药区分开这两个条件，将药品定义为"用于预防、治疗、诊断人的疾病，有目的地调节人的生理机能的物质"。

2. 药品的分类

按照不同的标准可以对药品进行不同的分类。药品的分类方法很多，例如以是否凭借职业医师和助理职业医师的处方购买、调配和使用为标准分为处方药和非处方药；[7] 按照是否采用现代医学理论和方法筛选确定药效并按现代医学理论用以防止疾病为标准分为现代药与传统药；[8] 按照药品原料不同分为化学药、生物药与中草药[9] 等。

在药品的众多分类标准中，有一组概念不但对于制药产业与市场、药品监督管理具有重要意义，而且与本书的研究对象存在密切联系，有必要进行定义与鉴别，即按照药品创新的程度分为原创药与仿制药。

原创药（original new drug），也称创新药（innovative drug）、品牌药（brand - name drug）等，核心意义在于强调药品此前未曾上市销售过，是通过自主创新研发而成的药品。[10] 这些药品一般具有专利权。有些原创药品可能不符合专利保护的条件或选择不申请专利，但仍然是创新研发的产品，因此原创药与专利药不能完全等同。

在更普遍的意义上，人们时常将新药（new drug）与原创药两者不加区别地混用。但是新药的含义更为复杂，在不同国家法律规定的不同语境下，含义有所不同。例如，我国《药品管理法实施条例》规定，新药是指未曾在中国境内上市销售的药品。[11] 根据我国法律规定，药品是否为新药，与其含有的化合物是否是创新、是否受专利保护无直接关系，只与其是否在国内外上市有关。即使在国外已经上市的药品，未在我国上市的，也是我国法律意义上的新药。美国法律规定，凡在1938年《食品、药品和化妆品法》颁布后提出的任何具有化学成分的药品，其说明书中提出的用途未被训练有素并有评价经验的专家普遍承认其安全性和有效性的；或虽其安全性和有效性已被普遍承认，但尚未在大范围或长时间使用的，称为新药。[12] 美国新药定义强调的是对药品安全有效性的评估，而不是地域限制。加拿大法律则规定，新药是指一种包含一种新物质的药物，或者由两种及以上药物组成的新混合物，或者具有新用途，或者未曾在加拿大销售过，在加拿大还没有充分的时间和充分的数量以确立安全性和有效性的物质的药品。[13]加拿大的新药定义综合考虑了药品的安全有效性评估以及药品生产销售的地域限制。根据各国法律的规定，可以认为，原创药一般属于新药，但新药的范围比原创药更广泛。

从药理学的角度来看，仿制药（generic drug）是指与原创药在剂量、安全性和效力（strength）、质量、作用（performance）以及适应症（intended use）上相同的一种仿制品。[14]更简单地说，仿制药是与某个已经获批上市的参照药品相同的药品。[15]仿制药没有特定的品牌和企业，但均与其参照的原创药含有相同的活性成分，与原创药在剂型、剂量、给药途径、质量、表现特征方面具有可比性，可以作为原创药的替代品。[16]

从药品管理法律规定的角度来看，仿制药是一个法规概念。目前各国药品管理法律法规中往往规定，仿制药提出上市申请不需要重复进行原创药品申请上市之前进行的完整的临床前试验与临床试验，而是通过证明与原创新药具有生物等效性即可获得上市批准。生物等效性是指一种药物的不同制剂在相同试验条件下，给予相同的剂量，其吸收速度与程度没有明显差别。相当于通过相对简单的试验就可以证明仿制药与其参照的原创药具有相同的疗效。[17]因此，从法规管理的角度看，无须进行完整临床试验的药品属于仿制药。

3. 药品的特性

（1）药品的生命关联性

从贸易的角度来看，作为商品的药品具有商品的一般属性，即通过流通渠道进入消费领域。[18]在药品生产和流通过程中，基本经济规律起着主导作用。但是，药品与普通商品相比，具有普通产品不具备的特性。首先，从用途方面看，药品具有特殊性，人们只有在生病时才会用药，而且需要对症下药，药品的用途是专属的，不具有可替代性。其次，从作用方面看，药品具有特殊的双重性，一方面可以防病治病，另一方面也会产生不良反应。药品的主要作用是治疗、预防疾病，如果使用合理得当，就可以发挥作用。但如果用药不当，乱用或滥用药物，不但不能起到治疗疾病的效果，反而可能引发其他疾病，危害人们的健康与生命。最后，从质量方面看，药品具有高质量性，药品的纯度、稳定性、均一性与药品的实用价值有密切的关系。国家通过严格的药品审批与监管程序控制和保证上市药品的质量。[19]此外，药品质量必须由专业人员依照法定的药品标准和测试方法进行鉴别。一般来说，患者不具备鉴定药品的能力，无法像对待部分农产品、日用品，可以根据商品的外观和消费经验对其质量进行鉴定和判断。

总而言之，药品的特殊性主要体现在药品与人的生命健康具有十分紧密的关联性。药品的使用目的是预防、诊断和治疗人的疾病，有目的地调节人的生理功能，是维持人们生命健康的物质。如果对药品的使用不当，就会影响人的健康，甚至危及人的生命。其他产品都没有这种与人的生命健康直接的相关性。[20]这也是国家药品监管机关要求申请上市的药品必须提交材料证明其安全有效性的原因。

（2）药品的公共福利性

药品具有社会福利性，源于药品与人的生命健康具有直接关联性。药品始终承担着为人类健康服务的社会责任，因此，药品在社会的供应流通，不仅仅是商业问题，也是关系到公共健康和社会利益的社会性问题。这使得药品作为一种商品，在根据一般市场供求关系进行流通的同时，也需要处理药品价格与社会需要、患者购买能力的关系。国家为了保证人们能够获取到质量合格、价格适宜的药品，一方面对药品质量进行严格监管，确保上市药品具有安全有效性；另一方面对基本药品进行政府定价，确保基本药品的可获取性，使得普通消费者能够获得基本的药物治疗，这就是药品公共福利性特征的体现。[21]

（3）药品受到双重法律规则的约束

作为一种商品，药品受到知识产权法律规则的保护与限制，可以排除他人对受保护药品专利、商标等知识产权的所有、使用、转让等权利，但这并不意味着受保护药品的权利人当然具有可以在市场上销售、使用药品的独占权利。由于药品在用途与性质上的特殊性，药品还受到药品监管法律法规的规制。在政府药品监管机关按照法定要求与标准审批许可药品上市以前，药品无法将受保护的知识产权权利转化为独占市场获取经济利益的权利。

4. 药品与农化产品的区别

TRIPS 协定第 39 条第 3 款保护药品以及农化产品在申请上市时提交的试验数据，因而 WTO 成员对这两种产品的试验数据承担的保护义务是一致的。但从研究的角度来看，药品试验数据保护制度在试验数据保护制度中更具有代表性和针对性。药品与农化产品的区别在于，尽管基于对人体健康和环境保护的需要，农化产品同样要经过试验证明产品的安全有效性，但农化产品不直接作用于人体，对人们的生命健康的影响是通过农作物等产品间接作用的；药品则直接作用于人体，药品对于人体生命健康的影响是直接的。此外，证明药品安全有效的临床试验，需要通过人体试验进行。可见药品试验数据的取得，比农化产品试验数据的取得更加复杂和困难，因此药品试验数据的保护具有更为重要的作用，所引起的药品试验数据保护与公共健康的关系也更具代表性。农化产品的技术含量与研发难度低于医药产品，因此农化产品的知识产权保护问题相比较药品知识产权而言，争议与关注要少得多。

（二）药品试验数据的含义

药品试验数据并没有一个统一的定义。广义上来讲，一切在药品研发过程中进行试验而取得的数据结果，都可以被称为药品试验数据。根据 TRIPS 协定的保护要求，受到药品试验数据保护制度保护的试验数据，应当指制药企业在药品申请上市销售之前，为了证明药品安全有效而进行的一系列实验室试验与临床试验所获得的数据。要了解药品试验数据的具体内容，就需要了解药品研发过程和药品审批要求。

1. 药品研发过程

如表 1 - 1 所示，药品研发是一个耗费大量时间和金钱的复杂过程。研发者首先需要进行"药品搜索"（drug hunting），以便确立目标疾病和针对这一疾病的备选药物。药品搜索通常关注那些尚待开发的医学领域，从中确定"生物靶标"（biological target）。生物靶标即人体中与某种疾病密切相关并且可能对药物治疗起反应的介质或反应过程，例如某种细菌、病毒、酶、生长因子等。研发者一般通过查阅大量生物、医学领域的文献来选取有价值的生物标靶，并且通过体外或者活体实验来确定生物靶标和预期治疗的疾病之间是否存在关联性。

表 1 - 1   药品研发过程

药品研发阶段	筛选的化合物	共需时间
基础研究	8000 ~ 10000 个	
临床前试验	10 ~ 20 个	
临床试验	5 ~ 10 个	10 ~ 15 年
申请上市	1 ~ 2 个	
获得上市批准	药品	

资料来源：Ho Cynthia M. Access to Medicine in the Global Economy：International Agreements on Patents and Related Rights. [M]. London：Oxford University Press, 2011.

制药企业对收集到的大量化合物进行筛选，从中选取"命中化合物"（hits）。所谓的命中化合物，应当对特定的生物靶标具有活跃的反应，同时也适于被制成药品。[22]经过筛选后可能选出几十至上百种符合条件的化合物，制药企业需要从中进一步挑选最具有研发潜力的几类化合物。一般也就是在这一阶段，制药企业会进行初步的专利申请，但是并非申请了专利的化合物就一定能够通过层层试验的筛选成为最终上市的药物，也可能最终上市的药物并不包含在此时申请专利的范围之内。[23]一般情况下，从研发人员最初着手研究起到制药企业开始进行备选药物的研发平均耗时 6 年。[24]

2. 药物试验与试验数据的取得

药品搜索结束后，研发者已经有了明确的目标和若干备选化合物，接下来将进入更加耗费时间和金钱的备选药物试验阶段。在这一阶段，研发者对筛选出的化合物进行一系列试验，测试其安全性、有效性、稳定性及服用方法等，并通过这些试验选出具有商业价值的备选药物，找到最佳的给药方式和物理形态。

药物试验可以分为临床前试验与临床试验。在药物试验初期，只允许进行动物试验，而不能进行人体试验，所以被称为临床前试验。临床前试验采用至少两种不同动物进行动物试验。虽然实验动物与人类间在解剖和生理上有所不同，但是药物在实验动物上的生化及药理反应、药物作用及药物动力学性质仍可反映出药物与人体间可能的作用关系，[25]并有助于了解药品的毒性、致突变性、致癌性等安全性问题。[26]临床前试验结束后，制药企业可以向政府主管机关提出开展临床试验的申请。一般而言，在制药企业提出临床试验申请时，为了确保初期临床试验的安全，需要在临床前试验中获得有关药物质量指标、稳定性、药理、毒理、动物药代动力学研究的相关数据和信息。[27]

在向政府主管机关提交申请并获得许可后，制药企业可以开始进行临床试验。临床试验的发起人是组织、管理、出资进行临床试验的个人、公司或机构。发起人可以将临床试验委托给其他机构进行，由临床试验所引起的责任和后果仍然归属于发起人。一般而言，临床试验的发起人为研制新药的制药公司。[28]临床试验是以人体为试验对象进行的严格控制的药品试验，以确定受试药品的临床药理学、药物动力学及其他药品性能和效果，确认受试药品存在哪些副作用，目的是在药品投入市场之前评估其安全有效性。[29]临床试验一般分为四期（见表 1 - 2）。一期临床试验的重点是确定药品的安全性。通常选择 20~80 位自愿参加试验的健康成年人作为试验的对象，通过试验了解药品在人体内的代谢及药理作用、药品剂量增加时的副作用等信息。[30]二期临床试验的重点是确定药品的疗效，包括一系列以药品适应症的患者为试验对象的用药试验，借此观察药品针对该适应症的治疗效果以及可能出现的副作用和风险。接受二期临床试验的患者人数通常为几百位。[31] 三期临床试验是对受试药品安全性、有效性以及最有效剂量等问题进行的进一步验证。通常药品能够进入三期临床试验，代表制药企业和监管机关对于该药品的安全有效性已经有了相当程度的了解。继续进行第三期临床试验的重要原因之一，在于收集更完备的安全有效性信息，评估药品带来的整体利益与风险之间的关系。三期临床试验的测试人数达到数百人至数千人，也是以适应症患者为试验对象。[32] 待药品上市后应用阶段，需进行第四期临床试验，目的在于考察在广泛使用条件下的药物的疗效和不良反应，评价在普通或特殊人群中使用的利益与风险关系以及改进给药剂量等。

表 1 - 2　临床试验阶段

阶段	患者数量和类型	所需时间	目的
一期	20～80 名健康的志愿者	至多 1 年	初步确定药品的安全性并找到合适的给药剂量
二期	数百名患者	1～2 年	初步评估药品对目标适应症的有效性并观察药品可能存在的副作用
三期	数百到数千名患者	2～4 年	进一步验证药品对目标适应症的治疗作用和安全性，并观察在长期使用的情况下可能产生的副作用
四期（药品上市后）	人数不定	不确定	研发新的治疗手段，考察在广泛使用条件下药物的疗效和长期服用的安全性，评价在普通或特殊人群中人用的利益风险关系及改进药品剂量

资料来源: The European Federation of Pharmaceutical Industries and Associations: Intellectual Property and Pharmaceuticals, 2008.

通过对药品研发过程的了解，可以将药品试验数据定义为通过实验室试验与临床试验获得的关于药品药理、性能、疗效等方面数据的集合。这些数据传达了药品是否具备安全有效性、是否符合上市销售标准的信息，是药品监管部门作出是否批准药品上市申请行政决定的依据。

需要指出的是，并非所有的药品试验数据均受到 TRIPS 协定的保护。明确 TRIPS 协定下药品试验数据保护的含义，关键在于分析 TRIPS 协定第 39 条第 3 款为受保护的试验数据界定的四个要素，即"成员要求作为批准药品上市的条件""含有新化学实体""未披露"与"通过巨大的努力产生"。

二、"作为批准药品上市的条件"的药品试验数据的含义

现代制药工业中药品的研发生产过程，必然要经过临床前与临床试验取得试验数据以确保药品具有安全有效性。即使一国法律并未规定提交药品试验数据是批准药品上市的必要条件，制药企业也会进行一定的药品试验并获取试验数据。但如果法律不要求药品申请人必须提交试验数据作为药品上市的条件，药品试验数据的取得就不是制药企业销售药品并取得经济利益的必要前提，药品试验数据被他人使用或依赖的可能性则会降低。在这样的情况下，药品试验数据保护制度的前提不存在了，这些试验数据也不能受到药品试验数据保护制度的保护。

另一方面，即使法律规定提交试验数据是批准药品上市的必要条件，也不意味着制药企业在研发过程中取得的所有试验数据都将提交给药品监管机关。举例来说，法律要求药品申请人提交的试验数据，并非制药企业在试验过程中所获取的全部试验数据。药品临床前试验取得的原始数据记录与临床试验中受试者试验与病历中的数据记录，需要经过录入、整理和分析后，按照药品上市申请程序中的要求与格式提交，而原始数据仍然保存在制药企业或制药企业委托进行试验的研究机构手中。没有向药品监管机关提交的、仍然由制药企业自行保存和控制的试验数据，不受药品试验数据保护制度的保护。只有根据药品注册申请相关法律规定提交的，由药品申请人转移至药品监管机关控制下的试验数据，才受到药品试验数据保护制度的保护。而没有直接提交给药品监管机关的试验数据，仍然是具有价值的信息，如果制药企业或研究机构保持其秘密性，可以作为商业秘密进行保护。

三、"含有新化学实体"的药品试验数据的含义

对新化学实体的理解是明确 TRIPS 协定下受保护药品试验数据含义的关键。新化学实体界定范围的宽窄，直接影响到药品试验数据保护制度的适用范围。TRIPS 协定没有对"新化学实体"的含义作出明确的定义，因此各成员在本国法律内可以自行对其进行界定。例如，美国法律规定，"新化学实体"是指药品含有从未根据美国法律相关条款注册申请获得 FDA 批准的活性基。[33] 而活性基是指药品成分中那些能起生理作用或药理作用的分子或离子，不包括药品成酯、成盐（包括含有氢键或配位键的盐），或者分子的其他非共价键衍生物，如络合物、螯合物或包合物。[34] 从美国国内法的规定出发可得知，可以

根据以下几个关键性要素来界定新化学实体：首先，是否包括已经批准上市的物质的酯、盐和其他非共价衍生物；其次，是否包括部分或所有的已知或已经被批准上市的物质的共价衍生物；最后，化学成分的"新"是绝对意义上的新还是相对意义上的新，是根据一国药品监管机关批准与否来确定，还是根据这一物质是否已知或者在文献中有所记载来确定，或者根据该物质是否在世界上任何国家获得上市批准来确定。

各国对于这几点要素的认识存在差别。根据美国法规的定义，已批准药品的新酯、盐或其他非共价衍生物不属于新化学实体范围。[35]根据欧盟法规，活性成分的不同盐、酯、醚、同分异构体及其混合物、复合物或者衍生物应被视为同一成分，除非其安全性或有效性的性质有明显不同。[36]也就是说，如果已批准活性成分的各种衍生物表现出独特的安全性或有效性，并不一定被视为同一活性成分。再例如，美国与欧盟均将药品监管机关颁布的药品上市许可作为判断是否是"新"化学实体的标准，但这也并非唯一的界定标准。智利法律规定，药品获得任何一国上市许可超过 12 个月就不视为可以获得试验数据保护的新药，将"新"的标准从相对意义提高到绝对意义。[37]印度化学与肥料部于 2007 年提交一份关于印度履行 TRIPS 协定第 39 条第 3 款的建议报告，建议指出含有新化学实体的药品应当未在印度批准上市或者相同药品或化学成分之前未被商业认知。[38]而国际化学品命名权威机构——国际纯化学与应用联合会（IUPAC）对新化学实体下的定义，随时间的变化而发生了变化：1998 年，IUPAC 认为新化学实体是先前未在文献中记载的化合物，[39]而 2013 年 IUPAC 对新化学实体的最新定义变为药品含有的未经一国药品监管机关批准的活性基。[40]

值得注意的是，活性基是药品成分中的分子和离子，从结构看，属于小分子结构。化学药品中的小分子与生物药品中的生物大分子是相对概念。生物大分子指的是作为生物体内主要活性成分的各种分子量达到上万或更多的有机分子，一般指蛋白质、核酸、多糖等，是构成生物药品的主要成分。[41]化学药品基本属于小分子药品，TRIPS 协定中规定的"新化学实体"是从药品结构上区别化学药品和生物药品的关键。换句话说，TRIPS 协定中药品试验数据保护的对象不包括生物药品。本书主要围绕化学药品展开试验数据保护问题研究，但随着生物药品在制药产业中占据的地位日益重要，生物药品的试验数据保护问题已经成为人们关注的对象。本书在对后 TRIPS 协定时期药品试验数据保护制度的发展趋势进行研究时，也会涉及生物药品的试验数据保护问题。

药品试验数据保护中的"新化学实体"在全球范围内并没有一个统一的定义，尽管各国法律中自行界定了"新化学实体"，但在实践中认定某一成分是否属于"新化学实体"并不是简单的任务。由于对"新化学实体"的界定直接影响到原创药生产者与仿制药生产者之间的市场竞争，因此双方就"新化学实体"的定义问题争议不断。2007 年爱尔兰塞普拉科制药公司（Sepracor Pharmaceuticals Ltd.）诉欧洲药品管理局（EMA）对药品 Lunivia 中活性成分的认定，[42] 2010 年美国阿特维斯（Actavis）公司诉美国药品监督管理局（FDA）对药品 Vyvanse 试验数据保护侵权[43]等案件，焦点问题均在于对"新化学实体"的认定。而从这些案件认定的结果来看，由于对"新化学实体"的具体分析涉及复杂的医学与化学知识，属于技术性很强的问题，法院本身很难对药品监管机关的观点作出事后评价，特别是在药品注册与审批的专业领域内，法院依赖药品监管机关对科学数据所作出的评价。如果没有记录显示药品监管机关的做法是不合理的，基于认定新化学实体法规制度的复杂性，法院尊重药品监管机关的解释。[44]因此从法律层面来看，法院认为一个机构对于其自身法规的解释是具有法律效力的。在无证据表明药品监管机关的解释存在明显错误或与法规不一致之处的情况下，药品监管机关作出的行政决定，一般情况下难以被法院推翻，而药品监管机关则有可能通过对具体药品上市申请的审查缩小或扩大新化学实体的概念。

四、"未披露"和"通过巨大努力产生"的药品试验数据的含义

（一）未披露的条件

要求受保护试验数据的秘密性与 TRIPS 协定第 2 部分第 7 节的标题"未披露信息"保持了一致。因此，尽管有人对 TRIPS 协定第 39 条第 3 款文本进行各种理解以界定试验数据受保护的条件，但很难否认 TRIPS 协定下药品试验数据保护必须是以试验数据的未披露状态为前提条件的。只有被视为"未披露信息"的试验数据才能受到保护，已经披露的试验数据则不予保护。但 TRIPS 协定并未就未披露进行相应的解释。如何把握试验数据的披露状态与未披露状态，至少应当界定披露试验数据的主体与披露试验数据的时间这两个要件。

从理论上来说，制药企业在提交药品上市申请之前，一切与证明药品安全有效的试验数据都在制药企业的控制之下，药品试验数据可以处于绝对保密的状态。此时有条件对试验数据进行披露的主体只有制药企业。而在制药企业出于新药上市申请的目的将试验数据提交药品监管机关后，试验数据将不再处于

制药企业的绝对控制之下。此时，制药企业与药品监管机关均掌握试验数据，均有条件对药品试验数据进行披露。在经过审批程序，药品获准上市后，药品监管机关与制药企业也均具有披露数据的条件。为确保公众健康权和知情权，使临床医生、药剂师、学术界以及患者对新药有更多了解，同时为使新药尽快实现其社会效益，促进药品进一步的技术优化与改造，社会鼓励制药企业对药品试验数据进行后续披露。

药品监管机关对药品试验数据不具有所有权和处置权，只有控制和审查的权利，药品监管机关如需对药品试验数据进行披露，则必须首先确保披露行为没有违反保护药品试验数据的法律义务。只要制药企业可以证明在将试验数据提交给药品监管机关时，药品试验数据处于未披露状态，那么这些试验数据就符合受到药品试验数据保护的"未披露"要求。即使在药品上市之后药品监管机关披露了药品试验数据，这些数据应当依然受到保护。因此可以得出这样的结论：无论新药获准上市之前还是新药获准上市之后，制药企业自行披露的数据都不属于"未披露试验数据"，因而不受保护；在新药获准上市之后，药品监管机关即使将之前未披露的试验数据进行披露，这些数据仍然应当受到药品试验数据保护制度的保护。

（二）通过巨大努力产生

TRIPS 协定第 39 条第 3 款还要求受保护的药品试验数据的产生必须经过"巨大努力"。即取得试验数据保护，需要数据持有人付出可观的努力。如何衡量努力的程度已达到巨大是这一保护要件的关键问题。获取试验数据所花费的金钱、试验的难易程度、试验花费的时间等都可以作为衡量的因素，可以以某一因素作为单独标准进行考虑，也可以综合起来进行考虑。但这些因素都不是具有权威性和确定性的标准，也没有具体的公式或数值供药品监管机关参考。[45]这为国内的法律实施以及药品监管机关的实践留有一定空间。值得注意的是，TRIPS 协定第 39 条第 3 款使用了"产生"（origination）一词，含有强调获取数据应具备独立性与原创性的语义。也就是说，受保护试验数据应当是由数据持有人独立完成的，非依赖他人试验数据或公开发表的研究结果等信息所得到的。尽管药品试验数据本质上来讲是一种客观事实的反映而不是人为的创造，对试验数据的保护不像传统知识产权如著作权、专利权那样要求原创性或新颖性，但作为 TRIPS 协定的保护客体，药品试验数据同样代表了人类智力活动的成果，因而应当反映出数据持有人在药品研制与开发过程中的区别于他人的劳动成果。

第二节　TRIPS 协定下药品试验数据保护的法律性质

一、药品试验数据保护的知识产权属性

（一）药品试验数据保护的正当性基础

1. 药品试验数据所有人劳动成果的确权

药品试验数据是制药企业取得的含有商业价值的信息，是人们通过复杂试验与归纳总结获得的体现一定智力劳动的产物。作为知识产权法哲学基础传统理论，由英国哲学家洛克提出的劳动财产权理论认为，劳动者对自己的劳动享有自然法赋予的所有权。洛克认为，每人对于他自己的人身享有一种所有权，除他以外任何人都没有这种权利，他的身体所从事的劳动和双手所进行的工作，是正当地属于他的。[46]但前提是劳动者应留有足够的同样好的东西给其他人所共有。[47]洛克理论的核心在于"劳动"，而药品试验数据中包含的"劳动"可以理解为原创药企业花费大量人力物力进行的药品研发与试验。根据TRIPS 协定的规定，受保护试验数据必须是经过巨大努力而获得的。试验数据所有人通过进行一系列复杂的实验室试验与临床试验，获得有关药品性能的数据和信息，并将这些信息加以整合、提炼，作为药品能够上市取得经济收益的重要依据和凭证，并可能进一步为新产品的研发与已有产品的改进作出贡献，这一过程凝结了大量的劳动。

劳动价值论将"需要为他人留下足够的同样好的东西"作为将共有物划为私有的限制。在药品试验数据保护的问题上，这一限制条件并不难满足。首先，药品试验数据保护对信息的利用没有妨碍他人对于信息和数据的获取和利用。只要他人独立进行试验，付出劳动获得试验数据，即使所得数据与受保护数据具有相似或相同之处，也不影响后续数据持有人对数据的正常支配和使用。药品试验数据保护不影响他人自行试验取得试验数据的使用，因此制药企业对试验数据的利用不会妨碍社会信息总量的增加，也不会影响他人对该数据的需求。尽管药品试验数据需要以秘密的形式加以保护，不像传统的知识产权那样通过公开信息来换取垄断性利益的正当性，但药品试验数据的保护同样可以为公众留下"足够的同样好的东西"。第一，至少人们能够获取由试验数据证明安全有效的药品。尽管试验数据需维持秘密性不能公开，但公众接触到含

有试验数据的药品。这些药品满足了公众治疗和预防疾病的需求，为社会增加了有益的产品。第二，药品试验数据保护法律制度不阻止他人通过独立劳动来获取试验数据。第三，药品试验数据保护法律制度可以通过例外和限制规定来弥补试验数据保护对信息公开、市场竞争、公共健康等造成的消极影响。

2. 克服"搭便车"行为

人类处于一个相互联系、彼此影响的社会，每个人的行为都将会对他人产生有利或者不利的外部影响。当经济效益外溢至市场上的其他人，又不能得到相应的收益或付出相应的成本时，外部性问题就会显现。[48]外部性被认为是个体的行为对于他人和社会产生的成本和收益，分为积极的外部性和消极的外部性。[49]就药品试验数据保护而言，药品试验数据对于药品的上市经营具有价值，能够为企业带来经济效益，增加竞争优势。药品试验数据的研究与公开可以减少人们进行药品研发的成本，增进社会与患者对有关药物的认识，推动新药研发技术的不断进步，因此，药品试验数据对社会具有积极的外部效应。如果将药品试验数据置于公共领域供人自由使用，竞争企业可无偿参考他人获得的试验数据，就是积极外部效应的极端情况。一旦药品试验数据可以产生共享，就容易产生免费"搭便车"的集体行为。所谓"搭便车"行为，可以理解为个人或团体在未付出任何代价的情况下从他人获得利益的行为。[50]商业主体对于利益最大化的追求，希望以最低的成本获得最大的利益，对于试验数据这种高开发成本、低传播成本的信息，需求者总是不愿意进行高风险和高成本的独立试验，而期待以极低的代价甚至无偿直接从他人处取得。"搭便车"现象因此而频繁出现，使得制药企业自行研发创新药品的意愿降低，而寄望于低成本的仿制药品，并通过依赖创新药品试验数据证明自身产品的安全有效性，以便在市场上以低价格占据竞争优势。这不仅是对他人劳动成果的掠夺，而且容易产生"公地悲剧"，导致市场失灵。因而，建立起合理的药品试验数据保护制度，使得竞争企业付出相应的成本以获得对试验数据的使用权，而给予数据所有人能够回收自己投入成本的机会，有利于解决"搭便车"现象，鼓励人们承担药品研发的风险和成本，推动药品创新与研发，具有法理上的正当性。

（二）药品试验数据保护属性与知识产权性质的一致

1. 一定的创造性与财产性

从本质上来看，知识产权这一概念中存在两个关键词，一是知识，二是财产。知识产权实际上保护的是可以作为财产的知识。根据经济合作发展组织

（OECD）给出的四种对于知识的分类，[51]传统观点认为，第三类知识体现了知识 know – how 具有的独创性，符合知识产权保护的特征。而药品试验数据更适合被归入第一类知识（know – what），是对某种事实的说明和展示，属于发现而不是发明。但药品试验数据所发现的不是已经存在的事实，而是具有创新性的药品是否安全有效的事实，由于创新药品本身具有唯一性和创造性，因此药品试验数据所展示的事实也不能认为是普遍意义上易于为众人所知的事实。其应当可以视为介于第一类知识与第三类知识之间的知识或信息，具有一定的创造性。另一方面，随着知识产权制度的不断发展，知识产权保护范围有所扩张，已经使许多原本不属于第三类知识的知识进入了知识产权保护范围之内。因此，药品试验数据符合受知识产权保护的知识和信息的标准。

在美国著名的"拉克尔肖斯诉孟山都"（Ruckelshaus v. Monsanto Co.）案中，法院确认了试验数据具有财产性质。该案涉及农药产品的试验数据保护问题，是美国试验数据保护制度实施过程中一个里程碑式的案例。该案奠定了美国法院对试验数据财产性质的判断，对于药品试验数据保护制度同样具有参考和借鉴作用。在该案中，孟山都公司提出美国国会在修订美国《联邦杀虫剂、杀菌剂和杀鼠剂法》中加入了允许美国环保局在一定条件下未经数据所有人同意而披露或参考公司提交的农药试验数据的规定，相当于剥夺了试验数据所有人的财产权利，因而主张该规定违反了法律的正当程序。[52]地区法院和联邦最高法院认可了孟山都公司的主张。联邦最高法院明确承认商业秘密具有财产性质，指出美国法律承认试验数据所有人对数据享有财产性权利[53]，并据此判定孟山都公司有权享有试验数据作为商业秘密而带来的财产权利，这种权利受到宪法第五修正案的保护。[54]联邦最高法院也支持了孟山都公司就其试验数据拥有的财产权利排除他人使用的主张。法院认为财产权的排他属性是其本质属性之一，对于商业秘密而言，排他权是财产权利的关键。一旦构成商业秘密的数据被披露给他人或被他人使用，商业秘密所有人将丧失蕴含在数据中的财产权利。[55]在美国法院看来，试验数据属于商业秘密并具有财产权利。这与TRIPS 协定将药品试验数据包括在知识产权内的定位具有一致性。药品试验数据是否仅仅是普通商业秘密尚待商榷，但可以肯定的是，药品试验数据具有财产权利。

2. 客体的非物质性

客体的非物质性是知识产权的本质属性，[56]非物质性也是药品试验数据的特征。试验数据保护的是数据与信息，是投入一定劳动与金钱所产生的成果。

这些信息以报告和申请材料的形式表现出来，通过有形载体使审查申请资料的监管部门感知，但其本身仍然不具有物质形态、不发生有形控制的占有、不发生有形的损耗，[57]如果第三人未经许可使用了他人的试验数据，也无法适用恢复原状的民事责任。试验数据受保护的权利的消灭，不像无体物那样以物的灭失为标准。信息与数据一般是不会灭失的，试验数据受到保护的资格可能因为数据的公开而消灭，但公开之后，包括原权利人在内的所有人都仍然可以知晓数据信息。

3. 专有性

知识产权是一种专有性的民事权利，具有排他性和绝对性。[58]知识产权的专有性在法律上的体现，一是知识产权为权利人所独占，权利人垄断这种专有权利并受到保护，未经权利人许可或法律规定，他人不得使用权利人的知识产品；二是对于同一项知识产品，不允许有两个或两个以上同一属性的知识产权并存。[59]药品试验数据本身的非物质性决定了人们可以同时掌握、利用数据，对药品试验数据的保护应当体现在法律赋予药品试验数据所有人以某种程度的独占性，否则权利人无法实现其权利，对其进行的保护也就成为一句空话。尽管法律上允许其他制药企业通过自行试验获得数据，但不能据此认为药品试验数据保护不具有专有性。从药品试验数据的保护要求来看，受保护的试验数据与提交上市申请的药品相对应，对于提交试验数据的药品申请人而言，试验数据保护的权利是专有的。如果其他企业根据自己的药品提交试验数据，即使是相似药品，只要试验数据是独立取得的，符合保护条件，就可以获得药品试验数据保护。这与药品试验数据保护的专有性不存在冲突，尽管这种专有性与其他知识产权的专有性相比较弱。

4. 地域性

按照一个国家或地区法律得到保护的知识产权，只在该法律发生效力的地域内有效，在该国家或地区以外不发生法律效力。[60]知识产权的地域性是相对于有形财产权而言的。有形财产所有人将财产由一国转移到另一国，财产权不会因之而发生改变，一般也不会由于法律的差异而使该财产所有权失去效力。但知识产权的情况不同于有形财产权，尽管 TRIPS 协定已经为协调各国知识产权保护与实施作出很大贡献，但由于各国法律的差异，在一国受保护的知识产权并不必然在他国受到同样的保护，这是知识产权的地域属性。药品试验数据保护具有地域性特征。一方面，这种地域性主要是由药品试验数据"作为药品上市申请条件"的性质决定的。药品试验数据保护的地域性来源于一国政府药品监管机关对药品上市进行的审批监管程序。各国药品试验数据保护是以药品上市申请并获得批准为前提的，所保护的试验数据不能脱离申请上市的药品单独存在。一般来说，假如一药品并未在一国提出上市申请，则该药品的试验数据无法在该国获得药品试验数据保护，药品试验数据保护不具有域外效力。另一方面，尽管 TRIPS 协定已经规定了各成员均负有保护药品试验数据的义务，但在义务的具体实施上给予成员一定的灵活性。WTO 各成员对药品试验数据采取不同的模式，保护内容存在很大的不同。因此，药品试验数据保护因 WTO 各成员立法的不同而具有地域性。

二、药品试验数据在知识产权客体中的定位

（一）药品试验数据与作品的比较

著作权，是指作者或其他著作权人依法对文学、艺术或科学作品所享有的各项专有权利的总称。著作权保护的客体是"作品"。药品试验数据是否有可能构成作品，并通过版权制度加以保护，曾因药品说明书的知识产权保护问题引发争论。

药品说明书是包含药品安全性、有效性的重要科学数据、结论和信息，用以指导安全、合理使用药品的技术性资料。[61]其中记载有同消费者使用药品相关的药理作用、药物动力学、药物交互作用、适应症、用法用量、禁忌、警示、注意事项、不良副作用、使用剂量等试验数据结果与报告。在 2009 年"湖南湘北威尔曼制药公司诉苏州二叶制药公司侵犯其药品说明书著作权"一案中，原告湘北威尔曼制药公司认为产品对应的说明书由自己依据现有的理论和试验数据独立创作完成，具有独创性，并非行政文件。而二叶制药公司则认为，说明书中的相关数据属于客观描述，不具有独创性，不良反应、禁忌、注意事项等表达也是对药物的客观描述，文字组合上缺乏独创性。湖南省长沙市中级人民法院判决认为，由于药品事关公共健康安全，各生产厂家在向市场投放提供药品时，理应对该药品的各项药性进行试验，不同的生产厂家理应有自己的数据，药物试验数据本身属于智力劳动成果，对于符合《著作权法》关于作品条件的药品说明书，特别是其中最能体现独创性的药物试验数据、试验结论部分，应当予以充分的保护。[62]

这一判决肯定了药品试验数据的智力劳动成果属性，继而肯定了药品说明书可以受到著作权保护，但并未就此解决药品说明书是否应受到著作权保护在理论上与实践上的争议，也有法院就这一事项作出过截然相反的判决结果。[63]

目前，就知识产权著作权中的药品说明书是否给予司法保护、明确相关法律界限的问题，学术界与司法界仍在进行探讨与研究。回到药品试验数据的属性问题上，药品试验数据与著作权保护的作品仍然存在本质上的区别。一方面，著作权保护的是表达形式，而药品试验数据保护的是数据本身的内容。从药品说明书的写作体例上看，我国法律对药品说明书的具体格式、内容和书写要求均有严格的规定，[64]在这种情况下药品说明书撰写人能够独立发挥的空间很小，难以体现出其表达形式上的独创性，其中包含的药品试验数据本身是对客观事实的反映，而并非权利人自己创作的作品。在这个意义上，药品试验数据难以符合著作权保护的要求。另一方面，由于仿制药是与原创药具有同样活性成分、给药途径、剂型、规格和相同治疗作用的药品，那么仿制药与原创药的药品说明书应当一致。在这种情况下难以保护药品试验数据不受仿制药企业的依赖。药品试验数据保护的客体是药品试验数据本身，而非其载体。药品监管机关如果出于内部审查的需要，无论复制多少份药品试验资料都是允许的，但是不能使用从资料中获得的数据去审查仿制药企业提交的药品上市申请。最后，以著作权方式保护药品试验数据不符合 TRIPS 协定的要求。TRIPS 协定第 39条第 3 款中受保护的药品试验数据应处于未披露状态，而药品说明书是一种公示性资料，目的在于向使用药品的患者以及社会公众说明药品的安全有效性和使用信息，因而不可能处于未披露状态。因此，无论是否应以著作权保护药品说明书，使用著作权都不可能满足 TRIPS 协定对药品试验数据保护的要求。

（二）药品试验数据与专利发明的比较

专利权是专利权人对发明创造在一定期限内依法享有的垄断权或者独占权。[65]专利权的客体主要是发明，也可包括实用新型、外观设计。发明是指对产品、方法或者其改进所提出的新技术方案。[66]在本书谈到药品的专利保护时，所指的专利是发明专利。发明是一种人脑的思维活动，是利用自然规律解决生产、科研、实验中各种问题的技术解决方案。不是所有的发明创造都能够被授予专利权，只有满足法律规定的新颖性、创造性和实用性的发明才能够被授予专利权。[67]药品试验数据可能构成申请、授予专利的技术方案的一部分，但是，作为上市许可药监对象的药品试验数据本身不能以专利的形式进行保护，尽管药品试验数据与获得专利的发明创造均产生于科技创新的过程中，同样体现了研发人员的设计、准备、操作等凝结了智力和创造的过程。但从本质上来说，药品试验数据是一种对客观事实的记录、观察、整理和反映，而不是作为专利必须具备新颖性、创造性和实用性的技术方案，药品试验数据不能被视为可获得专利的发明。具体来说，能构成一项创新药品发明的一般是药品中含有的新化合物、化合物的组合、药品的制备和生产方法、药品新用途等。[68] 而药品试验数据是检验含有新化合物或化合物组合的药品是否安全有效的证明性资料。

（三）药品试验数据——一种特殊的未披露信息

药品试验数据与商业秘密的区别和联系，是对药品试验数据进行定性并明确药品试验数据保护法律性质的关键。商业秘密是不为公众所知悉、能为权利人带来经济利益、具有实用性并经权利人采取保密措施的技术信息和经营信息。[69] 其基本特征是具有秘密性、价值性和保密性。[70]不同于其他种类的知识产权客体通常存在一定的授权条件，商业秘密之所以能获得保护主要不是取决于其内容，而是取决于其所有人为维持其保密状态付出的努力。[71]根据 TRIPS 协定第 2 章对受保护知识产权的分类，药品试验数据保护属于对"未披露信息"的保护。很多研究认为，TRIPS 协定所规定的"未披露信息"实际上就是商业秘密，继而认定药品试验数据属于商业秘密中的一种，药品试验数据保护与普通商业秘密保护没有区别。[72]这种看法并不准确。尽管对于制药企业而言，通过巨大的努力，进行完整的临床前试验与临床试验所获得的药品试验数据，具有合法的经济价值，因而具有商业秘密性质，美国法院判决也曾将试验数据视为商业秘密，[73]而且作为"药品提交上市申请的条件"的药品试验数据与商业秘密在 TRIPS 协定中同属"未披露信息"，但两者性质依然存在本质的差别。

当制药企业通过试验取得药品试验数据，使数据以未披露的状态控制在自己手中时，药品试验数据是一种商业秘密。但当制药企业将药品试验数据作为药品上市申请材料的一部分提交给政府药品监管机关后，药品试验数据的性质就发生了变化。药品试验数据不再是一种绝对保密的数据信息，因为制药企业已经将这些试验数据向药品监管机关进行了披露。试验数据也不再处于制药企业的完全控制之下，而是同时转移至药品监管机关的控制之下。尽管此时对于第三人或社会公众而言，药品试验数据在一定程度上仍然具有商业秘密的特性，即秘密性、价值性与保密性，但更重要的是，这些提交给药品监管机关的药品试验数据具有与商业秘密相区别的一些特性，即可依赖性、依附性与监管性。

1. 药品试验数据的秘密性与可依赖性

药品试验数据一般由制药企业出资与研究机构和医院合作完成。试验针对研制的原创药品进行，是一个漫长而复杂的过程。如果数据所有人自己不主动披露这些数据，则不会为制药领域普遍知悉和易于获得，因而可以说明药品试验数据具有秘密性。但是药品试验数据具有秘密性不是药品试验数据受到保护的主要依据。

药品试验数据是为了证明药品的安全有效性而获取的检测数据，对于一种新研制的、从未上市的药品来说，通过临床前试验和临床试验获得具体的试验数据内容是至关重要的。但是，对于后续的仿制药品而言，是否知悉试验数据的具体内容并不重要，因为已上市的创新药品已经通过试验数据和上市后的监测证明了药品的安全有效，通过复制创新药品而得到的仿制药品，则同样安全有效。因此即使在不了解试验数据具体内容的情况下，仿制药品同样可以做到依赖创新药品试验数据，实现获取试验数据所要到达的目的。在这种情况下，即使药品试验数据始终保持秘密性，仿制药申请人事实上依然使用了该数据。

2. 药品试验数据的价值性与依附性

药品试验数据具有价值性，一方面，取得足以证明药品安全有效性的试验数据，是药品可以成为商品，上市销售取得经济利润的前提条件；另一方面，保护药品试验数据可以为创新制药企业带来竞争优势，这也是药品试验数据保护的重点。对于研发原创药品的企业来说，投入大量财力、时间研发成功的新药，必须通过比较成功的市场表现收回成本。对于原创制药企业赢利最大的威胁在于仿制药企业以低成本、低药价与原创制药企业进行竞争。如果仿制药可以依赖原创药的试验数据，证明其安全有效性并尽快获批上市，创新制药企业的竞争优势将不复存在。因而，药品试验数据保护为制药企业带来的竞争优势是明显的。

但是，药品试验数据与作为试验目标的药品紧密联系在一起。脱离了特定药品，药品试验数据独立存在的经济价值就大大降低。相对于药品试验数据而言，商业秘密具有更强的独立价值性。一般认为商业秘密可以分为技术秘密与经营秘密两类。技术秘密一般是指未公开的制造某种产品或应用某项工艺以及产品设计、工艺流程、配方、质量控制和管理方面的技术知识。[74]经营秘密则是经营管理中的知识和经验。竞争者如果获取了他人的技术秘密与经营秘密，可以利用这些商业秘密进行产品的研制生产或经营管理上的改进。可以认为，对于普通商业秘密而言，获取了商业秘密则有可能依据商业秘密获得产品。而对于药品试验数据来说，即使获取了试验数据，也不可能根据试验数据制造出药品，因此很难将其归入技术秘密或经营秘密的范畴，药品试验数据是关于药品性能的一种证明性数据，药品试验数据的价值性依附于药品本身。

3. 药品试验数据的保密性与监管性

制药企业对于药品试验数据会采取保密措施，药品试验数据在被提交给药品监管机关以后，依然处于保密状态，不为第三人所知。除此以外，原创药企业在将药品数据提交给药品监管机关审查之前，也可以一直将试验数据数据作为商业秘密进行保护。

但是，药品监管法律法规规定，药品上市申请中必须提交证明其安全有效的试验数据。这些对制药企业具有商业价值和竞争优势的试验数据必须脱离制药企业的控制，交由药品监管机关管理。药品临床试验准备、发起、进行的整个过程也处于监管机关的监督之下。这也就是为什么在一些研究中将药品试验数据称为监管性数据的原因。[75] 药品监管机关在为了公共利益必要时可以披露药品试验数据。药品试验数据作为药品监管中的必要内容，削弱了药品试验数据保密措施的管理性。

通过以上的分析不难发现，尽管药品试验数据一定程度上具有秘密性、价值性和保密性，但同时具有的可依赖性、依附性与监管性与一般意义上商业秘密的性质相悖。事实上，药品试验数据的可依赖性与依附性已经表明，试验数据的主要作用在于证明药品的安全有效，因此，在药品凭借试验数据的证明得以上市之后，仿制药企业并不关心药品试验数据本身，只要知道关于某种新药的试验已经完成可以上市就足够了，生产仿制药也并不需要直接利用原创药品的试验数据，而是间接利用原创药品基于试验数据而获得与证明的结果。这与商业秘密的价值在于他人知晓后可以直接利用其获利，因而企业总是希望获得竞争对手的商业秘密具体内容的情况有明显的区别。除此之外，商业秘密的地域性与保护的时间性不明显，而药品试验数据较商业秘密而言，具有一定的地域性和时间性特征。

基于上述理由，药品数据并不适合被划入传统的知识产权保护客体分类中，而是应该在正确理解其特性的基础上赋予其适当的定位，采取适应药品试验数据特点的保护方式。

三、药品试验数据保护——自成一体的知识产权保护

作为一种特殊的未披露信息，药品试验数据与作品、发明、商业秘密均存在显著区别。保护客体的独特性决定了保护方式的独特性。药品试验数据保护不能被纳入传统知识产权保护种类当中，不能以一般商业秘密保护模式进行保护。通过上文的分析，有理由认为药品试验数据保护一种是具有独立性的自成

一体的知识产权保护形式。

（一）药品试验数据保护与药品专利保护的区别

在将药品试验数据保护客体与专利保护客体进行对比之后，可以进一步探讨药品试验数据保护与专利保护的区别。以美国、欧盟为代表的一部分 WTO 成员实施的药品试验数据保护制度，为原创药品试验数据提供 5 ~ 10 年的独占保护。在药品试验数据保护期内，药品监管机关不批准仿制药品依赖原创药品试验数据提出的上市申请。这样的保护模式相当于为原创药品提供了一定期限的市场独占权利，[76] 从保护形式来看，与药品专利保护具有一定相似性。

但是药品试验数据保护与药品专利保护仍然是两种独立并存的知识产权保护制度，在保护标准、条件、方式和效果上都存在差异。

（1）从保护标准来看，药品获得专利保护，必须符合新颖性、创造性和实用性的专利"三性"标准审查。[77] 专利审查是一个复杂而耗时的过程，相比而言，药品试验数据保护仅以药品上市审批程序为前提，药品申请人依据新药申请要求，提交了自行取得的完整的药品试验数据，在获得药品上市许可的同时，就可以自动获得药品试验数据保护权，没有额外的审查标准与程序。获得药品试验数据保护的标准比获得专利保护的标准低得多，程序也简单得多。正因为如此，一些制药公司采用药品试验数据保护的方式绕过繁复的专利申请程序，不申请专利，同样可以达到占有一国市场的目的。[78]

（2）从保护条件来看，无论药品有没有申请专利，都不影响药品获批上市后享有的试验数据保护权利。一项原创药品，即使没有申请专利，只要其以新药申请程序申请上市并且提交了完整的、自行取得的药品试验数据，就凭借这些试验数据获得药品试验数据保护。如果后来有其他制药企业依靠反向工程仿制该药品甚至申请了专利，但制药企业参照了最先提交试验数据并获得上市许可的原创药品的试验数据，那么仍然受到药品试验数据保护的限制。而最先获得上市许可的原创药品，即使不受到专利保护，也仍然受到药品试验数据保护制度的保护。

（3）从保护方式来看，药品试验数据保护权并不限制其他制药企业经过自己努力进行试验而获得的相关试验数据和资料，法律并不禁止其利用自行取得的试验数据申请新药上市。[79] 只不过通常仿制药企业并没有实力也没有必要花费巨资单独进行临床前试验和临床试验。专利权排除任何形式的非经专利权人同意而实施的与专利药品一样的行为。通过专利保护获得的药品市场独占权是一种绝对的独占权。通过药品试验数据保护获得的药品市场独占权是一种相对的独占权，排他效力较弱。

（4）从保护期间的实际效果来看，根据 TRIPS 协定的规定，专利制度能够为原创药品提供至少 20 年的独占保护期。[80]而根据目前各国立法，一部分国家为药品试验数据提供了 5～10 年的独占保护期。[81]在这种保护模式下，两期限的区别体现在存续关系上（参见图 1-1）。由于起算时间点不同，药品试验数据保护期由药品批准上市之日起算，专利权由专利申请之日起算，加之权利期限长短也不同，使得二者呈现平行并存的现象，二者可能完全重叠、部分重叠或前后接续。在专利权已到期的情况下，药品试验数据保护相当于延长了专利权的独占权。

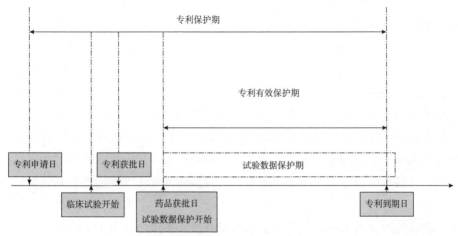

图 1-1　药品试验数据保护期与专利保护期关系示意

另外申请及维持专利需要付出相应的费用，而药品试验数据保护是在药品获批后自动取得的，无须另外支付费用。

（二）药品试验数据保护与商业秘密保护的区别

对于商业秘密保护而言，政府只需建立一种完善的体制和法律框架，保证原创公司的秘密信息不被他人盗取即可，保护的实施者是权利人。例如，如果员工盗取公司的秘密信息，违反了商业秘密法，政府有责任来保证其法律框架允许信息的所有者追究盗取者的法律责任。

药品试验数据保护的实施者为一国政府或政府机构。受保护的药品试验数据按法律要求提交给有关的政府药品监管机关，政府有义务保护试验数据以防止不公平的商业用途。事实上，药品试验数据保护从来都不是直接针对药品数据所有人的竞争者，即使竞争者使用不正当的手段获取了这些试验数据。也并不会适用药品试验数据保护制度，因为该制度只针对政府本身的行为。此外，商业秘密保护一般不存在固定的保护期限，适用于符合标准的所有未披露信息，只要信息处于保密状态，就可以一直保护下去。药品试验数据保护期限为固定的期限，在该期限内他人不得出于商业目的不公平地使用该数据。药品试验数据的保护不取决于信息是否是商业秘密，只取决于信息是否是提交药监部门以证明药品安全有效的凭证。

（三）药品试验数据保护与反不正当竞争保护的区别

反不正当竞争保护，被认为对知识产权提供了"兜底保护"[82]。TRIPS 协定第 39 条第 1 款表明，《保护工业产权巴黎公约》（以下简称《巴黎公约》）作为受到普遍承认的规定了反不正当竞争的知识产权协定，是 TRIPS 协定第 39 条保护的依据和渊源。也就是说，TRIPS 协定第 39 条第 3 款规定的药品试验数据保护，应以反不正当竞争保护为基础。尽管文本表述如此，但分析药品试验数据保护的义务要求，实际上已经超越了《巴黎公约》第 10 条之二确立的反不正当竞争保护。反不正当竞争保护的要件之一是存在不诚实商业行为。如果试验数据保护是一种传统的反不正当竞争保护，也只有在数据所有人的竞争者采取欺诈、贿赂等不正当和非诚实的手段获取和利用数据才适用法律保护手段。在反不正当竞争保护法律制度下，药品监管机关以原创药企业提交的证明药品安全有效性的试验数据批准竞争企业的相似产品上市，不能视为竞争企业的非诚实商业行为，原创药企业也不能依据反不正当竞争法对药品监管机关的行为提出异议或提起诉讼。

实际上，TRIPS 协定第 39 条第 3 款规定的目的不在于要求 WTO 成员对反不正当竞争提供有效保护，这一义务根据 TRIPS 协定第 2 条第 1 款已经可以实现，[83]《巴黎公约》第 10 条之二已经被包含在 TRIPS 协定的义务范围之内。TRIPS 协定第 39 条希望解决的是多数《巴黎公约》缔约国也并未在国内法中有效加以规范的两个与商业秘密有关的问题：一是第 39 条第 2 款规定的商业秘密的保护范围；二是第 39 条第 3 款保护的由私人提交政府机关的保密信息。WTO 成员对 TRIPS 协定下试验数据保护至今未能达成一致的意见。部分 WTO 成员已经接受试验数据保护不仅仅保护试验数据不受披露，更重要的是要求政府监管机关不依赖试验数据批准仿制药上市的观点。

TRIPS 协定第 39 条第 3 款超越了传统反不正当竞争保护的内容，设置了反不正当竞争中没有规定的权利。反不正当竞争法的目的在于禁止以不诚实的商业手段损害竞争者竞争利益的行为，而保护药品试验数据不要求不诚实商业手段的存在。药品试验数据保护给予率先为一项原创药品提出上市申请的制药企业反对药品监管机关依赖其提交的试验数据批准仿制药品上市的权利。这与传统的反不正当竞争相差甚远，因为药品监管机关在审批药品的过程中不存在故意欺诈行为，这是政府的行政管理行为而非商业行为。只是造成了仿制药竞争者免费"搭便车"使用原创药企业试验数据的结果，但并没有欺诈或其他非诚实意图。另一方面，TRIPS 协定第 39 条第 3 款是为 WTO 成员药品监管机关设定的义务。因此竞争企业是否从事了非法行为都不影响对试验数据的保护。仿制药企业向药品监管机关提交仿制药申请的行为本身没有违法或不诚实之处，关键在于药品监管机关是否尊重了原创药品企业的权利。

药品试验数据保护尽管与反不正当竞争，特别是与商业秘密有关的反不正当竞争存在关联，但仍是建立在完全不同于传统商业秘密保护或反不正当竞争保护的法律原则之上，为政府药品监管机关而并非是竞争企业的某些行为设定了义务与要求，因此构成了一项独立的自成一体的知识产权保护。

（四）药品试验数据保护的独特作用与重要意义

1. 弥补专利保护与商业秘密保护在药品知识产权保护中的不足

在专门的药品试验数据保护制度建立以前，药品知识产权保护主要依靠专利与商业秘密保护。尽管专利制度目前仍是药品知识产权保护领域的主要手段，但仅仅依靠专利已经不足以激励制药企业进行创新。制药企业不同于其他的高科技企业，在知识产权保护方面存在特殊性。首先，不是所有的药品成分都能获得专利申请。如果一个制药企业研发一种具有申请专利潜力的药品，最终却发现该药品不能被授予专利，那么对于该药品的后续研究，该企业就会缺乏动力。因为专利保护的缺失，将使制药企业无法阻止其他竞争企业对该药品进行仿制，从而影响研发企业的市场占有和利益。其次，专利保护的不确定性大，一项专利获得授权并不意味着专利权人从此就可以高枕无忧了，有可能因为后续遭遇专利无效的诉讼而失去专利保护，因此，仅仅依靠专利保护不能够给投资人提供足够的信心。再次，药品申请专利，往往在完成临床试验和进行上市申请之前进行。药品的研发试验与上市申请程序是复杂而漫长的过程，所需花费的时间将损耗专利的实际有效保护期，药品创新投入许多金钱和时间却无法获得完整的市场独占保护。研发型制药企业认为这显然有损公平。如果不能延长专利保护期，就需要通过其他制度弥补专利保护期的损耗。最后，专利申请与维持费用较高，如果发明的商业前景不明朗，申请人，特别是中小型企业或非商业机构则不倾向于申请专利。

正因为专利制度在激励药品创新方面存在不足，从而出现商业秘密保护制度加以补充。商业秘密保护可以将不属于专利客体的内容都囊括在内。但是，基于药品上市销售需要经过药品监管机关的审查程序，要求提出药品上市申请的企业向药品监管机关提交试验数据以证明药品的安全可靠性，因此，制药企业不可能将所有的数据与信息都作为商业秘密永远置于自己的控制当中。特别是由于药品与人类生命健康的密切关联，从社会利益的角度出发，不宜将药品试验数据作为商业秘密永久保密，不向社会公众披露。因此，传统的商业秘密保护并不适应保护药品试验数据的需要。

2. 促进药品创新研发

对于那些不能取得专利保护，或是专利保护期因上市申请程序而被大大缩短的药品，原创制药企业希望存在替代或补充保护制度，而药品试验数据保护在一定程度上承担了这一任务。仿制药企业反对这一观点，认为对于制药企业的研发行为给予的鼓励，应当仅限于那些可专利的研究成果，因为只有这些成果才是真正值得鼓励的创新发明。[84] 没有科学研究表明，严格的药品试验数据保护能够对制药研发起到更积极的促进作用。实践中美国的药品试验数据保护期短于欧盟的药品试验数据保护期，但美国的药品研发能力与活跃程度都在欧洲之上。[85] 但是，非可专利药品的创新价值并非一定低于可专利药品的价值。最著名的一个例子就是百时美施贵宝（Bristol - Myers Squibb）公司的抗癌药物紫杉醇（Taxol），其有效成分紫杉醇于 1962 年被美国国家癌症研究院发现，并于 1991 年将独家商业开发权授予百时美施贵宝。百时美施贵宝先后在 1994年和 1998 年对紫杉醇进行改进研发后获得了 FDA 的上市批准。因其丧失了新颖性而没有得到专利保护，但按孤儿药的标准获得了 6 年的试验数据独占保护期。[86]

试验数据保护有利于鼓励药品研发，因为制药企业在前期研究时往往不能确定它们的研究是否最终能申请成为有效专利，如果可以通过药品试验数据保护扩大对研发成果的保护范围，将减少不确定性给研发的积极性带来的阻碍。换句话说，如果不对非可专利的创新结果给予某种形式的保护，就可能降低对创新产品与可专利产品进行研发的积极性。此外，即使是可专利的具有绝对新颖性的药品，也有可能由于专利过期或在申请专利之前错误地公开了研究结果等问题而失去专利保护。药品试验数据保护对这一类药品的保护具有积极意义。

3. 激励和规范药品临床试验

原创制药企业认为，试验数据保护能够为研发企业提供足够的动力，使其进行药品开发试验。而反对药品试验数据保护的观点认为，专利制度足以激励原创制药企业的创新研发，无须再设置类似专利独占保护方式的试验数据保护制度来强化原创药品在市场的独占权利。[87]但药品试验数据保护与专利保护发挥作用的领域并不重合。除了对非专利创新药品进行激励和保护之外，药品试验数据保护的激励机制有很大一部分建立在对新药开发的鼓励上。通常所说的药品研发，实际上包含了"研究与发现"与"开发"两个阶段，这两个阶段的任务、投入和监督管理都是不同的。研究与发现阶段主要通过进行药理、药化、药代、分子设计、分子合成等实验，从诸多化学物质中筛选和发现某种新的具有潜在治疗效果的物质。开发阶段的任务则是对筛选出的潜在药用物质开展进一步的临床研究，以确证其安全有效，具有预期的治疗效果，由此构成新药上市申请的科学基础。在商业实践中，投入研究的物质往往可以得到专利保护，但在研究与发现阶段，由于能够进入下一阶段的物质只占投入研究物质很小的比例，大约平均在研发初期需投入 5 万个化合物，才能从中找到一个能够成功开发上市的新化合物，而且后续的研发活动和上市审批活动还要消耗掉相当部分的专利独占期。因此专利保护虽然为药品的研究活动提供了相当的激励，但是，对于药品开发的保护和激励仍然显得不够确定和有针对性。[88]临床研究是国家有关法律对制药企业规定的一项强制义务，是审批新药上市的科学基础，也是在整个药品研发过程中投入比例最大的一项活动。有研究表明，一项临床试验的所需要的成本，占整个药品研发成本的50%以上。[89]试验数据保护专门针对这一部分投入，因而比专利保护更加直接和有针对性。

第三节　TRIPS 协定下药品试验数据 保护对公共健康的影响

一、药品知识产权国际保护与公共健康的关系

TRIPS 协定下药品知识产权保护与公共健康的关系问题，是 TRIPS 义务实施中引发较多关注和争议的议题之一。制药产业是典型的高投入、高风险的产业，新药研发是一个漫长而复杂的过程，耗资巨大、耗时很长，新药研发的成

功率也很低。制药行业的普遍经验是，一个新化学实体药物的开发周期在 10 年以上，成本在 10 亿美元以上。从候选药物到最终产品上市，其成功率只有 10%。每年全球大约有 850 亿美元的经费用于新药研发，但是，若以上市新药来计，有 600 亿美元是"打了水漂"。[90] 因此，原创制药企业需要依赖知识产权保护制度来满足回收成本并获得利润的期待 。另一方面，药品是具有商品性与社会性双重性质的特殊商品，是人类生存与发展不可或缺的商品之一。由于新药上市价格相对昂贵，许多消费者需要等待价格便宜的仿制药品上市治疗疾病。在 TRIPS 协定生效之前，基于公共健康和社会利益的理由，许多国家都将药品排除出专利保护的范围，[91] 目的在于突破专利权的独占性，加快消费者可负担的仿制药品上市的速度。但 TRIPS 协定将专利保护扩展到包括药品在内的所有发明领域，意味着 WTO 成员负有对药品进行专利保护的义务。同时，TRIPS 协定通过药品试验数据保护制度的建立，在专利制度之外设置了新的药品知识产权保护义务，这些都是制药企业积极推动和乐于见到的结果。相反，发展中国家则越来越担忧有效实施药品知识产权的 TRIPS 协定义务要求，会影响本国国内公共健康的改善与提高。[92]

根据 WHO 的定义，公共健康是指为防治疾病、促进人口健康、提高人口寿命所采取的一切有计划性的措施。[93] 公共健康关注的是整个社会中人口的健康情况，并不仅仅着眼于某一特定疾病或患者。公共健康的内涵十分丰富，只要与公众健康相关的问题，都是公共健康问题。从国际法层面来看，根据《世界人权宣言》《公民权利与政治权利国际公约》以及《经济、社会及文化权利国际公约》等国际文件的确认，生命权与健康权是基本人权不可或缺的组成部分。TRIPS 协定也通过对协定目标与原则的阐释，确认了知识产权保护应有利于社会及经济福利，[94] 并允许成员在不违反协定义务的前提下采取措施保护公众健康与发展。[95] 这一要求使得公共健康在一定程度上进入了贸易问题领域。

从一般理论上看，知识产权制度需要在财产的静态效益与动态效益中寻求平衡。[96] 通过给予创新发明人一定程度排除竞争的权利，使其能够从发明创造与智力成果的价值中获益，从而起到激励创新的作用，是知识产权制度实现动态效益的主要方式。但是知识产权导致的垄断同时会对供公众利用知识的静态效益产生负面影响。药品知识产权保护与公共健康之间的关系，同样没有脱离知识产权传统理论中利益平衡过程的体现。

知识产权保护可以影响药品的研发，进而影响药品的可获取性。知识产权制度能够推动制药企业对药品的研发，不但激励发达国家，同样促进发展中国家进行创新，有助于新药的上市与获取。美国贸易代表办公室（USTR）就表示，更大力度的药品专利与试验数据保护能够提高制药企业在自由市场中进行原创药品贸易的积极性，从而提高药品的可及性，而并非在削弱它。[97]但不能否认的是，即使从长远角度来看知识产权带来的激励作用，的确可以在全球范围内包括发展中国家内推动创新，但短期内的消极后果也是客观存在的。实力雄厚的跨国药企凭借知识产权保护排除仿制药竞争者，使知识产权保护成为抬高药品价格的工具，增加了国家公共医疗开支以及为社会大众提供可负担的必需药品的压力。这种压力对于发展中国家和最不发达国家而言尤其沉重。WTO也试图在多边贸易体制下通过制度建设更好地解决药品知识产权保护与公共健康的协调问题。2001 年 WTO 发表的《TRIPS 与公共健康多哈宣言》（以下简称《多哈宣言》），明确 WTO 成员可利用 TRIPS 协定的灵活性原则，实现在专利强制许可、权利穷竭等方面立法的自主性。在 2003 年通过的《关于实施多哈宣言第六段的决议》（以下简称《决议》），尝试解决不具备药品生产能力的贫穷国家获取可负担药品机会的问题。[98]《多哈宣言》和《决议》主要针对的药品专利保护与公共健康的关系，并没有特别提及药品试验数据保护与公共健康问题。但《多哈宣言》确认到 2016 年 1 月 1 日之前最不发达成员在药品方面没有履行 TRIPS 协定的义务，无论是专利或试验数据保护，均对最不发达国家进行了豁免。[99]

二、药品试验数据保护对公共健康的消极影响

（一）药品进入市场时间的迟延

药品试验数据保护限制了仿制药随时依赖原创药试验数据资料并通过简单的生物等效性试验上市的机会。在这种情况下仿制药企业有两种选择：一种是等待药品试验数据保护期限届满后再进行仿制药上市申请；另一种是自行进行临床试验，以新药上市程序进行申请。后一种选择在理论上是可能的，但实际上并不现实。仿制药企业之所以期待以仿制药申请程序上市，正是因为自身资源与财力不足以支持自行开展完整的临床试验，也没有必要进行。因此，仿制药企业会等待药品试验数据保护期限届满后再进行上市申请，由此使仿制药推迟进入市场。在不考虑专利保护的前提下，在试验数据独占保护期内，独占市场的原创药品没有竞争对象，因而可以维持较高的价格，从而提高整个社会的医疗成本。即使理论上的情形出现，仿制药企业选择自行开展临床试验，则必

然造成企业研发费用的上升，即使上市申请成功，药品价格也会随之上升，从整个社会整体医疗支出的角度来看，仍然是增加了整体社会成本。

（二）药品价格竞争的损害

原创药企业在药品试验数据保护期间享有对该项药品的垄断，在这段期间内，原创药企业的药品定价策略，必然以找到尽可能获取最高利润的价格为售价。而当仿制药进入市场直接与疗效相同或相似的原创药品进行竞争，带来最直接的后果就是药品价格的下降。药品市场中的竞争，有利于维护患者的利益，提高社会的药品可及性。而一旦药品市场失去竞争，就可能形成垄断，推高药品价格，提高社会医疗成本，影响患者及时获得药品，加重消费者的负担。

（三）药品研究资源的错置

药品试验数据保护的本意是为了激励制药企业的研发创新活动，但有时为了延长产品的市场独占地位，制药企业可能在保护期届满之前，对药品进行些微改良，推出新剂型、新配方和新剂量等非新成分新药。在药品试验数据保护制度比较完善的国家和地区，对于非新成分新药的药品试验数据保护制度已经建立起来，进一步鼓励制药企业通过改变已有药品来获得更长时间的保护。[100]印度药品工业协会就指出，反对药品试验数据独占保护的主要理由，在于该制度损害了创新的意义，这种保护将使制药企业将研发重心摆在对现有药品的改变上，而不是聚焦于研发创新且有益的新药。[101]

（四）对公众知情权的影响

药品试验数据保护制度规定，政府药品监管机关应当对制药企业提交的未披露试验数据加以保护，使其继续处于保密状态，不得将试验数据任意进行披露。制药企业因而有机会决定向社会公众披露哪些试验数据或试验结果，制药企业所获得的其中一部分试验数据和结果会通过药品说明书向消费者公布，使消费者有机会了解到药品可能带来的副作用；而另一部分试验数据就可以以保护试验数据为理由不进行披露。现实情况中药品在上市之后发现未经披露的不良反应，这样的事例屡见不鲜。一方面可能由于制药企业进行的临床试验以及相关数据的收集、处理和分析存在缺陷，未能及时发现药品的不良反应；另一方面也不排除制药企业为获得上市许可，可能隐瞒临床试验数据中不利于药品上市申请的数据结果。药品试验数据保护使得一部分试验数据不可披露，一定程度上损害了公众对药品安全性能的知情权。这种公众与制药企业在药品临床试验状况、流程、结果方面信息的不对称，可能导致对公共健康的威胁。

三、药品试验数据保护对公共健康的积极影响

（一）确保公众用药安全

通过药品监管法律确保上市销售药品的安全有效，目的在于维护公共健康与社会公益。为了实现这一目的而采取的手段和措施，可能因药品监管机关考虑的角度与方式的改变而在一定时期内发生变化。如药品监管机关为确保所有上市药品在临床上的安全，严格要求无论是否为仿制药，都必须自行开展完整的临床试验以保证质量。在药品监管法律发展的历史上，一些国家也的确采取过类似方法。但带来的后果可能是大量资源与财力的浪费、仿制药上市的迟延以及药品成本的提高，反而不利于公共健康的维护。仿制药简易申请程序因此逐步建立起来，仿制药上市只需证明与其参考的药品具有生物等效性，即证明了该药品的安全有效性。这一措施加快了药品上市速度，有利于公共健康问题的解决。如果仅追求仿制药尽快上市的结果，的确可能使市场在尽量短的时间内获得价格低廉的仿制品，但这种情况下确保仿制品安全的唯一依据就是先上市的原创药品。一旦该药品存在会导致使用者不良反应的安全缺陷，将影响一批与之相关的仿制药品的安全性，增加了患者接触到这些缺陷药物的机会。

尽管药品试验数据保护的主要目的仍在于知识产权保护，但在实际效果上，却起到了在试验数据可靠与加速仿制产品上市之间保持平衡的作用。试验数据保护制度下形成的数据独占保护期间，给予了检验原创药品安全有效性的时间与机会。在保护原创药品的同时，也对其使用情况进行了监督管理。由于仿制药品尚未上市，如果该原创药品出现不良反应，也不至于迅速扩大到整个市场。

事实上，日本采取的药品试验数据保护方式（称为"药品再审查"制度），就是在原创药品获得上市批准后，设置一段时间的药品审查期间，对在上市申请过程中已经经过安全有效性审查的药品，再次进行检测与审查。在这段时间内，不允许仿制药品提出上市申请。[102]药品再审查对可能潜在的药品安全事故设立一个缓冲期，而这个缓冲期在事实上又构成了对原创药品试验数据的独占保护期，在这段时期内排除了仿制药品对原创药品的竞争。可见，药品试验数据保护制度带来的独占保护期间，在事实上构成了对上市新药的监测期，从而为社会公众与监管机关对药品的推广和扩散提供了一种"安全阀"。

（二）激励药品创新研发

解决公共健康危机，与不断出现的、威胁人类生命健康的疾病进行斗争，药品是不可或缺与至关重要的武器。最根本的需求在于，制药产业能够不断向社会提供能够预防与治疗疾病的药品。纵观人类发展历史，每一次药品的重大发现和发明，都对人类社会的健康与安全产生了巨大的贡献和深远的影响。一些曾经夺去数以万计生命的不治之症，因药品的发明而被征服，不再对人类的生命健康构成威胁。制药产业的不断探索和创造，是对维护公众健康的最大贡献。

药品试验数据保护制度，在专利保护制度之外建立起新的，特别针对制药产业中创新制药企业利益的知识产权保护制度，使新药在研发中所付出的高投资、高风险、长周期，通过法定的试验数据保护期能够得到有效回收，弥补了部分原创药品不能获得专利保护或保护不足的缺陷，对于制药企业增强对研发投入的信心和积极性具有推动作用。如果进行更具体的分析，制药企业针对不同疾病的研发积极性是不同的。WHO 将疾病分成三类：第一类疾病指那些在富裕国家和贫困国家中均影响大量人群的疾病，例如麻疹、乙肝、流感等传染性疾病，或是糖尿病、心血管疾病等慢性疾病；第二类疾病是指那些在富裕国家和贫困国家均有患者，但贫困国家中患者更多的疾病，如艾滋病、结核病等；第三类疾病是指那些基本上只在发展中国家和最不发达国家中出现的疾病，例如非洲昏睡病或非洲河盲症等。第二类和第三类疾病也被 WHO 称为受忽略的疾病。[103] 药品研发资源在疾病分配上的不均是导致公共健康悲剧的重要原因之一。对于这些受到忽视的疾病，更需要建立起激励机制，鼓励制药企业进行研发。

四、药品试验数据保护体现不同层面的利益平衡

（一）激励创新与获取药品之间的平衡

药品试验数据保护制度的建立本身就是一个利益平衡的过程。最早建立药品试验数据保护制度的美国 Hatch－Waxman 法，正是为了扶持和促进仿制药产业而设计的。为了加快仿制药的上市速度，提高社会获取药品的能力，国家通过制定仿制药简易申请程序，使仿制药能够不进行完整临床试验，以较低的试验数据申请要求获得上市许可，这有利于药品市场的竞争与药品价格的降低。可以说，允许仿制药参考原创药品的试验数据并提出上市申请，是仿制药产业得以生存和发展的关键。但仿制药在申请过程中实际上依赖了原创药品自

行取得的试验数据。这种免费"搭便车"行为将损害原创制药企业进行创新研发的积极性，使原创制药企业无法通过独占创新药品市场的方式回收研发成本。药品创新研发意愿的降低，最终会影响人类面临的健康问题。

追溯药品试验数据保护制度在 Hatch – Waxman 法中的起源，可以知道药品试验数据保护属于促进仿制药发展，同时平衡原创药企业利益的药品管理机制中的一部分。不应孤立地看待药品试验数据保护制度，仅强调药品试验数据保护对公共健康的消极影响。而应看到这一制度是为了平衡仿制药简易上市申请程序给药品创新带来的不利影响而产生建立起来的，药品试验数据保护的建立和发展体现着药品知识产权保护与药品监管审批对药品创新研发与药物可及性之间的平衡不断进行调整的过程，而不仅仅是对药品知识产权保护的一味强化。

（二）药品研发与重复试验之间的平衡

如果说鼓励创新与获取药品之间的平衡是试图用药品试验数据保护制度以外的其他措施对该制度进行必要的限制，那么创新研发与重复试验之间的平衡则着眼于通过找寻一个合理的药品试验数据保护期限对其带来的市场垄断后果给出一个时间上的限制。目前各国对于药品试验数据保护期限并没有一个统一的规定。在国际文件中，NAFTA 为其缔约方规定了至少 5 年的数据试验保护期，其余的国家均根据各自的国情制定相应的保护期限。然而，即使是最早建立药品试验数据保护制度的美国，也没有对其选择 5 年作为保护期限给出一个经过充分论证的理由。为什么同是发达国家/地区，美国的保护期是 5 年，而欧盟的保护期是 10 年。二者之间的差异似乎并无充分的数据能够给出合理的解释。目前还没有这方面的权威分析和论证，但其中蕴含的原理应当是明确的：如果药品试验数据保护期太长，明显超过收回此类数据所需成本的保护期间，对社会与制药企业的发展的负面作用将超过正面作用。药品试验数据保护不是一种绝对的排他权利，竞争者可以通过独立进行临床试验获取试验数据的方式上市销售药品。如果给予原创药企业过长的试验数据保护期间，竞争者可能会选择在保护期届满之前自行获取试验数据。但这样的行为会造成社会资源的浪费，引起药品研发总成本上升，不利于整个制药行业的发展和社会公共健康保障。因此，各国政府在为药品数据保护设定期限时，应尽可能把握好创新与重复试验之间的平衡，选取一个能在最大程度上发挥药品试验数据保护的积极作用并且减低其消极作用的期限。

（三）药品试验数据保护立法目的的多元价值

药品试验数据保护的反对者认为，设立这一制度的直接目的仅在于保护制药企业的商业利益，是制药企业这样的私人商业机构，通过对政府的游说，将自身商业利益包装成公共利益，最终使私人诉求上升成为国际法规则。[104]保护药品试验数据对于促进竞争和获取药品具有消极影响，尤其对于发展中国家而言，保护药品试验数据反而会妨碍对公共健康或公共利益的保护。而支持者坚持认为药品试验数据的立法目的在于对公共健康的保护。在这一问题上，加拿大法院提供了可贵的案例与判决，其就保护药品试验数据的《数据保护条例》的违宪审查作出的裁决，可以作为研究这一问题的重要参考。

在"加拿大仿制药协会诉加拿大卫生部"一案中，初审法院通过对加拿大法律规定的表述、表达的目的，法律与经济效果以及 NAFTA 与 TRIPS 协定用语的分析，认为《数据保护条例》的目的在于实施 NAFTA 与 TRIPS 协定的具体规定，《数据保护条例》的法律效果是保护原创药企业提交的信息。[105]《数据保护条例》所期待实现的效果是平衡原创药企业与仿制药企业之间的经济利益。其实现方式是一方面保护原创药企业的研发成果，使其有机会回收研发成本，另一方面允许仿制药企业进入市场以降低药品的市场价格。因此认定《数据保护条例》不能被视为加拿大药品上市相关法律体制必需的组成部分，因为加拿大药品上市管理体制的目的在于通过禁止未经证实安全有效性的药品进入市场来保护公共健康与安全。而平衡原创药企业与仿制药企业之间的经济利益并不能被视为是保护公众健康和安全的一部分。[106]

但是，上诉法院不同意仅依据法规文字与授权立法确定《数据保护条例》的核心实质，而不考虑《数据保护条例》属于整个药品监管法律体系下的一部分。从药品审批过程来看，新药上市必须满足法律规定的一系列条件与程序，不满足该条件与程序的药品将毫无例外地被禁止上市。这种无例外的禁止毫无疑问是为了保护公众免受不安全药品的影响。[107]但是假设一种极端情况，即不再有新药上市，病人无法依靠源源不绝研制的药品治愈疾病，公众健康与安全同样受到影响。因此政府允许仿制药依赖新药已经证明的安全有效性进行上市申请，正是为了加快药品上市的速度，保护公众健康。[108]但新药研发试验是一个耗时费力、成本高昂的过程，仿制药的快速上市降低了原创药品研发的积极性，进而影响创新药品的发现与上市，反过来同样影响公众健康。[109]因此应当认为政府设置数据保护制度是为了在市场对药品创新的需要与竞争的需要之间寻求较好的平衡，以便促进药品的可得性。在维护公众健康与安全中，药品试验数据保护发挥着重要的作用。其真正的目的并非仅仅在于平衡仿制药企业与原创药企业之间的商业利益，而是确保加拿大人民能够以合理价格合理获取安全有效的新药。[110]

由此可知，一项立法的价值选择并非是单一的。在不同的层面，同一立法可以包含不同的目的与宗旨。在药品试验数据保护制度下，平衡企业之间的经济利益可能是直观的立法目的，但其根本宗旨仍然在于维护公共健康与安全。经济利益平衡、创新激励、公共健康保护等多重价值同时存在、相互交织、相互影响，根据具体情况的不同，价值选择的优先顺序也会有所不同。这一点依赖于政府在立法上充分考虑，制定灵活、具有可操作性的制度规则，从而把握立法上的多元价值。政府在提高整个社会公共健康水平的过程中，考虑到平衡各方面利益，应当采取更广泛的措施消除和减轻药品试验数据保护可能给药品可获取性带来的负面影响，以促进药品试验数据保护发挥自身作用的同时亦能融入社会公共健康体系，而不是将药品试验数据保护与维护公共健康视为天然对立的一组价值。

第四节　本章小结

本章分析了 TRIPS 协定下药品试验数据保护制度的基本理论问题。首先结合药学科学与国际法规定，对药品试验数据的内涵与外延进行界定：药品试验数据是通过实验室试验与临床试验获得的关于药品药理、性能、疗效、安全性等方面的所有数据。根据 TRIPS 协定对受保护药品试验数据界定的要件可以得知，受保护药品试验数据指的是原创药品为获得药品上市许可而向药品监管机关提交的证明药品安全有效的未披露试验数据。

TRIPS 协定第一次在国际法层面确立了药品试验数据保护是一种知识产权保护形式。从劳动价值论与经济学角度来看，将药品试验数据作为知识产权保护的对象具有正当性，是对试验数据所有人劳动成果的确认，并有助于克服免费"搭便车"现象对创新研发造成的消极影响。作为一种无形财产，药品试验数据存在与知识产权属性的协同；另外，药品试验数据又与传统的知识产权保护对象存在区别，尤其与普通商业秘密存在区别。药品试验数据在属性上与传统知识产权保护对象既有联系又有区别的事实，决定了药品试验数据保护属于一种自成一体的知识产权保护制度。药品试验数据是一种特殊的未披露信息，在保护范围和保护方式上具有独特性，在药品知识产权保护领域内，药品试验数据保护具有区别于专利保护以及商业秘密保护的意义和作用。

药品是一种特殊的商品，与人类生命健康紧密关联，因而比普通商品具有更多社会属性。保护药品知识产权必须考虑到对公共健康与社会利益的影响。药品试验数据保护与公共健康之间存在既冲突又一致的关系。药品试验数据保护可能造成药品延迟进入市场、药品价格提高、市场竞争下降、妨碍公众知情权等结果，从而对公共健康产生消极影响，但从保障用药安全、激励药品创新研发的角度出发，药品试验数据保护制度有利于维护公共健康。实施药品试验数据保护制度，应当体现知识产权与公共利益之间的平衡与协调。

注释

［1］《中华人民共和国药品管理法》第 102 条。

［2］WHO Technical Report Series No. 341R. Geneva：World Health Organization，1966.

［3］Directive 2001/83/EC.

［4］21 U. S. C 321. g（1）.

［5］Directive 2001/83/EC.

［6］21 U. S. C 321. g（1）.

［7］杨世民. 药事管理学［M］. 北京：人民卫生出版社，2011：20.

［8］杨世民. 药事管理学［M］. 北京：人民卫生出版社，2011：20.

［9］《中华人民共和国药品注册管理办法》。

［10］Thomas，John R. Pharmaceutical Patent Law［M］. Bethesda：BNA Books，2010：148.

［11］《中华人民共和国药品管理法实施条例》第 83 条。

［12］21 U. S. C. 321. p（1）.

［13］Section C. 08. 001，Food and Drug Regulation of Canada.

［14］FDA. Generic Drugs［EB/OL］. http：//www. fda. gov/downloads/Drugs/DevelopmentAp-provalProcess/SmallBusinessAssistance/ucm127615. pdf.

［15］EMA. Questions and Answers on Generic Drugs［EB/OL］. http：//www. ema. europa. eu/docs/en_ GB/document_ library/［M］edicine_ QA/2009/11/WC500012382. pdf.

［16］FDA. Understanding Generic Drugs［EB/OL］. http：//www. fda. gov/drugs/resourcesfory-ou/consumers/buyingusingmedicinesafely/understandinggenericdrugs/.

［17］杨世民. 药事管理学［M］. 北京：人民卫生出版社，2011：64.

［18］申俊龙，徐爱军. 医药国际贸易［M］. 北京：科学出版社，2009：5.

［19］杨世民. 药事管理学［M］. 北京：人民卫生出版社，2011：22.

［20］胡修周，罗爱静. 医药知识产权［M］. 北京：高等教育出版社，2006：13.

［21］杨世民. 药事管理学［M］. 北京：人民卫生出版社，2011：23.

［22］李元. 高通量筛选系统［J］. 中国医学科学院学报，2000（2）：103.

［23］The European Federation of Pharmaceutical Industries and Associations：Intellectual Property and Pharmaceuticals［R］. Brussels：EFPIA，June 2008.

［24］The European Federation of Pharmaceutical Industries and Associations：Intellectual Property and Pharmaceuticals［R］. Brussels：EFPIA，June 2008.

［25］洪唯真. 建构 TRIPS 协定下两岸药品试验资料保护制度之研究［D］. 台北：台湾大学，2010：13.

［26］杨代华. 处方药产业的法律战争——药品试验资料之保护［M］. 台北：元照出版社，2008：6 – 12.

［27］《药品注册管理办法》第21 条。

［28］Shorthose Sally. Guide to EU Pharmaceutical Regulatory Law［M］. Hague：Kluwer Law International，2011：135.

［29］Shorthose Sally. Guide to EU Pharmaceutical Regulatory Law［M］. Hague：Kluwer Law International，2011：129.

［30］杨代华. 处方药产业的法律战争——药品试验资料之保护［M］. 台北：元照出版社，2008：19.

［31］杨代华. 处方药产业的法律战争——药品试验资料之保护［M］. 台北：元照出版社，2008：19.

［32］Lee Chi – jen，Lee Lucia H，Lu Cheng – Hsiung，et al. Development and Evaluation of Drugs：From Laboratory through Licensure to Market［M］. Boca Raton：CRC Press，2003：65 – 68.

［33］21. CFR 314. 108（a）(2).

［34］21. CFR 314. 108（a）(2).

［35］21. CFR 314. 108（a）(2).

［36］Article 10，2004/27/EC.

［37］Article 90（d），Law No. 19. 996 revising Law No. 19. 039 on Industrial Property of Chile.

［38］Reddy S，Saudhu G S. Report on Steps to be taken by Government of India in the Context of Data Protection Provisions of Article 39. 3 of TRIPS Agreement［R］. New Delhi：India，2007.

［39］IUPCA. Glossary of Terms Used in Medicinal Chemistry，1998.

［40］IUPCA. Glossary of Terms Used in Medicinal Chemistry，2013.

［41］张惟杰. 生命科学导论［M］. 2 版. 北京：高等教育出版社，2008：22.

［42］Sepracor Pharmaceuticals（Ireland）Ltd v European Commission. Case C – 477/11P.

［43］Actavis Elizabeth LLC v. FDA，No. 10 – 5066，625 F. 3d 760（2010）.

［44］Actavis Elizabeth LLC v. FDA，No. 10 – 5066，625 F. 3d 760（2010）.

［45］Skillington，G. Lee，Solovy，et al. The Protection of Test and Other Data Required By Article 39. 3 of The Trips Agreement ［J］. Northwestern Journal of International Law and Business，2003（24）：33.

［46］ 洛克. 政府论（下篇）［M］. 翟菊农，叶启芳，译. 北京：商务印书馆，1964：19.

［47］ 洛克. 政府论（下篇）［M］. 翟菊农，叶启芳，译. 北京：商务印书馆，1964：19.

［48］ 谭曲. 商业秘密保护的法理基础研究［M］// 冯晓青. 知识产权法前沿问题研究. 北京：中国大百科全书出版社，2009：71.

［49］ 谭曲. 商业秘密保护的法理基础研究［M］// 冯晓青. 知识产权法前沿问题研究. 北京：中国大百科全书出版社，2009：71.

［50］ 冯晓青. 知识产权正当性的经济分析［M］// 冯晓青. 知识产权法前沿问题研究. 北京：中国大百科全书出版社，2009：18.

［51］ 即知道是什么（know – what），知道为什么（know – why），知道怎么做（know – how），知道是谁（know – who）。参见 OECD. The Knowledge – based Economy［R］. Paris：OECD，1996.

［52］ Ruckelshaus v. Monsanto，467 U. S. 986（1986）：998 – 999.

［53］ Ruckelshaus v. Monsanto，467 U. S. 986（1986）：1002 – 1003.

［54］ Ruckelshaus v. Monsanto，467 U. S. 986（1986）：1003 – 1004.

［55］ Ruckelshaus v. Monsanto，467 U. S. 986（1986）：1012.

［56］ 吴汉东. 知识产权法学［M］. 3 版. 北京：北京大学出版社，2005：5.

［57］ 吴汉东. 知识产权法学［M］. 3 版. 北京：北京大学出版社，2005：6.

［58］ 吴汉东. 知识产权法学［M］. 3 版. 北京：北京大学出版社，2005：6.

［59］ 吴汉东. 知识产权法学［M］. 3 版. 北京：北京大学出版社，2005：6.

［60］ 吴汉东. 知识产权法学［M］. 3 版. 北京：北京大学出版社，2005：7.

［61］ 《药品说明书和标签管理规定》第 9 条（国家食品药品监督管理局第 24 号令）。

［62］ 湖南省长沙市中级人民法院（2010）长中民三终字第 0437 号民事判决书。

［63］ 山东省高级人民法院（2001）鲁民三终字第 3 号民事判决书。

［64］ 见《药品说明书和标签管理规定》。

［65］ 吴汉东，刘剑文，等. 知识产权法学［M］. 北京：北京大学出版社，2005：130.

［66］ 《中华人民共和国专利法》第 2 条。

［67］ 《中华人民共和国专利法》第 22 条。

［68］ 于海，袁红梅. 药品知识产权保护理论与实务［M］. 北京：人民军医出版社，2009：84.

［69］ 吴汉东，刘剑文，等. 知识产权法学［M］. 北京：北京大学出版社，2005：321.

［70］ 吴汉东，刘剑文，等. 知识产权法学［M］. 北京：北京大学出版社，2005：322.

［71］ 张耕，等. 商业秘密法［M］. 厦门：厦门大学出版社，2012：20.

［72］ 郑成思：WTO 知识产权协议逐条讲解［M］. 北京：中国方正出版社，2001：130.

［73］ Ruckelshaus v. Monsanto，467 U. S. 986（1986）：1003 – 1004.

[74] 张耕, 等. 商业秘密法 [M]. 厦门: 厦门大学出版社, 2012: 25.

[75] Cook, Trevor M. The Protection of Regulatory Data in Pharmaceutical and Other Sectors [M]. London: Sweet & Maxwell, 2000.

[76] Cook, Trevor M. The Protection of Regulatory Data in Pharmaceutical and Other Sectors [M]. London: Sweet & Maxwell, 2000: 2 – 01 – 2 – 38, 4 – 01 – 4 – 08.

[77] 冯晓青, 刘友华. 专利法 [M]. 北京: 法律出版社, 2010: 121.

[78] Mopani Rphit. All Costs, No Benefits: How the US – Jordan Free Trade Agreement Affects Access to Medicines [J]. Journal of Generic Medicine, 2009. 6 (3): 212.

[79]《中华人民共和国药品注册管理办法》第 20 条。

[80] Article 33, TRIPS Agreement.

[81] IFPMA. Data Exclusivity: Encouraging Development of New Medicines [R]. Geneva: IFPMA, 2011.

[82] 杨明. 试论反不正当竞争法对知识产权的兜底保护 [J]. 法商研究, 2003 (3): 119.

[83] TRIPS 协定第 2 条第 1 款: 关于本协议的第二、三和四部分, 缔约方应该遵守《巴黎公约》(1967) 第 1 ~ 12 条和第 19 条的规定。

[84] Perry, Greg. Data Exclusivity: A Major Threat to Access to Affordable Medicine [M] // World Market Research Centre Business Briefing: Pharmagenerics. London Business Briefings Ltd, 2002: 16.

[85] European Generic Medicines Association. Making Medicines Affordable, Data Exclusivity New Threat to Affordability [R]. 2012.

[86] Pugatch Meir Perez. Intellectual Property, Data Exclusivity, Innovation and Market Access [M] // Roffe Pedro, Tansey Geoff, Vivas – Eugui David. Negotiating Health: Intellectual Property and Access to Medicines. London: Earthscan, 2006: 120.

[87] Dinca Razvan. The "Bermuda Triangle" of Pharmaceutical Law: Is Data Protection a Lost Ship? [J]. The Journal of World Intellectual Property, 2005, 8 (4): 531 – 539.

[88] 中国药学会医药知识产权研究专业委员会. 药品试验数据保护制度比较研究 [M]. 北京: 中国医药科技出版社, 2013.

[89] Ingo Meitinger. Implementation of Test Data Protection According to Article 39. 3 TRIPS [J]. The Journal of World Intellectual Property, 2005 (8): 129.

[90] 刘伯宁. 新药研发困难重重, 未来新药研发何去何从? [N]. 中国医药报, 2011 – 02 – 22 (B2).

[91] Ho Cynthia M. Access to Medicine in the Global Economy: International Agreements on Patents and Related Rights [M]. London: Oxford University Press, 2011: 13.

[92] Commission on Intellectual Property Rights (CIPR). Integrating Intellectual Property Rights and Development Policy [EB/OL]. http: //www. iprcommission. org/papers/pdfs/final _

report/CIPRfullfinal. pdf.

[93] WHO. Trade, foreign policy, diplomacy and health [EB/OL]. http：//www. who. int/ trade/glossary/story076/en/.

[94] Article 7, TRIPS Agreement TRIPS.

[95] Article 8, TRIPS Agreement TRIPS.

[96] 冯晓青. 产权理论中的财产权、知识产权及其效益价值取向：兼论利益平衡原则功能及其适用 [J]. 湖南大学学报：社会科学版，2007（4）：125.

[97] U. S. – Morocco Free Trade Agreement：Access to Medicines [EB/OL]. http：// www. ustr. gov/about – us/press – office/fact – sheets/archives/2004/july/us – morocco – free – trade – agreement – access – medicine.

[98] Declaration on the TRIPS Agreement and Public Health.

[99] Paragraph 7. Declaration on the TRIPS Agreement and Public Health.

[100] 见本文第三章对美国、欧盟制度的介绍。

[101] Qualitative analysis of a Potential Free Trade Agreement between the European Union and India [EB/OL]. http：//trade. ec. europa. eu/doclib/docs/2007/july/tradoc_ 135348. pdf.

[102] 参见中国药学会医药知识产权研究专业委员会. 药品试验数据保护制度比较研究 [M]. 北京：中国医药科技出版社，2013：132 – 150.

[103] Background Document provided by the WHO Secretariat. Defining Disease Types I, II and III [EB/OL]. http：//www. who. int/phi/3 – background_ cewg_ agenda_ item5_ disease_ types_ final. pdf.

[104] 苏珊·K. 塞尔. 私法、公法：知识产权的全球化 [M]. 董刚，周超，译. 北京：中国人民大学出版社，2008：47.

[105] Canadian Generic Pharmaceutical Association v. Canada （Minster of Health），348 F. T. R. 29 （2009）：para 48.

[106] Canadian Generic Pharmaceutical Association v. Canada （Minster of Health），348 F. T. R. 29 （2009）：para 150.

[107] Canadian Generic Pharmaceutical Association v. Canada （Minster of Health），413N. R. 89 （2010）：para 114

[108] Canadian Generic Pharmaceutical Association v. Canada （Minster of Health），413N. R. 89 （2010）：para 115

[109] Canadian Generic Pharmaceutical Association v. Canada （Minster of Health），413N. R. 89 （2010）：para 117.

[110] Canadian Generic Pharmaceutical Association v. Canada （Minster of Health），413N. R. 89 （2010）：para 120.

第二章　TRIPS 协定下药品试验数据
保护的义务探析

第一节　TRIPS 协定下药品试验数据保护
义务的由来及其性质

一、NAFTA 中的药品试验数据保护

（一）NAFTA 中的药品试验数据保护规定

NAFTA 是美国、加拿大、墨西哥三国于 1992 年 12 月 17 日签署，1994 年 1 月 1 日正式生效的区域性多边贸易协定。[1]该协定旨在取消贸易壁垒、增加投资机会、保护知识产权、建立执行协议和解决贸易争端的有效机制、促进三边和多边合作等。[2]NAFTA 第 17 章规定了知识产权保护问题。1985 年美国与加拿大签订的《美加贸易协定》被视为 NAFTA 的萌芽，[3]但其中对知识产权的规定相当简略，只涉及一个条款。而在 NAFTA 的谈判进程中，美国积极推进知识产权保护议题，最终在 NAFTA 中规定了一章包括 20 条以及 4 个附件的知识产权保护义务规定，与《美加贸易协定》相比，NAFTA 中的知识产权保护内容得到了相当大的丰富。[4]这体现了随着全球经济一体化与区域经济一体化趋势的加快，发展中国家更多地参与到国际自由贸易的进程中来，使得美国这样的发达国家和知识产权输出国开始强调国际贸易中知识产权保护的重要性。

药品试验数据保护作为知识产权保护的一部分，规定在 NAFTA 第 17 章"知识产权"项下第 1711 条的"商业秘密"条款中。这是世界上第一个规定了药品试验数据保护的国际性文件。第 1711.5 条规定，如果缔约方将提交未披露试验数据或其他数据作为批准含有新化学实体的药品获得上市许可的条

件，且该数据为证明产品的安全有效性之必需，而数据的产生包含巨大的努力，缔约方应保护此等数据不被不公平商业使用，除非出于保护公众所需或已采取措施保护该数据不被披露。[5]第 1711.6 条规定了药品试验数据保护的方式与期限。缔约方应规定在申请人提交上市许可申请后一段合理期间内，除提交数据的申请人以外，他人不得依赖受保护数据支持后续产品的上市许可申请。考虑到受保护数据的性质，以及申请人的努力和获取药品的支出，一段合理期间应不少于 5 年。但规定不限制缔约方实施基于生物等效性和生物可利用度研究而进行的简易申请程序。[6]

（二）NAFTA 中药品试验数据保护的范围与内容

1. 保护范围与保护条件

NAFTA 的药品试验数据保护适用于"含有新化学实体"的药品，但其没有对"新化学实体"给出明确的定义。受保护数据必须处于未披露的状态，且申请人取得数据花费了巨大的努力。NAFTA 同样没有明确解释"巨大的努力"的定义与标准。

2. 保护期限

NAFTA 规定对药品试验数据保护期限的确定应当考虑受保护数据的性质，以及申请人的努力和获取药品的支出等，认为保护的合理期限应当不少于 5 年。

此外，NAFTA 第 1711.7 条规定，如果一缔约方依赖另一缔约方的上市许可结果进行药品上市审批，那么药品试验数据保护期间应从药品首次取得上市许可之日起算。如果一缔约方对药品的上市许可基于该产品在另一缔约方已经获得的许可，例如，缔约方如墨西哥自己没有能力对新药的安全可靠性进行审查，于是要求申请人证明该药品已经通过美国 FDA 或加拿大卫生部的审批程序，那么药品的试验数据保护期限从该药品在美国或加拿大获得药品审批许可之日起算。理论上讲，此条款是考虑到墨西哥的药品获取问题，鼓励制药企业尽快在墨西哥进行药品上市申请。按照此条款的逻辑，制药企业在美国或加拿大取得上市许可后越快在墨西哥进行申请，其能够享有的数据保护期间就越长。反之亦然。但一国审批药品许可不会根据他国已经作出的许可而自动生效，上市申请程序必然需要一定的时间，因此无论制药企业如何努力，都无法在墨西哥享有完整的数据保护期。

3. 保护内容

NAFTA 明确规定缔约方保护药品试验数据至少应负有两项义务：不披露

义务与不依赖义务。不披露义务相对易于理解，要求成员国政府药品监管机关对申请人提交的未披露试验数据负有保密义务。相比较而言，不依赖义务则具有很大的讨论空间，NAFTA 第 1711.6 条禁止任何人依赖（rely on）数据持有人提交的数据获得上市申请。究竟何种行为构成依赖，NAFTA 没有作出解释。"依赖"的含义成为 NAFTA 以及未来 TRIPS 协定药品试验数据保护制度建立与实施中关键的争议问题之一。争议的核心在于，不依赖义务是否允许任何第三方，主要是仿制药企业在药品试验数据保护期内提出仿制药申请，以及负责药品监管的政府药品监管机关是否应受理并批准这样的仿制药申请。TRIPS 协定要求药品试验数据免受"不公平商业使用"，这一术语与"依赖"关系如何？NAFTA 第 1711.6 条中禁止依赖的规定，是否是对第 1711.5 条中免受不公平商业使用的具体要求和解释，亦不得而知。

值得注意的是，NAFTA 第 1711.6 条指出试验数据保护不限制仿制药进行生物等效性试验。[7]如果依赖的含义是未经数据持有人许可禁止使用数据，而NAFTA 在规定这一点之后又声明不限制生物等效性试验。生物等效性试验在NAFTA 规定的 5 年数据保护期内是否被允许？从条款的逻辑上来说，NAFTA规定的应当是在 5 年数据保护期届满后可以进行生物等效性试验。但是在后文要介绍的加拿大拜耳案中，加拿大国内法院并没有这样理解 NAFTA 的规定。

（三）NAFTA 中药品试验数据保护制度的影响

NAFTA 是世界上第一个规定了药品试验数据保护制度的国际性文件，尽管作为一个区域性国际条约，需要履行其规定的试验数据保护义务的国家不多，只有美国、加拿大、墨西哥三国。但是，NAFTA 所确立的保护原则、范围、条件等，为后来 TRIPS 协定下药品试验数据保护国际规则的建立奠定了基础。NAFTA 谈判与签署的同时，乌拉圭回合谈判也在紧锣密鼓地进行，NAF-TA 有关药品试验数据保护的规定对 TRIPS 协定有关规定产生了较明显的影响。

NAFTA 受美国国内法影响，将药品试验数据视为商业秘密，采取有期限的独占保护方式，但对药品试验数据保护的要件与方式的规定，有些并不来源于美国国内法，如药品的产生包含"巨大的努力""不公平商业使用"等，使得药品试验数据保护的国际义务，具有区别于一国国内法的独立特性。

从实施范围来看，NAFTA 缔约方数量虽然不多，只有三个国家，却具有典型代表性。由于三国的具体国情、发展程度、产业发展存在差异，因此在对待药品知识产权保护以及药品试验数据保护的态度上也有所不同。

美国是发达国家的代表，经济和社会发展程度高，是知识产权强国和知识产权出口国，制药产业发展成熟，拥有主要的创新性跨国公司和大量药品专利。因此，美国与美国的制药企业积极支持在世界范围内实施强有力的药品知识产权保护。美国是药品试验数据保护制度的起源地，在 NAFTA 签署之前，美国国内法已经建立起相对完善的药品试验数据保护制度，因而美国是 NAFTA 建立药品试验数据保护制度的主要推动者与起草者，其主张实施严格的药品试验数据保护制度，在试验数据保护期间内不允许政府药品监管机关受理并依据新药申请人提交的试验数据批准仿制药申请人提交的申请。

加拿大同样是发达国家，国家发展程度高，国民经济水平富裕，具有一定的创新能力。但是，不同于美国等发达国家积极推动药品知识产权保护的态度，加拿大选择对一些关键药品的知识产权保护进行一定的限制。[8]20 世纪 90 年代，加拿大是唯一一个实施药品专利强制许可制度的发达国家，并利用该制度有效扶持国内仿制药企业的发展。[9]加拿大的仿制药产业在整个制药产业中占据了重要地位，从而更倾向于实施较为宽松的药品知识产权保护制度。1997 年欧共体在 WTO 争端解决机制下，就加拿大专利法对药品发明的保护违反 TRIPS 协定义务的事项提出的申诉，一定程度上反映了加拿大对待药品知识产权保护的立场，以及加拿大充分利用 TRIPS 协定例外制度，合法规避 TRIPS 协定义务的意图。在 NAFTA 签署之前，加拿大国内没有建立药品试验数据保护制度。为了履行 NAFTA 义务，加拿大才开始实施药品试验数据保护。而在实践中，围绕着对药品试验数据不依赖义务的理解，加拿大国内法院作出了支持宽松保护药品试验数据而非严格保护的判决，[10]可见并非所有的发达国家都支持严格的药品试验数据保护。

墨西哥属于发展中国家，社会经济发展程度、国家经济富裕水平、产业创新能力等都与美、加存在不小的差距，属于知识产权弱国与知识产权进口国，不掌握新药专利。与大多数发展中国家一样，20 世纪 90 年代以前，墨西哥不对药品产品进行专利保护，直到 NAFTA 为其设定了国际义务。至于药品试验数据保护，对于墨西哥更是全新的国际义务。严格的药品知识产权保护会提高包括墨西哥在内的发展中国家药品的市场价格，延迟仿制药品的上市速度。可以看到，NAFTA 中关于药品试验数据保护的范围与条件存在供缔约方灵活理解与实施规则的空间，也考虑到了作为缔约方的墨西哥获取药品的问题。这些成果离不开墨西哥，包括加拿大在谈判过程中进行的努力，其目的在于达到保护药品试验数据与维护本国利益的平衡。

这三个国家的国情以及对待药品试验数据保护的态度，基本可以代表世界各国对待药品试验数据保护制度的三种不同态度：一部分发达国家积极支持；一部分发达国家和发展中国家加以实施，但态度消极；以及一部分发展中国家强烈反对。本书第三章对各国实施药品试验数据保护制度情况进行的研究中，还将更深入地讨论这一现象。

二、TRIPS 协定谈判中药品试验数据保护的议题及其成果

《关税与贸易总协定》（GATT）历经 8 轮多边贸易谈判，真正在谈判中纳入知识产权问题，始于 1986 年 9 月 15 日开始的第八轮谈判，也就是乌拉圭回合谈判。[11] 其中 TRIPS 协定谈判时间从 1987 年 10 月到 1991 年 12 月共 4 年[12]。这段时间内有两回合讨论。第一回合从 1987 年到 1990 年，代表团就拟谈判的议题进行初步与概括的讨论；第二回合从 1990 年到 1991 年，代表团就协定草案进行更具体的谈判。[13]

（一）第一回合讨论中的有关试验数据保护的议题（1987～1990 年）

在这一回合中提出试验数据保护议题的成员主要是美国与瑞士，它们的主张都建立在认为试验数据属于商业秘密，并且享有财产性权利的基础之上。

1. 美国的商业秘密保护提案

美国是 TRIPS 协定谈判最积极的推动者，是第一个提出建立试验数据多边保护规则必要性的成员。1988 年，美国在一份关于达成 TRIPS 协定谈判目标的建议中提出保护商业秘密的意见。提案在"商业秘密的政府使用"部分提出，提交给政府的商业秘密不得为第三人利益而被披露或被使用，除非国家面临公共健康或环境风险的紧急状况，而且应当是在已经用尽其余一切合理方法的前提下方可使用。除此之外，只有在商业秘密提交给政府超过 10 年或持有人已经得到充分补偿的情况下，政府才能够使用或披露商业秘密。政府也不得剥夺秘密持有人采取司法听证或寻求充分补偿等类似于个人财产损失求偿的救济措施的权利。[14] 尽管并未直接使用"试验数据"的表述，但其商业秘密的内涵无疑包含了根据药品上市批准程序要求而向政府有关机关提交的药品试验数据。

美国的提案将试验数据视为一种私有财产，这一观点受到"拉克尔肖斯诉孟山都"案判决的影响。如前文所述，在该案中，美国法院肯定了作为商业秘密的试验数据具有私人财产的性质，数据所有人因此享有试验数据的财产权利，排除他人的使用。[15] 这一观点成为美国代表团在讨论 TRIPS 协定保护范围时将试验数据作为知识产权纳入其中的理论基础。

2. 瑞士的专有信息（proprietary information）保护提案

1989 年瑞士提出关于保护"专有信息"的详细建议，完整陈述了 TRIPS 协定应对商业秘密与试验数据进行保护的意见。瑞士认为商业秘密作为企业最重要的无形财产，应当被纳入未来 TRIPS 协定的保护范围。如果不对企业拥有的未披露信息进行保护，或保护不充分，信息商业价值和投资资源会受到损害，从而造成对贸易与竞争的扭曲，并损害创新、投资、技术转移以及其他知识产权的保护。这些信息往往不但与私人企业之间的合同关系有关，也与政府监管机关与企业之间的管理关系或合同关系有关，因此在公法与私法层面都应当加以保护。[16]

瑞士代表团的建议中提出了有效保护专有信息应满足的几点标准，包括：

（1）对专有信息不应设置强制许可制度。

（2）以获得产品生产或销售许可为目的提交政府机构的专有信息，例如临床试验或安全性试验数据，未经所有人许可不得披露，除非出于保护人类、动植物生命、健康或环境之必要而向其他政府机构披露。政府机构无权出于商业目的使用信息，只有在由于产品存在实质或潜在危险而必须向公众通知的范围内信息才可以被披露。

（3）申请获得知识产权保护的过程中需要向第三方或其他政府机构披露信息的，披露信息的相关方应承担就申请进行听证或司法审查的义务。获得信息的第三方和政府机构应防止信息进一步披露或未经所有人同意进行的商业利用。[17]

瑞士认为，尽管专有信息在披露要求这一特性上与其他知识产权不同，但仍然符合知识产权保护的核心思想，即对那些花费时间、人力和经济资源所获得信息的信息持有人，有权对这些信息进行排他性的商业使用。从贸易政策的角度来看，不保护专有信息，同样会造成贸易扭曲，因此不应由于专有信息与其他知识产权之间存在区别，而将专有信息的保护排除在 TRIPS 协定谈判之外。[18]瑞士的提案与美国相比，强调了药品试验数据保护是商业秘密在政府监管关系当中的的公法层面的保护，对药品试验数据保护的性质有了更准确的认识。

（二）第二回合谈判中的试验数据保护议题（1990～1991 年）

第二回合谈判同时也是 TRIPS 协定的最后一轮谈判，在这轮谈判中各成员分别提出自己构想的 TRIPS 协定草案。美国、欧共体等主要成员在各自草案中就数据保护提出了更加完整的方案，也对后来 TRIPS 协定草案以及最终文本的确定产生了影响。

1. 欧共体的意见

欧共体在上一回合谈判中未提及药品试验数据保护，但在本轮提交的协定草案中提出了对药品试验数据的保护建议。草案将药品试验数据保护包括在"反不诚实商业活动的保护"条款内：

反不诚实商业活动的保护包括对未披露信息的保护

在确保针对巴黎公约第10条之二所规定的不正当竞争行为提供有效保护的过程中，如果缔约方要求以提交未披露的试验数据或其他数据作为批准一种采用新化学成分的药品或农业化学产品投放市场的条件，而上述数据的产生需要付出巨大的努力，则该缔约方应禁止竞争者对这种数据的不正当利用。保护应当持续一段合理时间，时间的确定应与努力的程度相符，并考虑数据的性质要求、准备这些数据花费的时间以及其他保护形式的可行性。[19]

欧共体提出对试验数据的保护，除了与美国和瑞士之前的观点一样，认为受保护数据应具有未披露的性质之外，还主张试验数据保护应建立在一定的前提和基础之上，即提交未披露的试验数据是批准产品上市销售的必要条件，若提交数据是产品上市的任择条件则无须进行保护。另外数据的产生应当付出了巨大的努力，努力程度决定保护期限的长短。欧共体的建议针对的是由于竞争者的不公平利用使具有重要商业价值的信息在国内法得不到充分保护的情况下造成实质或潜在的贸易扭曲的问题。[20]

欧共体的提案中首次使用了"未披露信息"的表述。不使用"商业秘密"的表述，可能是试图与认为商业秘密不属于知识产权保护范围的众多发展中国家的反对意见达成折中。[21]相对来说，"未披露信息"是一个含义更模糊的概念，使得成员就其权利性质进行更多讨论，同时也为成员立法确认权利性质提供了自由与空间。此外，欧共体提及了通过其他知识产权保护形式保护试验数据的可行性。例如，当一部分数据属于专利的组成部分，其保护就应当限于采用专利形式，在专利到期后这些试验数据不受保护。一些欧共体成员国就选择了这样的保护方式。[22]

2. 美国的意见

美国提交的TRIPS协定草案规定：

反不诚实商业实践的保护，包括商业秘密保护

第33条　例外

（1）当缔约方要求提交商业秘密以履行政府职责时，商业秘密不得用以

为政府或其他任何人获取商业或竞争利益，除非经权利持有人同意，根据使用获得的合理价值支付费用，或给予权利持有人一定期限的独占使用。

（2）缔约方在经权利持有人同意或在履行政府职责之必需的范围内可以披露商业秘密。政府履行职责之必需而披露商业秘密时，在可行的情况下，应给予权利持有人与获得商业秘密的机构签订保密协定的机会。

（3）缔约方可以出于保护人类健康或安全或保护环境之目的要求权利持有人披露商业秘密，但必须给予权利持有人与获得商业秘密的非政府机构签订保密协定的机会以防止商业秘密进一步披露或被利用。[23]

美国的这份意见最显著的特点是将试验数据的保护条件作为商业秘密保护的一种例外，所表达的中心含义是对商业秘密保护例外的限制相当于从反面暗示，试验数据保护义务至少包括防止试验数据被任意披露的义务。但美国在这份提案中，不再强调商业秘密的财产性权利或财产利益。

除了强调试验数据不得被任意披露以外，草案还明确禁止两类数据使用：第一，政府获取商业或竞争利益的使用；第二，除权利持有人之外任何人获取商业或竞争利益的使用。在一些国家，如果政府本身就参与仿制药品的生产或销售，那么政府本身也有可能从提交给政府卫生健康机构的试验数据获得竞争性利益。但在大多数国家，政府的职能仅限于审批产品，因此又规定了禁止除权利持有人之外任何他人为获取商业或竞争利益而使用试验数据。草案中列举了三种合法使用他人商业秘密的途径，其中包括支付合理补偿的方式。在"拉克尔肖斯诉孟山都"一案中，美国联邦最高法院没有承认合理补偿方式的合法性，认为具有财产性质的商业秘密不应仅仅支付补偿就任意进行使用，否则具有征收的性质，违反法律正当程序。[24]而在这一草案中承认合理补偿，与美国不再提及商业秘密的财产性权利的意图保持了一致。这可认为是美国对原本持有的严格保护商业秘密的立场的修正和对其他成员反对意见的让步。

与 TRIPS 协定第 39 条第 3 款最终文本的表述相比较，这一草案设计的商业秘密例外条款与第 39 条第 3 款最后一句立法精神一致，对药品试验数据防止披露的义务设置例外，同时通过规定例外的具体情况而起到限制例外条款的滥用。美国认为例外情况应进行明确规定以防止成员减损或降低保护的程度。[25]换句话说，明确例外的情况目的不仅在于利用这些例外，更重要的是在于禁止与限制其余不明确例外情况的存在，以免造成对例外的滥用。理解这一立法意图对理解 TRIPS 协定第 39 条第 3 款最后一句具有重要作用，由此可以认为 TRIPS 协定第 39 条第 3 款最后一句例外规定的目的在于穷尽而非举例。

3. 瑞士的意见

瑞士提出了对 TRIPS 协定草案的意见，在该草案第 2 节规定的知识产权保护种类中，包含了对"专有信息的保护"。这一草案采取了与美国相同的方式，将试验数据保护放在专有信息保护的例外规定中：

第 243 条　例外

（1）为行政许可程序而提交给政府机构的专有信息如临床试验数据或安全性试验数据，未经数据持有人许可不得披露，除非出于保护人类及动植物生命、健康或保护环境之必需而向其他政府机构披露。

政府机构无权出于商业目的使用信息，只有在由于产品存在实质或潜在危险而必须向公众通知的范围内信息才可以被披露。

（2）在知识产权申请中向第三方或其他政府机构披露信息应承担就申请进行听证或司法审查的义务。获得信息的第三方和政府机构应防止信息进一步披露或未经所有人同意进行的商业使用。[26]

瑞士在处理试验数据保护的问题上采取了与美国一致的方式，将试验数据保护规定在商业秘密保护的例外条款中。强调专有信息不应被任意披露，也不应被商业性使用。这种规定方式一方面肯定了试验数据具有商业秘密的性质，另一方面则表现出此类数据和信息与普通商业秘密存在区别。

（三）谈判组的总结

经过两回合的讨论与谈判，根据成员提出的协定草案或在谈判过程中表达的观点，由谈判小组主席总结归纳成为两套不同的规则，分别以规则 A 与规则 B 命名。两套规则的内容是相同的，只是结构安排不同，规则 A 将 TRIPS 协定作为一个整体，包含谈判中涉及的全部七项知识产权。并将 TRIPS 协定作为总协定不可或缺的一部分。规则 B 将 TRIPS 协定分为两个部分：一部分是关于假冒和盗版货物贸易的问题；另一部分是其他知识产权的效力、范围及利用的标准规定。规则 B 包括与规则 A 相同的知识产权种类，但将商业秘密的保护作为例外，不将商业秘密作为知识产权的一种。[27]结合这两套规则，谈判小组最终提出一个协定的"主席草案"，作为谈判组工作状况与成果的总结。

草案第 2 部分第 7 节标题为"包括保护未披露信息在内的反不诚实商业实践的保护"，其中第 3 条规定如下：

3. 政府使用

3Aa 缔约方要求提交或出版包含试验数据（或其他数据）的商业秘密，该数据的产生包含巨大的努力时，应保护这样的数据不受竞争者的不公平使用。保护应当持续一段与数据产生、数据性质、准备数据的花费有关的努力程度相符的合理期限。并考虑其他保护形式的可适用性。

3Ab.1 当缔约方要求提交商业秘密以执行政府职责时，商业秘密不得用以为政府或其他任何人获取商业或竞争利益，除非经权利持有人同意，根据使用获得的合理价值支付费用，或给予权利持有人一定期限的独占使用。

3Ab.2 缔约方在经权利持有人同意或在履行政府职责之必需的范围内可以披露商业秘密。政府履行职责之必需而披露商业秘密时，在可行的情况下，应给予权利持有人与获得商业秘密的非政府机构签订保密协定的机会。

3Ab.3 缔约方可以出于保护人类健康或安全或保护环境之目的要求权利持有人披露商业秘密，但必须给予权利持有人与获得商业秘密的非政府机构签订保密协定的机会以防止商业秘密进一步披露或被使用。

3Ac.1 为行政许可程序而提交给政府机构的专有信息如临床试验数据或安全性试验数据，未经数据持有人许可不得披露，除非出于保护人类及动植物生命、健康或保护环境之必需而向其他政府机构披露。政府机构只有在由于产品存在实质或潜在危险而必须向公众通知的范围内才可以披露信息。政府机构无权出于商业目的使用信息。

3Ac.2 在知识产权申请中向第三方或其他政府机构披露信息应承担就申请进行听证或司法审查的义务。获得信息的第三方和政府机构应防止信息进一步披露或未经所有人同意进行的商业利用。

草案中的关键规范 3Aa 和 3Ab，分别反映了欧盟与美国、瑞士的观点。3Aa 采用"不公平使用"这样的含义模糊的用语，但通过列举数个具体必备要件澄清了对试验数据的保护方式，并采用欧共体提案中明确指出的比例原则来限定试验数据保护的条件。3Ab 在数据保护范围上规定得更清晰，指出保护必须防止他人通过使用数据获得竞争利益，但没有明确规定独占使用的性质和程度，没有提供任何可供评价独占期限合理性的因素。草案也没有对试验数据保护规定预设与确定的期限。

（四）布鲁塞尔文本与正式文本

通过主席草案对各成员提案的整理协调，在 1990 年 12 月在布鲁塞尔举行的 GATT 部长级会议上，提交了在主席草案基础上修改的 TRIPS 协定布鲁塞尔文本。其中试验数据保护规定在第 42 条 4A 款中：

缔约方如果要求提交未披露的试验数据或其他数据作为批准一种新药品或

新农业化学产品上市销售的条件，且数据的产生包含巨大的努力，应当［保护数据以防不公平商业使用。除非经提交数据者同意，否则在一段合理期限内不得依赖该数据批准竞争产品，期限通常不少于 5 年，与数据产生、数据性质、准备数据的花费有关的努力程度相符。此外，缔约方应保护此类数据免受披露，除非出于保护公众所必需。］[28]

条款内容中使用方括号表示括号中的内容和表述没有获得一致同意。[29] 实际上，如果不保留括号内的文本，那么 TRIPS 协定 39 条第 3 款就只规定了不得披露试验数据的义务，那么把试验数据保护单独规定出来没有任何实际意义。而括号中的语言，试图制定禁止仿制产品基于原创产品而进行销售申请的行为上的规范，在设立义务的目的上显得更明确、清晰。从括号中的规定可以得知，一部分成员期待通过药品试验数据保护制度，解决仿制药品无须提交完整试验数据，仅依靠对原创药品的生物等效性试验就可申请上市，从而引发的"搭便车"的经济问题和公平竞争问题。

1991 年 12 月，在布鲁塞尔文本的基础上进行修改后，谈判组提交了 TRIPS 协定新草本，即邓克尔文本。邓克尔文本在总体上没有对布鲁塞尔文本进行太大修改，但在试验数据保护的规定上，邓克尔文本与布鲁塞尔文本存在比较明显的差异。邓克尔文本最终成为 1994 年 4 月 15 日由谈判各方部长正式签署的 TRIPS 协定文本：[30]

第 39 条

3. 当成员要求以提交未披露的试验数据或其他数据，作为批准含有新化学成分的药品或农化产品上市的条件时，如果该药品的产生包含了巨大的努力，则该成员应保护该数据，以防不公平商业使用。同时，除非出于保护公众所需，或除非已采取措施保证该数据不被不公平商业使用，成员均应保护该数据不被披露。

布鲁塞尔文本中有争议的括号内文字，在正式文本中基本被删去，只保留了要求试验数据免受"不公平商业使用"的保护义务，却删除了之后相当于对防止"不公平商业使用"进行的具体说明和要求，即设定期限的独占保护方式，明确排除竞争产品对数据的依赖，在认为试验数据保护义务仅包括不披露试验数据的义务与认为试验数据保护义务还包括禁止政府药品监管机关参考试验数据批准仿制产品的义务两种观点之间寻求折中与平衡。虽然明确表述"不公平商业使用"含义的规定没有被保留下来，但从 TRIPS 协定第 39 条第 3 款的文本的表述，特别是明确规定试验数据免受"不公平商业使用"的保护义务，至少可以认为，试验数据保护义务不仅仅包含防止数据不受披露的义务，"不公平商业使用"不可能仅仅被理解为"披露"，而包含着他人或政府药品监管机关对试验数据的使用。

通过对成员提出药品试验数据保护草案的分析，可以发现药品试验数据保护制度最初出现在 TRIPS 协定体系时的宗旨与方式。提出保护建议的成员，以药品试验数据的商业秘密性质为出发点，通过商业秘密保护的方式将药品试验数据纳入 TRIPS 协定，可以印证药品试验数据具有商业秘密属性的结论。[31]同时，又将药品试验数据保护规定在商业秘密保护的例外条款当中，强调药品试验数据由于参与到行政监管行为当中而具有特殊性，[32]从而决定了药品试验数据保护不应以保护秘密性为主要保护手段。

总结 TRIPS 协定第 39 条第 3 款的谈判历史，应当认识到，在第 39 条的整个谈判过程中，特别是涉及试验数据保护制度的谈判中，支持保护与反对保护的意见始终争锋相对。主导谈判过程的仍是主要的贸易经济体如美国、欧共体、瑞士等成员，一些发展中国家成员始终坚持商业秘密不是知识产权的一种，不应被纳入 TRIPS 协定的谈判范围内。[33]然而 WTO 发达国家成员在包括试验数据保护的 TRIPS 协定谈判中仍然占据主导地位，最终条约文本中肯定了商业秘密属于 TRIPS 协定规范的七种知识产权之一，并将药品试验数据保护纳入其中。但是，为了在最大程度上协调不同成员的要求和意见，尽可能地达成一致与妥协，第 39 条第 3 款的规定具有一定程度的模糊性，[34]从而为成员实施 TRIPS 协定提供一定的灵活度。

三、TRIPS 协定第 39 条第 3 款与其他相关条款的关系

（一）TRIPS 协定第 39 条结构的特殊性

TRIPS 协定第 39 条第 1 款援引了《巴黎公约》第 10 条之二的规定：

在保证针对《巴黎公约》（1967）第 10 条之二规定的反不正当竞争而采取有效保护的过程中，各成员应依照第 2 款对未披露信息和依照第 3 款提交政府或政府机构的数据进行保护。

TRIPS 协定第 39 条在界定自身适用方式时，援引了另一部已经生效的知识产权保护国际条约。这种援引方式，与 TRIPS 协定其他实体规定中对《保护文学艺术作品伯尔尼公约》《巴黎公约》义务直接加以确认的做法有所不同。[35]TPIPS 协定并非将《巴黎公约》第 10 条之二的义务直接引入其第 39 条成为 TRIPS 协定义务的一部分，而是另外规定了对未披露信息的保护义务，但

要求以实施"《巴黎公约》第 10 条之二规定的反不正当竞争"的方式履行对未披露信息保护的义务。理解总领 TRIPS 协定第 39 条第 1 款规定，以及第 39 条第 3 款与第 39 条第 1 款的关系，对理解第 39 条第 3 款的含义具有重要帮助。理解 TRIPS 协定第 39 条第 3 款与第 39 条第 1 款之间的关系，关键在于如何理解第 39 条第 3 款与《巴黎公约》第 10 条之二的关系。

TRIPS 协定如同其他国际条约一样，遵循《维也纳条约法公约》（以下简称《条约法公约》），特别是该公约第 31 条和第 32 条进行解释。这一点在 WTO 成立后的第一个案件——美国汽油标准案中得到确认。[36]《条约法公约》第 31 条规定，条约应当按其词语在上下文中所具有的通常含义，对照条约的目的与宗旨，善意解释之。第 32 条规定，为确认第 31 条适用中所发生的含义问题，或在第 31 条第 1 款中意思仍然含糊不清，或第 2 款导致荒谬或不合理者，为确认其含义，得求助于包括准备工作与缔约情况在内的资料，作为解释的辅助手段。[37]因此，解释条约的基本规则大致可以归纳为文字含义解释、宗旨与目的、善意解释这几种，在必要时可以参考条约缔约谈判的资料。此外，美国汽油标准案的上诉机构提出"有效解释"的原则，指出根据《条约法公约》确定的条约解释的原则，可以得出在条约解释时必须给予条约的所有用语以含义和效力，解释者不得自由采取导致整个句子或段落多余或无效的理解。[38]

《巴黎公约》第 10 条之二规定[39]：

不正当竞争

（1）本联盟国家有义务对各该国国民保证给予制止不正当竞争的有效保护。

（2）凡在工商业事务中违反诚实的习惯做法的竞争行为构成不正当竞争的行为。

（3）下列各项特别应予以禁止：

1. 具有不择手段地对竞争者的营业所、商品或工商业活动造成混乱性质的一切行为；

2. 在经营商业中，具有损害竞争者的营业所、商品或工商业活动商誉性质的虚伪说明；

3. 在经营商业中使用会使公众对商品的性质、制造方法、特点、用途或数量易于产生误解的表示或说法。

根据《条约法公约》解释条约的原则，从文字表述上来看，《巴黎公约》

第 10 条之二与 TRIPS 协定第 39 条第 3 款所保护的对象似乎并不直接相关。如何做到在 "保证根据《巴黎公约》第 10 条之二规定有效保护反不正当竞争的过程中"，根据 TRIPS 协定第 39 条第 3 款保护提交给政府药品监管机关的药品试验数据？如果忽略第 39 条第 1 款的要求直接适用第 3 款，又明显违反了有效解释原则。在试图对第 39 条第 3 款进行解释的过程中，第 39 条各款之间似乎出现了内部抵触或逻辑上的偏离。

有观点将 TRIPS 协定第 39 条第 1 款视为第 39 条的 "帽子条款" (chapeau)[40]，也称作 "序言"[41] 或 "按语"[42]。"帽子条款" 一词曾出现在美国虾案中关于第 20 条一般例外的争端解决报告中。该案上诉机构认为，在第 20 条列举一系列 GATT 义务的例外情况之前，提出一个总规定，要求成员采取的例外措施不得在 "情形相同的国家之间构成任意或不合理歧视的手段或构成对国际贸易的变相限制"。成员采取的例外措施需要同时满足 20 条项下的例外情况以及帽子条款。[43] 但是，从第 39 条的条款结构来看，如何才能做到同时满足第 3 款与第 1 款的要求？怎样保护试验数据才能同时确保其在有效实施《巴黎公约》第 10 条之二的规定？分析这一点，需要从第 39 条第 3 款与《巴黎公约》第 10 条之二两个条款的具体含义入手。

（二）解释 TRIPS 协定第 39 条第 3 款与《巴黎公约》第 10 条之二的不同观点

不同的研究者对《巴黎公约》第 10 条之二与 TRIPS 协定第 39 条第 3 款之间的关系提出了不同的意见，大体存在两种针锋相对的观点。

1. 相关说

这种观点认为，根据 TRIPS 协定第 39 条，WTO 成员同意对于试验数据的披露和不公平商业使用构成《巴黎公约》第 10 条之二的不正当竞争，并认为巴黎联盟成员国同样应当将这样的行为视为不诚实商业行为，并根据 TRIPS 协定第 39 条第 3 款的要求加以规制。[44] 这种观点直接将 TRIPS 协定第 39 条第 3 款视为包含在《巴黎公约》第 10 条之二下的一个具体例子。在此基础上认定 TRIPS 协定第 39 条第 3 款中 "不公平" 的含义是不诚实或不公正，这一概念必须在《巴黎公约》第 10 条之二的范围内进行理解。"不公平" 的含义与在特定社会内的特定时间里的价值观有关，也就意味着成员可以根据自身社会经济状况、法律规定与实践等决定其含义，不存在一个普遍的确定的指导 WTO 所有成员的概念。[45]《巴黎公约》第 10 条之二具有灵活性，因此可以将试验数据保护作为商业秘密保护涵盖其中，而不论该条款在制定时究竟有没有将试验数据视为保护对象的意图。

但这一观点回避了 TRIPS 协定第 39 条第 3 款与《巴黎公约》第 10 条之二不协调的可能性，没有探讨两者条款中的"不公平"一词含义是否一致。如果认为"不公平"的含义可以随不同地域、不同时间、不同社会文化以及不同法律制度而不同，成员有权自行确定其含义并在该含义基础上设计试验数据保护制度，那么给予成员实施 TRIPS 协定的任意性空间似乎过大，实际上剥夺了 TRIPS 协定第 39 条第 3 款的强制力。

2. 独立说

这种观点主张 TRIPS 协定第 39 条第 3 款独立于《巴黎公约》第 10 条之二而存在，认为《巴黎公约》第 10 条之二的可适用性在 TRIPS 协定第 39 条第 3 款上是相当有限的。[46] 如果认为 TRIPS 协定第 39 条第 3 款中的"不公平商业使用"与《巴黎公约》第 10 条之二中的"不正当竞争"含义相同的话，那么成员政府药品监管机关无论是披露企业提交的试验数据还是依赖企业提交的试验数据批准竞争产品，均不能构成对《巴黎公约》的违反。因为政府药品监管机关的行为不能构成《巴黎公约》下不诚实的行为，不会引起数据来源的混淆或误导消费者的结果。而 TRIPS 协定第 39 条第 3 款规制的恰恰是政府行为，如果不能规范政府行为，第 39 条第 3 款就失去了存在的意义。这说明 TRIPS 协定第 39 条第 1 款下提及的《巴黎公约》第 10 条之二的义务与第 39 条第 3 款下的义务是各自独立的。理解 TRIPS 协定第 39 条第 3 款下的"不公平商业使用"，应当从第 39 条第 3 款本身的立法目的和用词出发去理解，同时进一步明确 TRIPS 协定第 39 条的结构，将对试验数据进行反"不公平商业使用"的保护义务与"有效保护反不正当竞争"的义务区别开。但这种观点承认，TRIPS 协定第 39 条第 1 款对第 39 条第 2 款具有约束力，对第 39 条第 2 款规定的商业秘密的保护应当符合《巴黎公约》第 10 条之二下"反不正当竞争"的概念。[47]

这种观点最大的缺陷和问题在上文已经指出，就是与《条约法公约》的解释原则以及有效解释原则存在矛盾。如果认为 TRIPS 协定第 39 条第 1 款对第 39 条第 3 款的实施不发生效力、不产生影响，无论从条约的文本结构来看，还是从有效解释的原则来看，都存在无法忽视的矛盾。[48]

3. TRIPS 协定第 39 条援引《巴黎公约》第 10 条之二是妥协和折中的结果

TRIPS 协定第 39 条第 3 款与《巴黎公约》第 10 条之二，两者通过 TRIPS 协定第 39 条第 1 款规定的协调联系发生相互作用，两者关系复杂，难以简单得出结论。TRIPS 协定第 39 条对《巴黎公约》进行援引的方式在整个 TRIPS

协定中都显得非常独特，由于通过文字含义解释的方法不能得出明确的答案，因此应当进一步从 TRIPS 协定的谈判历史中获得一些启示。

从相关条款的起草历史来看，最早在谈判中提出商业秘密保护与试验数据保护的美国[49]与瑞士[50]，在起初的提案里没有援引和涉及《巴黎公约》的有关规定，也没有"不正当竞争"或"不诚实商业行为"等类似表述。最初，两国对于试验数据保护的构想是独立于其他知识产权国际保护条约之外的，相当于填补立法的空白，而不是对已有法律制度的扩展。率先将商业秘密保护与不诚实商业行为联系起来的，是欧共体在 TRIPS 协定谈判中提交的意见，其认为商业秘密应当以避免不诚实商业行为的方式加以保护，以防止他人的获取与使用[51]。欧共体在这一阶段甚至不认为提交给政府的数据和信息的保护应当适用商业秘密保护。[52]因此，对于商业秘密乃至试验数据的保护，美国、瑞士与欧共体在最初代表了两种不同的立法取向，一种试图建立自成一体的固定期限的强制保护制度，而另一种希望将其与反不正当竞争保护联系起来。在谈判的第二阶段，成员提出完整的协定草案时，美国与瑞士改变了最初的立场，采取了欧共体的立法模式，将商业秘密与《巴黎公约》第 10 条之二联系起来，主张应按照"有效确保《巴黎公约》第 10 条之二反不正当竞争保护"的方式保护商业秘密。[53]其后的主席草案、布鲁塞尔文本以及 TRIPS 协定最终文本也都采纳了这种模式。[54]

美国、瑞士改变立场将《巴黎公约》第 10 条之二纳入 TRIPS 协定的试验数据保护，但并不代表它们认同这样的立法模式。实际上，以美国为代表的一些发达国家对反不正当竞争保护兴趣不大。从 TRIPS 协定的条款规定可以看出，并没有任何具体的 TRIPS 协定条款与《巴黎公约》第 10 条之二相对应。反之，在制药企业的游说之下，这些国家更关注对试验数据设置强制保护的国际义务。[55]但是由于发展中国家的反对，谈判未能达成协商一致，试验数据也不属于 TRIPS 协定之前国际知识产权条约规范的客体，因此将保护试验数据与反不正当竞争保护两个目标糅合在一起。通过概括规定保护未披露信息的强制义务，并通过援引《巴黎公约》第 10 条之二，使得 TRIPS 协定第 39 条第 3 款在商业秘密保护与试验数据保护之间建起概念性的桥梁。换句话说，TRIPS 协定中包含的知识产权种类，大多数在 TRIPS 协定之前已经至少一部国际条约进行过明确的规定，因而具有较为稳固的立法基础。而未披露信息这一项知识产权，在 TRIPS 协定之前没有其他国际条约明确规定过，而包括在未披露信息之内的试验数据保护，更是第一次在知识产权保护国际公约中被规定。为了减少对于 TRIPS 协定创设新的知识产权种类的争议和反对意见，将 TRIPS 协定第39 条与现有知识产权国际条约相联系，以期与一些成员，特别是发展中国家成员对将试验数据纳入 TRIPS 协定保护范围的反对意见达成妥协，保证商业秘密以及试验数据保护能够纳入 TRIPS 协定的范围，并使对它们的保护与执行具有更稳定的法理基础。

因此，从逻辑上看 TRIPS 协定第 39 条的规定是自成一体的，作为帽子条款的第 39 条第 1 款不能满足其余两款规定所要达到的目的。TRIPS 协定第 39 条的立法精神与《巴黎公约》第 10 条之二是一致的，都是为了防止不正当竞争行为对正常的贸易和商业活动造成扭曲和损害，因此，TRIPS 协定第 39 条第 2 款与第 3 款规定的义务可以被理解为反不正当竞争义务，但仅仅依据《巴黎公约》意义下对反不正当竞争的理解，则很难明确 TRIPS 协定下保护试验数据不受"不公平商业使用"的义务内涵。在理解 TRIPS 协定第 39 条第 3 款的具体保护范围和保护手段时，应当从 TRIPS 协定第 39 条本身意义上的反不正当竞争理解，其意义与《巴黎公约》相比已经进行了调整。

第二节　保护药品试验数据以防不公平商业使用的义务

一、以防不公平商业使用：TRIPS 协定下药品试验数据保护的目的

根据上文对 TRIPS 协定第 39 条第 3 款起草历史的回顾，可以得知，在布鲁塞尔草案中，保护试验数据"以防不公平商业使用"的义务要求与出于解释"不公平商业使用"而进一步规定"最少 5 年不得批准竞争产品"的独占保护，由于无法在成员中协商一致而以括号加以标识。在 TRIPS 协定最终文本中，删去了独占保护的表述部分，但保留了保护药品试验数据"以防不公平商业使用"的义务。这一义务与保护药品试验数据不被披露的义务，共同构成 TRIPS 协定下药品试验数据保护的义务，使得理解"不公平商业使用"成为理解并有效实施第 39 条第 3 款规定义务的关键之一。

从对 TRIPS 协定建立药品试验数据保护制度谈判历史的回顾中，可以发现，成员最初提出建立药品试验数据保护制度，主要目的不在于防止对药品试验数据的披露。正如前文已经分析过的那样，新药的研发能够治愈疾病，是全

球公共健康之所系。但新药研发过程需要进行大量的研究和试验，这些研究与试验花费巨大、风险极高，新药研发企业需要系统而长期的巨额投入才能支持新药研发活动，以获得试验数据证明药品的安全可靠，并凭借试验数据的证明结果获得药品上市销售的资格，从而有机会进入市场并期待收回成本、获得利润。然而新药一旦研究成功，在投资者回收成本之前就可能轻易被竞争者仿制。仿制药企业一般没有能力进行完整的临床试验，但是通过依赖和参照原创药品已有的试验数据，可以轻易地证明仿制药品的安全有效。这意味着仿制药品无需进行投资巨大、费时费力的临床试验，可以比较轻易和便捷地进入市场，并凭借低廉的价格与受到仿制的创新药品进行竞争，而创新药品则可能因此而丧失市场优势地位。如果不能取得竞争优势，没有任何企业能够承担巨大的投资带来的经济负担。这无疑是对制药企业进行药品创新研发积极性的打击。对药品试验数据的保护正是出于鼓励创新型制药企业研发与试验新药的目的。为了保护制药企业创新研发的积极性，TRIPS 协定要求保护药品试验数据以防不公平商业使用，这正是 TRIPS 协定下药品试验数据保护的主要目的。

二、"不公平商业使用"的含义

由于未有 WTO 成员就 TRIPS 协定第 39 条第 3 款义务的实施提出 WTO 争端解决专家组程序，[56]因而 WTO 没有对第 39 条第 3 款的含义作出过权威解释。这也是药品试验数据保护制度确立将近 20 年，仍然具有很大争议的原因之一。只能依据《条约法公约》确立的条约解释原则，以及参考 WTO 争端解决机构在处理 WTO 争端过程中适用的解释方法，对试验数据免受"不公平商业使用"这一规范的实施范围、要求和条件进行解释。

（一）"不公平商业使用"的文本通常含义

在 WTO 中美知识产权执法案中，WTO 专家组认为对于由数个词语连在一起组成的术语以何种方式进行解释的问题，根据条约解释的最普遍规则，即《条约法公约》第 31 条第 1 段规定的依条约用语的通常含义解释。无论这一术语是单个的词语，或是通常连在一起使用的词语，条约解释者都应当按每一个词语的通常含义去解释，[57]但在理解时也应注意不割裂术语中词语的联系。在确定通常含义时，WTO 专家组或上诉机构往往首先从字典含义出发。据此，"不正当"指不公正、不公平或不遵守规则的行为[58]；"商业"指参与或维持的买卖活动，或目的在于赢得利益的活动[59]；"使用"指使用的动作或能力等。[60]联系这些定义，可以初步总结，"不公平商业使用"的含义指是为获取利润或商业利益而不公平地获取或使用数据的行为。然而简单凭借术语的文本含义不足以清晰、确切地了解术语的内涵和外延，从而明确术语的真正含义。

更多的争议集中在对"商业使用"的理解上。有观点认为"商业使用"不仅限于竞争企业基于商业目的使用研发企业所提交的药品试验数据的直接行为，而且包括政府根据研发企业的数据评估其他药物的有效性和安全性的间接行为。[61]只要在客观上引起了商业效果，就属于商业使用。也有观点认为尽管政府使用数据的行为可能间接导致商业效果，但本身不是商业行为，而只是依法行使职权，因此政府使用数据的行为不是商业使用，只有商业实体使用数据的行为才可以被认定为商业使用。[62]

理解不公平商业使用，应当从两方面入手。一方面，仿制药企业不进行完整临床试验，而依赖已上市原创药品通过临床试验数据已证明的药品安全可靠性，仅通过生物等效性试验而提出仿制药上市申请的行为是否构成不公平商业使用行为？正如前文所述，仿制药品依据原创药品试验数据的证明结果，省略了高成本、高风险、高耗时的临床试验，以较简便的生物等效性试验申请上市，是一种免费"搭便车"的市场行为。仿制药因此能凭借价格优势与原创药在市场竞争并获得商业利益。尽管这种行为是药品监管法律所允许，也不一定存在主观上的不正当意图，但在客观上构成了不公平的商业行为，因此，仿制药企业对原创药品试验数据的参照和依赖属于"不公平商业使用"，需要药品试验数据保护制度予以限制。

另一方面，也是更重要和更难以回答的问题，在于考虑哪些行为属于不公平商业使用的行为时不可能回避或排除政府或政府机关使用数据的行为，因为药品试验数据已经提交给政府机关，在政府机关的控制之下。政府在审查仿制药上市申请时，是需要参照其在审查原创药试验数据所得出的结论的。因此在实践中，对该术语的理解引起的争议就集中在政府在仿制药品的上市申请中使用原创药品的试验数据这一问题上。具体来说，如果没有得到原数据所有人的同意，政府的药品监管机关是否允许仿制药生产者使用之前原创药试验数据进行药品上市的审批。或者说，成员政府药品监管机关是否能够依赖原创药试验数据审批仿制药的上市申请。要回答这个问题，需要更深入地对"不公平商业使用"进行解释。

（二）协定目的与宗旨下"不公平商业使用"的含义

TRIPS 协定生效伊始，新西兰代表团就 TRIPS 协定保护未披露信息发表意见称："恰当定义'不公平商业使用'应当从完整的规定内容出发，考虑规定背后的目的。在解释第 39 条第 3 款时，需要认识到这一条款是为了对政府管理机关由于审批药品申请而掌握的试验数据的使用进行限制。换句话说，未披露的信息提交给政府药品监管机关以便其能够对提交申请的药品进行审查，如果这些信息被政府药品监管机关用于对后续申请者进行审查和批准，这种行为就构成了'不公平商业使用'。因为在实际效果上，政府药品监管机关等于为后续申请者提供了商业上的有利条件。后续申请者因此不必进行药品试验，从而节约了高昂成本。"[63]

正如前文对 TRIPS 协定第 39 条第 3 款与《巴黎公约》第 10 条之二关系的分析，对 TRIPS 协定第 39 条第 3 款的理解，不能完全以《巴黎公约》语境下的含义为标准，仍应从 TRIPS 协定第 39 条第 3 款本身的逻辑与意图出发。TRIPS 协定第 39 条第 3 款保护的是提交给政府监管机关的试验数据，因此政府药品监管机关依赖原创药品的试验数据，给予那些没有付出资源和努力获得数据和信息的竞争者以免费"搭便车"的机会，应当属于 TRIPS 协定第 39 条第 3 款试图解决和处理的情况。在 TRIPS 协定第 39 条第 3 款的语境下，这种免费"搭便车"的行为，从其行为的本质上来说，应当被视为不公平。也可以认为，TRIPS 协定第 39 条第 3 款扩展了《巴黎公约》第 10 条之二中"不诚实商业行为"的含义。

至于如何定义"商业"使用，从最直接的字面意思上理解，出售试验数据获得经济收益必然属于商业使用。但是 TRIPS 协定第 39 条第 3 款保护的是提交给政府药品监管机关的试验数据，政府药品监管机关一般来说不可能将根据法律规定要求申请人提交的试验数据出卖给第三人。因此从逻辑上讲，TRIPS 协定第 39 条第 3 款下的商业使用指的应当是其他的行为。对于政府药品监管机关而言，唯一与商业目的有关的行为，就是批准药品上市销售。那么依赖原创药品试验数据批准仿制药品上市的行为，尽管本身不具有商业性，但是会引起商业性的后果。

如果将 TRIPS 协定第 39 条第 3 款的"不公平商业使用"与该条第 2 款列举的非法使用商业秘密的行为对比，第 2 款针对的是泄露、获得与使用商业秘密的行为，而第 3 款只涉及使用。说明即使竞争者没有从试验数据的披露中获益或者取得试验数据，试验数据仍然失去其经济价值。竞争者对试验数据的使用，或者政府药品监管机关出于竞争利益对试验数据进行的使用已经足以削弱或消灭数据持有人的竞争优势。

因此，结合上下文以及协定的目的和宗旨分析，TRIPS 协定第 39 条第 3 款中的"不公平商业使用"，既包括仿制药企业参照原创药试验数据提交仿制药上市申请，也包括政府药品监管机关依赖原创药企业提交的试验数据批准仿制药申请。而这两方面的要求归根结底不是为了规范持竞争企业以不诚实手段获取原创药品的试验数据并进行私人商业使用，而在于规范政府药品监管机关对于私人数据的公共使用，而且由于这种公共使用，使得数据持有人的竞争企业提早进入市场而带来了商业影响。

（三）参考条约补充材料的"不公平商业使用"含义

WTO 争端解决专家组在一些案件中会依据《条约法公约》第 32 条的规定，采用补充资料进行条约解释，例如条款谈判历史等，采用补充材料必须是在根据《条约法公约》第 31 条的解释规则进行解释，条约意义仍不明或难解，所获结果显属荒谬或不合理的情况下。根据条约谈判历史资料的记录，在 TRIPS 协定的谈判过程中，"不公平商业使用"第一次出现的地方是 TRIPS 协定布鲁塞尔文本草案。[64] 布鲁塞尔文本草案的表述参考并反映了欧共体、美国与瑞士提案中的概念与术语，希望通过"不公平商业使用"这一术语整合以上三个代表团提出的概念。因此，"不公平商业使用"包含了欧共体代表团提出的"不公平利用"（unfair exploitation）[65] 以及美国与瑞士提出的"具有商业目的的使用"。[66] 布鲁塞尔文本草案还进一步规定："在一定合理期限，通常不少于 5 年的时间内，非经数据持有人同意，政府药品监管机关不得依赖试验数据批准竞争产品的上市申请。"作为对"不公平商业使用"的解释性规定。尽管由于不能达成一致，禁止依赖的规定在最终文本中被删除，但是通过布鲁塞尔文本草案的规定，可知"不公平商业使用"设置的原本含义，是为了最大程度上满足数据保护的基本目的——为新药研发上市提供激励机制。

三、成员实施防止"不公平商业使用"义务的不同路径

（一）禁止政府机关依赖药品试验数据审批仿制药品

美国、欧盟等制药产业发达的国家与地区，通过国内立法确立了药品试验数据独占保护制度，并认为这种保护方式是履行 TRIPS 协定第 39 条第 3 款下防止"不公平商业使用"义务的唯一方式。美国贸易代表办公室认为："除非经试验数据持有人同意，否则试验数据不得被用于支持、确定和审查其他申请人提出的药品上市申请。除此之外对于该条款的任何解释都不符合本规定的逻辑和谈判历史。"如果成员药品主管机关允许仿制药生产者使用先前专利药生产者提交的试验数据，那么作为竞争企业的仿制药生产者就会因此从专利药企业获得商业利益和优势，它们节省了临床试验的时间和经费，从而降低成本，增加自身的竞争优势，最终带来自身与专利药企业之间经济上不正当的失衡。试验数据的价值在于证明药品的安全性和有效性，TRIPS 协定第 39 条第 3 款

应当对"搭便车"的行为加以制止。因此尽管没有明确指出，但第 39 条第 3 款规定的"商业使用"指的就是后续仿制药生产者利用创新药品的试验数据进行药品上市申请的行为。[67]因为试验数据产生的目的就是为了获得上市批准，没有其他的商业利用途径，也不太可能为其他目的买卖试验数据。

（二）禁止竞争者以不诚实方式使用药品试验数据

大部分发展中国家坚持 TRIPS 协定第 39 条第 3 款的规定具有很大的灵活性，成员在解释条约义务以及选择实施义务的路径时具有较大的自由决定权。从发展中国家的立场看来，"不公平"是一个与特定时间、特定社会中的道德观与价值观相联系的概念。[68]因为没有一种统一的对"不公平"的理解，作为反不正当竞争原则的基础的"正当""公平"的概念，在各国的意义与标准可能不同。道德是反不正当竞争保护法的起源，反映了特定社会中的风俗习惯，并没有一个明确客观的标准去定义某一特定的行为、态度是否合乎公平的概念，这一定义应当交由各国国内法自行定义。[69]如果一定要找到一个相对客观的标准，那么"公平"的含义应当是在特定时间、特定区域内贸易活动中的诚实行为。因此各国应依据其社会价值与竞争优势自行对"不公平商业使用"进行定义。"不公平商业使用"可以被理解为竞争者通过欺诈、泄密或其他不诚实的活动获取试验数据并为自己的利益提交这些试验数据用于上市申请，或者政府提供未披露试验数据给第三人以获得利益的情形。这些定义立足于"反不公平商业使用"针对的对象是数据持有人的竞争者，而非政府。因此政府在审批仿制药的过程中参考或依赖已获批准的原创药试验数据，继而批准仿制药上市的行为，不应被视为"不公平商业使用"。因此，发展中国家不主张给予原创药企业一定期限的独占保护，在独占期内排除仿制药的申请上市。

但是，这种观点无法解释的是，如果仅仅将"不公平商业使用"理解为竞争者的非诚实商业行为，那么 TRIPS 协定第 39 条第 3 款的义务要求与第 39 条第 2 款的保护一般商业秘密的义务要求有何区别。尤其是 TRIPS 协定已经将"通过第三方已获得未披露信息"包含在第 39 条第 2 款中的"违背诚实商业行为的方式"中。也就是说，即使是由于药品监管机关的故意或过失，使得制药企业的竞争者获得了提交给药品监管机关的药品试验数据，仍然属于 TRIPS 协定第 39 条第 2 款规定的义务，以一般商业秘密保护法律规定进行保护即可。TRIPS 协定第 39 条第 3 款区别于第 2 款的政府义务内涵是什么，在这种实施途径中很难得以清晰地体现。

综上所述，TRIPS 协定第 39 条第 3 款中的"不公平商业使用"应当被理解为，成员政府药品监管机关依赖原创药企业提交的药品试验数据审查后续仿制药品的安全有效性并据此授予仿制药品上市许可的行为。

四、公平使用药品试验数据的情形

（一）药品试验数据的强制许可

如果创新药品中含有受专利保护的化学成分，而政府对此专利实施了强制许可，那么在强制许可下依赖试验数据进行药品上市审批申请当然是一种公平使用。[70]除此之外，如果药品试验数据享有独占保护期，对药品试验数据保护本身也具有设置强制许可的可能，同样可以被认为是公平使用试验数据的情形。尽管 TRIPS 协定第 39 条第 3 款没有明确规定试验数据的强制许可，但并不意味着 TRIPS 协定禁止试验数据的强制许可。如果 TRIPS 协定的意图在于禁止试验数据的强制许可，就应当像 TRIPS 协定第 21 条那样明确指出。

对药品试验数据进行强制许可，政府药品监管机关代替试验数据持有人授权使用试验数据。因为在强制许可的情况下，仿制药品不被视为竞争产品或替代产品。但是在强制许可制度下，假使没有专利强制许可给予许可人许可费用，那么依赖药品试验数据就要考虑进行合理补偿的问题。药品试验数据属于"授权的经济价值"的一部分，自然在确定强制许可进行经济补偿的费用时，要考虑到试验数据使用的问题。一般情况下未披露信息掌握在信息持有人手中，其保密性使得强制许可制度难以发挥作用。但试验数据是一种特殊的未披露信息，其脱离试验数据持有人的控制而掌握在政府药品监管机关的手中。政府药品监管机关有条件使用或依赖这些数据，这使得试验数据的强制许可成为可能。这也就是为什么试验数据强制许可成为受到关注的议题。参考药品专利强制许可制度，药品试验数据强制许可可以在以下几种情况下适用：

第一，获取未披露试验数据会造成人类或动物的严重痛苦。

第二，极端紧急的情况下。

第三，药品已经获得上市许可，但在合理期限内未上市销售；或已经上市销售，但其质量、含量或价格不合理。

第四，数据持有人实施了不公平商业竞争行为。

第五，受保护数据是一项受到强制许可的专利药品进行上市许可所必须的，并且强制许可已经进行充分补偿，其补偿数额中考虑了试验数据的商业价值。

一些 WTO 成员已经注意到试验数据的强制许可问题，并在国内法律中进行了规定，巴西与沙特阿拉伯均在国内法律中规定了试验数据的强制许可。世界知识产权组织（以下简称"WIPO"）在利用和实施工业产权的法律建议中也建议成员可以使用试验数据强制许可机制。巴西在三种情况下允许未经授权使用试验数据，但应当支付补偿金：首先，药品获得上市许可 3 年后未在巴西上市销售；其次，为保护公共利益或处于紧急情况下；最后，数据持有人实施了不正当竞争行为。在最后一种情况下无需强制许可，使用数据无需支付补偿金。[71]沙特阿拉伯在其《商业秘密信息保护法》中规定，未获得上市许可而提交的试验数据享有 5 年独占保护期，但是，法律同时规定，政府有权管理机关可以在商业秘密保护期间允许第三方使用其他申请人提交的未披露试验数据，只要先注册药品获得上市许可后一定合理期限内未在沙特阿拉伯境内销售，或者出于保护公众的必需。[72]沙特阿拉伯法律中没有明确提及补偿金，但根据对于强制许可的一般理解，在强制许可的情况下应当给予合理补偿。

（二）非商业使用

如果对于试验数据的使用不涉及商业性质，那么可以视为不违反保护试验数据不被不公平商业使用的义务。至少有以下三种情况可以属于非商业性质使用，在这些情况下政府机构可以允许第三人未经授权使用试验数据。

第一，政府药品监管机关将提交的试验数据交给第三方研究机构，对数据的准确性进行二次核查。这种例外类似于专利制度中的波拉例外，即试验例外。尽管对于绝大多数发展中国家而言，本国国内研究机构可能没有足够的资源和能力对跨国公司提交的试验数据进行二次核查。第二，在保护期届满之前政府药品监管机关受理仿制药的申请并进行审查，但直到保护期届满后才发给上市许可。第三，仿制药企业保证在保护期间到期之前不在审批国境内销售药品。从以上三种情况来看，第一种情况下的使用没有商业性质；第二种情况下存在商业性质，但在保护期届满之前商业性质无法实现；第三种情况会产生商业影响，但影响发生在他国境内，由于试验数据保护具有地域性，一国药品试验数据数据保护制度不及于其他国家。

第三节 保护药品试验数据不被披露的义务

一、防止披露——药品试验数据保护的最低标准

与防止药品试验数据受到"不公平商业使用"的义务相比，TRIPS 协定第

39 条第 3 款要求保护药品试验数据免受披露的义务，没有受到太多的争议。从逻辑上看，保护未披露信息，保护其不被披露都是最起码的要求和最低标准。保护试验数据不受披露，不要求成员积极作为以满足义务要求，只需要不作为即可满足义务标准。结合整个 TRIPS 协定谈判过程与成员提交的意见和草案，可见对该义务要求、范围和标准，成员间没有太多不同意见。但另一方面，防止药品试验数据受到披露的义务并不是 TRIPS 协定第 39 条第 3 款设立的主要目的。[73] 布鲁塞尔文本草案中，强调的是防止不公平商业使用和禁止依赖的义务，尽管这两点受到的争议较大。

　　保护药品试验数据不被披露的义务是否独立于保护药品试验数据不被不公平商业使用的义务？有关不公平商业使用与试验数据披露的关系，有人提出，TRIPS 协定第 39 条第 3 款只要求试验数据在提交政府机构时处于未披露状态，并未明确在提交之后试验数据获得保护是否还需要继续保持未披露状态。并据此认为，在药品试验数据保护期间内即使试验数据已经向公众披露，仍然受到防止不公平商业使用的保护。[74] 实际上，TRIPS 协定第 39 条第 3 款第 2 句话尽管存在模糊之处，但已经表达了防止不公平商业使用在某些试验数据已被披露的情况下仍然适用。此外，如果 TRIPS 协定第 39 条第 3 款的目的在于为研发和取得证明安全有效性的试验数据提供激励机制，那么仅在试验数据处于未披露状态下才提供保护的方式就与条约目的不符。如果政府意外披露了试验数据或他人非法披露了试验数据，数据持有人则不能再获得试验数据保护，这就造成了一定的不稳定与不确定状态，不利于数据持有人对其提交试验数据后获得保护具有可预期性，从而减损试验数据保护激励机制的作用。

　　根据 TRIPS 协定的表述，药品试验数据只有满足第 39 条第 3 款规定的受保护的条件，才能够享有不被不公平商业使用以及不被披露的保护。但这样的理解似乎与 TRIPS 协定第 39 条第 2 款存在潜在的冲突。假设药品试验数据并不完全符合 TRIPS 协定第 39 条第 3 款的保护要件，例如不是含有新化学实体的药品的试验数据或未经巨大的努力就获取的试验数据，仍然有可能具有第 39 条第 2 款规定意义上的商业价值。如果认为政府可以披露这些试验数据，就等于损害试验数据的商业价值。然而，行政机关与作为行政相对人的私主体之间的保密关系如何安排，应当是行政法规制的范围，并非知识产权法应规制的范围。

二、药品行政审批活动中的试验数据披露

　　制药企业将具有商业秘密属性的药品试验数据提交行政机关后，将无法有效

控制这些试验数据，但并不意味着试验数据中包含的财产权利一并转移。药品监管机关虽然掌握着这些数据，通过数据对药品的安全有效性进行审查并作出是否允许药品上市的决定，但并不能随意处置和利用申请人提交的试验数据。TRIPS 协定第 39 条第 3 款规定应防止试验数据被披露，但也缺乏对"披露"的相关解释。在药品监管机关审批药品上市申请过程中，可能存在两种涉及披露的情况。

第一，行政机关或及其工作人员泄露试验数据。这种泄露可能由于行政机关及其工作人员的疏忽大意造成信息的泄露，也可能是工作人员存在主观故意，为了获取利益或出于其他个人动机，将掌握的试验数据泄露给他人。对于这种情况，一国涉及行政管理活动的法律法规或信息保护法律法规中均有行政机关及其工作人员不得泄露相对人的商业秘密的规定，违反规定的按照相关法律进行处理。[75]

第二，药品的安全有效性以及是否上市销售关系公共健康和社会利益，出于对公众健康的考虑，政府、医生以及科研人员希望药品试验数据能够尽可能早并尽可能充分地披露。医疗工作者对一种药品掌握的信息越多，越容易在临床上进行及时的推广应用，发挥药品的社会效应。为确保公众健康权和知情权，使医生、研究人员以及患者对新药有更多的了解，使新药尽快发挥其社会效益并促进研究人员对新药的进一步发展，在确保原创药企业利益受到保护的前提下应鼓励药品管理机关酌情披露一部分试验数据。[76] 这种类型的数据披露，如目的正当、方式得当，符合 TRIPS 协定第 39 条第 3 款规定的例外条件，属于基于公共利益而进行的药品试验数据数据披露，则不违反 TRIPS 协定的义务。

三、保护药品试验数据不被披露的期限

按照一般商业秘密的保护原则，商业秘密的保护不存在保护期限，只要商业秘密维持其秘密性，就可以受到商业秘密的保护，从理论上讲这种保护可以是永久性的。但是，药品试验数据不是一般商业秘密，作为一种行政管理程序要求向政府机关提交的未披露信息，药品试验数据保护不同于一般的商业秘密保护。对药品试验数据的保护往往涉及保护期限的问题。

讨论保护药品试验数据不被披露的期限，不能脱离保护药品试验数据不受不公平商业使用的义务。如果这两项义务同时存在，那么保护试验数据不受不公平商业使用是否存在期限？这个问题在 TRIPS 协定第 39 条第 3 款的文本中无法找到答案，因为这又涉及不同国家对于"不公平商业使用"的不同理解。按上文所述，如果防止不公平商业使用被理解为防止政府监管机关在一段时间内依赖原创药品试验数据批准仿制药品上市的义务，那么这种药品试验数据的

排他保护是有期限的，根据各国国内法的规定，一般在 5～10 年之内。[77] 采取有期限数据独占保护模式避免数据受到不公平商业使用，对试验数据披露的保护期限，是否同样遵循该独占期限，还是独立于该独占期限，以商业秘密模式进行保护，却并没有统一而明确的规定。按照法理和逻辑，应当认为，药品试验数据独占保护模式下数据不披露的义务同样遵循独占保护的期限。期限届满后政府药品监管机关不但可以批准仿制药品的上市申请，也可以向公众披露制药企业提交的试验数据。而在药品获得上市许可之后，试验数据独占保护已生效的情况下，如果制药企业披露其试验数据，是否还需要继续履行保护数据不受不公平商业使用的义务？答案应当是肯定的。在这样的保护模式下，实际上建立起一种类似于专利排他保护的制度，不以数据是否具有秘密性为保护标准，但在一定时间的独占保护期内排除仿制药依赖原创药试验数据的可能。只要是药品在获得上市许可时提交的未披露试验数据，都受到不被不公平商业使用以及不被披露的保护。但在上市许可后如果制药企业选择自行披露一部分试验数据，这部分试验数据仍然可以受到反不公平商业使用的保护；如果是药品监管机关基于保护公众的必要而披露试验数据，则需要满足 TRIPS 协定第 39 条第 3 款下义务例外的规定。这样既能够有效保护药品试验数据，又在一定程度上鼓励了制药企业主动披露数据的积极性，是比较完整的保护模式。

　　如果防止不公平商业使用不被理解为在一定时间内排除仿制药的上市，那么"不公平商业使用"的具体含义究竟为何则仍然模糊。在采用非独占试验数据保护的国家立法中，并没有具体解释"不公平商业使用"的含义或是列举具体措施，往往照搬 TRIPS 协定第 39 条第 3 款的文本，使得在这些国家药品试验数据保护制度的实施充满不确定。在这种情况下唯一可行的措施似乎只有将药品试验数据作为一种商业秘密，以商业秘密的形式加以保护。那么只要制药企业选择不披露试验数据，行政机关就有义务始终保护试验数据不受披露，那么保护试验数据不受披露在这种情况下应当没有期限。

第四节　保护药品试验数据不受依赖的义务

一、保护药品试验数据不受依赖义务的选择性

（一）TRIPS 协定下的起码义务与不抵触义务

TRIPS 协定第 1 条第 1 款规定，成员们可以，但没有义务通过法律实施比

本协议要求更广泛的保护，只要这种保护与本协议规定不抵触。[78]也就是说，TRIPS 协定规定的义务是对所规定的知识产权种类保护的起码义务，也是最低标准（minimum standard）。成员必须保证有效实施 TRIPS 协定规定的起码义务，在此之外，成员可以自行实施更广泛的保护，但保护措施不能与 TRIPS 协定的规定相抵触。TRIPS 协定第 39 条第 3 款下的起码义务，应当包括保护试验数据以防不公平商业使用的义务与保护试验数据不被披露的义务。如果成员实施的药品试验数据保护措施超出这一范围，则应当承担确保保护措施与 TRIPS 协定不发生抵触的义务。

（二）保护药品试验数据不受依赖义务的选择性

保护药品试验数据不受依赖的义务，没有明确规定在 TRIPS 协定第 39 条第 3 款中，而是对保护药品以防不公平商业使用义务的延伸与理解。根据上文对 TRIPS 协定条款的解释以及对谈判历史的回顾已经可以得出，之所以规定保护药品试验数据不受不公平商业使用，目的在于限制政府药品监管机关通过参考原创药品的试验数据批准仿制药品的上市申请，也就是所谓的依赖行为。仿制药企业通过依赖行为会加速仿制药品上市销售的速度，导致原创药品生产企业竞争优势的丧失。因而保护药品试验数据不被依赖，是防止药品受到不公平商业使用的具体要求。有些 WTO 成员认为，只有有效实施禁止依赖的规定，才可以被认为是履行了保护药品试验数据免受不公平商业使用的义务。但是由于 TRIPS 协定第 39 条第 3 款没有明确规定禁止依赖的义务，因此不能认为禁止依赖属于第 39 条第 3 款下的起码义务或最低标准。但是成员可以选择通过采取禁止依赖的方式履行保护药品试验数据免受不公平商业使用的起码义务。而禁止依赖的义务与 TRIPS 协定第 39 条第 3 款下的起码义务不发生抵触。

二、"依赖"的含义与要求

（一）"依赖"的概念与由来

"依赖"（rely on 或 reliance on）一词没有出现在 TRIPS 协定第 39 条第 3 款的表述中。理解其在试验数据保护法律制度中的含义，要追溯到 NAFTA，即第一个在药品试验数据保护条款中明确使用"依赖"这一术语的国际性文件。NAFTA 第 1711.6 条规定缔约方应规定在申请人提交上市许可申请后一段合理期间内，除提交数据的申请人以外，他人不得依赖受保护数据支持后续产品的上市许可申请。该条约赋予原创药品持有人试验数据一定期限市场独占保护的权利，但是没有解释何种行为构成"依赖"。根据词语通常含义解释，

"依赖"可以解释为"需要""依靠""取决于"等。[79]作为 NAFTA 的缔约方，美国、加拿大与墨西哥三国需要通过国内法履行 NAFTA 所要求的义务。

从三国国内法来看，在条文中明确使用"依赖"一词的是加拿大《食品与药品条例》。该条例第 C. 08. 004. 1（1）条中规定当药品生产者提交新药申请、简易新药申请、新药补充申请、简易新药补充申请材料以证明申请药品的安全性与有效性时，卫生部通过含有此前作为药品从未在加拿大获得销售许可的化学或生物成分的新药提交的申请材料审查药品申请，并依赖原创药品提交的申请材料中含有的数据支持了制药公司提交的申请，鉴于该申请可能是在原创药品提交的信息与材料的基础上进行的，健康产品与食品部不得在原创药品获得上市许可批准通知之日起算 5 年内向提出申请的药品生产者颁布批准通知。[80]1998 年，加拿大法院首次通过判决解释了《食品与药品条例》以及 NAFTA 中"依赖"的含义。

（二）"依赖"含义的分析——以加拿大拜耳案为例

1. 拜耳案（Bayer Inc. v. Canada）对"依赖"的解释

原告拜耳公司是一家总部设在德国的跨国制药企业，在本案中，拜耳公司要求被告加拿大卫生部对《食品与药品条例》中试验数据保护条款进行解释。[81]案件争议的焦点在于政府药品监管机关通过对比原创药品提交的证明药品安全有效性的数据而审查后续申请者提交的申请的行为是否构成依赖。拜耳公司强调不依赖的要求应当适用于政府机构使用药品试验数据的情形。在 5 年保护期内，任何人，包括政府机构在内，均应被禁止直接或间接依赖原创药企业提交的试验数据。无论何种形式的依赖都应被禁止，包括政府机构审查仿制药品申请的情形。[82]拜耳公司的理由是，首先，拜耳公司认为政府机构在审查仿制药申请时几乎是无可避免地要依赖原创药数据，因为政府药品监管机关唯一可以参考的资料来源就是已经证明了安全有效的原创药品的试验数据。[83]第二，政府机构在原创药品提交申请时已经审查过原创数据，因此，在政府机构之后审查仿制药品时，有没有再调出原创药品申请材料去参考已经不重要了。[84]第三，NAFTA 第 1711 条没有将原创药品数据被参考作为原创药企业取得独占保护权的先决条件。既然《食品与药品条例》第 C. 08. 004. 1 条与加拿大承担的 NAFTA 下的义务一致，那么就不应被解释为对 NAFTA 第 1711 条义务的履行存在附加条件。[85]

政府机构与仿制药企业反对将不依赖义务扩展到政府审批仿制药的行为上，主张政府卫生机构不应被禁止依赖原创药品提交的试验数据来审批仿制药申请。应当严格定义"依赖"，将政府使用排除在依赖的范围外。加拿大卫生部提出的主要理由如下：首先，政府机构认为拜耳公司提出的第一点理由缺乏实证上的证明。政府机构在审查仿制药申请的时候通常并不依赖原创药申请信息。决定是否对仿制药颁布许可仅仅基于仿制药申请中提交的信息与数据。政府仅仅在检验仿制药基于"加拿大规格药品"[86]提交的生物等效性与药物等效性试验数据。[87]其次，第 C.08.004.1 条中"审查"并没有提及审查的是原创药品的新药申请。审查指的是对仿制药品基于仿制药申请的审查。因为在条款中"审查"与"依赖"都使用了现在进行时态，说明条款并非指审查或依赖已经提交的新药申请，否则应当使用过去时态。[88]第三，政府机构认为根据《食品与药品条例》第 C.08.004.1 条的通常含义，条款中不存在模糊。即使该条款是为了实施 NAFTA 第 1711 条项下义务而制定的，但是对其的适用与理解与第 1711 条的表述无关。必须注意到 NAFTA 第 1711 条最后一句明确指出条约规定不限制各国规定仿制药申请程序。拜耳公司的主张并非 NAFTA 的意图。[89]

法院认为在仿制药品生产者提出仿制药申请时，如果政府机构没有实质上去审查或直接依赖加拿大标准药物的未披露试验数据，则不适用《食品与药品条例》第 C.08.004.1（1）条的规定。[90]换句话说，法院认定根据法律规定政府机构审批仿制药申请时不会依赖原创数据的数据，而只基于仿制药申请中的信息与数据，"间接"参考不能被包括在《食品与药品条例》第 C.08.004.1（1）条中"依赖"的范围内。既然审查或直接依赖创新药品数据批准仿制药品的情况并不常见，那么数据独占保护就极少能够适用。上诉法院援引了《政府监管影响评估分析》支持自己对条例的解释。[91]评估中指出，若卫生部认为仿制药生产者提交的信息不足以证明产品的安全有效性，卫生部应当通知申请人。[92]分析进一步指出，如果申请人增补了数据，卫生部可以立即授予上市许可，如果申请人没有增补数据，卫生部将依赖原创药申请人之前提交的数据进行审查，并将申请许可的授予推迟到数据独占保护 5 年期间届满之后。[93]上诉法院认为，根据评估分析的规定，卫生部有是否直接审查与仿制药申请程序有关数据的选择权。如果卫生部没有直接审查，就不存在依赖。[94]

法院同时解释了"依赖"（rely on）与"查阅"（examine）的关系。认为审批仿制药申请不构成《食品与药品条例》第 C.08.004.1 条中数据保护的"依赖"。法院指出，在实践中，政府药品监管机关很少在审查仿制药时查阅之前创新药品提交的申请材料。[95]拜耳公司主张"查阅"不应从字面上理解。

因为条例规定是为了履行 NAFTA 第 1711 条第 6 段规定的义务，条约没有允许缔约方为试验数据独占保护设置条件，因此"查阅"的含义应当以与 NAFTA 规定一致的方式进行理解。[96]法院认为在解释 NAFTA 第 1711 条第 6 段时法院依然认为只有在实际查阅数据时数据才享有独占使用权。[97]初审法院认为 NAFTA 第 1711 条第 6 段并没有涉及政府审查仿制药申请的情况，[98]上诉法院也支持了这一认定[99]，从而也就认定了加拿大卫生部没有违反试验数据保护制度。[100]

2. 拜耳案对"依赖"解释的错误

首先，"依赖"的英语语义为"基于完全的信赖或自信而依靠、被依靠"，"依赖"没有"审查""审核"或"检查"的意思。但是在本案中，拜耳公司提供了充分的数据资料以获得药品的上市许可，如果没有这些数据，仿制药申请是不可能获得上市许可的。因此，卫生部的许可行为依赖了拜耳公司的数据。其次，从条例规定的表述来看，对"依赖"并没有形容词或副词限定范围，因此不管是直接的、间接的、明示的、默示的依赖等，都应当包含在"依赖"的概念中，并引起数据独占保护。第三，法院认为，将间接依赖纳入条例限制的范围与条例目的和宗旨不符。法院认为条例颁布的目的在于减低药品生产成本，而药品数据独占使用会导致药品生产成本的增加，因而与条例目的不符。但是，条例并非仅有单一的目的宗旨，鼓励新药试验并进入市场同样是条例关键的目的之一。因而不能以数据独占使用不符合条例宗旨为由限制其适用范围。条例规定数据独占保护本身已经证明该条款符合条例的目的与宗旨。

根据《条约法公约》的解释规则，一般使用字典上的定义来解释术语或条款的通常含义。那么"依赖"的含义应当是"依靠""根据"，而不是如法院解释的"查阅"。因此，在审查仿制药申请时，政府药品监管机关是根据创新药品已经验证的安全有效性进行许可的，即使政府药品监管机关没有去查阅创新药品的数据，政府药品监管机关依然依赖了原创数据。

3. 加拿大修订法规对"依赖"的重新定义

加拿大法院在拜耳案中对"依赖"的解释，对于药品试验数据保护制度在加拿大的实施产生了重要的影响。根据法院的认定，加拿大的仿制药品进行上市申请时，几乎不会受到药品试验数据 5 年独占保护期的限制，因为加拿大卫生部在审批仿制药申请时罕有实际查阅原创药数据资料的行为。判决受到仿制药企业的普遍欢迎，但原创药企业则批评这样的判决不符合 NAFTA 下药品试验数据的保护的义务。美国、欧盟等发达国家与地区也向加拿大政府施加压力，关于"依赖"的理解造成了美国与加拿大两国就知识产权保护产生摩擦的一个领域。在国内制药企业的要求下，美国于 2003 年将加拿大列入美国"特别 301 观察名单"。[101]

2004 年加拿大修订了《食品与药品条例》，在与之相配套的解释文件中，特别提出拜耳案的判决没有使药品试验数据得到充分的保护。修订后的《食品与药品条例》第 C. 08. 004. 1（3）(b) 条则改变了法院的认定，明确规定政府药品监管机关在 8 年数据独占保护期间内不得审批任何后续申请或向任何仿制药企业颁布批准通知。修订后的规定可以说明确了"依赖"的含义，只要仿制药企业在直接或间接地与原创药品进行对比的基础上提出仿制药上市申请，就认定仿制药企业依赖了原创药品的试验数据，与政府药品监管机关是否确实地查阅了原创数据无关。

4. 美国国内法对"依赖"的理解

与加拿大国内法不同，美国与药品试验数据保护相关的法律规定中没有采用"依赖"的表述，而是规定原创药品政府药品监管机关在一定期限内不得审批或批准仿制药上市申请。这与修订后的加拿大法律规定一致。在这种情况下，"不依赖"的概念转变为制度上的不受理和不审批。而这种对于"依赖"的理解，也成为药品试验数据保护制度中的主流。以设置一段时间的独占保护期间的方式来保护药品试验数据的国家，基本上都采用在独占期内不受理与不审批仿制药品上市申请的方式对药品试验数据进行保护，也自然杜绝了在保护期内政府药品监管机关对于药品试验数据的依赖与参考。

（三）依赖行为的主体

承担不依赖药品试验数据义务的主体应当是政府或政府机关，一般是一国的药品监督管理机关。该义务规范的是政府药品监管机关在行使其监管职能的过程中间接使用和参考原创药品试验数据以批准仿制药上市申请的行为。仿制药生产者对于药品试验数据的依赖，不属于该义务规范的行为。按照目前世界各国药品管理法规的规定，仿制药的上市申请不需要提交完整的自行完成的试验数据，只需通过生物等效性试验证明药品与被仿制的药品具有相同的安全有效性即可。从这个角度上，仿制药企业对药品试验数据进行的间接性依赖属于法律允许的行为，而药品试验数据制度是为了平衡仿制药企业与创新药企业之间的利益，由有关政府药品监管机关对仿制药企业的依赖行为进行的限制。

（四）国内依赖与国际依赖

一国的药品上市申请与审批程序是以一国范围内为前提进行的。药品试验数据保护制度保护的是在一国内根据该国国内法律规定提交药品上市申请并获得许可的创新药品的试验数据。从政府药品监管机关的角度来说，其在一国进行药品上市申请，如果所依赖的试验数据针对的药品未在该国上市，政府药品监管机关是否可以确定该未在本国上市的药品的安全有效性并据此批准仿制药申请？一般情况下，一国药品审批机关不会以外国上市许可作为批准在本国提出的药品上市申请的依据，但是在近年来一些双边自由贸易协定中，已经出现关于国际依赖的规定。即使一国政府药品监管机关允许以其他国家颁布的药品上市许可作为批准药品上市的依据，制药企业仍不能使用在外国上市的药品提交的试验数据在本国提出上市申请。也就是即使制药企业在某些国家以外申请药品上市许可，数据独占保护在这些国家内仍然自动发生效力。例如，美国—澳大利亚自由贸易协定第 17.10（1）（C）条规定，如果缔约方允许第三人提出先前在其他国家以已提出药品安全有效性数据作为许可上市的条件时，未经在其他国家提出数据的数据持有人同意，第三人至少在其他国家取得上市许可之日起 5 年内不得获得授权，或使用先前在其他国家取得上市许可的证明或数据。国际依赖已经开始打破药品试验数据保护具有的地域性特征，反映的是跨国创新制药企业不断要求加强药品试验数据保护的需要。

第五节　药品试验数据保护的例外

一、TRIPS 协定中知识产权权利行使的例外

（一）知识产权权利例外的法理基础

在国际知识产权保护制度建立与实施的过程中，始终存在着对知识产权专有权的保护与对知识产品的公众共享权利的冲突与平衡。[102] 作为保护特定自然人个体脑力劳动成果的知识产权，其保护的客体是私人性的，保护方式是排他性的。随着国际知识产权保护制度的建立，知识产权专有权保护的范围在扩大、保护强度在提高，对知识产权权利人的保护得到重视与强化。但与此同时，知识产权的社会属性没有受到忽视。由于知识产权保护的客体是人类的智慧成果，因此区别于一般财产权利而具有重要的社会公益属性。根据洛克的劳动财产学说，一个人通过自身脑力劳动所创造的知识产品导致这个人对其知识产品的占有，知识产权应保护所有人的权益，但前提是必须给他人留下"足够同样好的东西"。[103] 在保证对权利人权益进行保护的同时，使得社会公众有

合理机会接触和获取知识产品，从而促进新的知识在社会的传播和流动，进而创造更多更新的知识产品以推动社会进步。因此知识产权的私权属性不是无条件的、绝对的，在必要情况下需要服从公共利益，从而对私权的保护进行一定的限制和例外。

（二）TRIPS 协定下的知识产权权利例外条款

以 TRIPS 协定为代表的国际知识产权协定中均规定了知识产权权利例外条款，用以平衡知识产权权利人与社会公众之间的利益需求，避免知识产权的扩张给社会利益与发展进步带来负面影响与阻碍。TRIPS 协定中存在大量例外条款，这些例外条款可以划分为概括型例外与列举型例外两类。[104] 概括型例外条款包括协定对版权的例外（第 13 条）、对商标权的例外（第 17 条）、对外观设计保护的例外（第 26 条）与对专利权的例外（第 30 条）。列举型例外条款包括对地理标志保护的例外（第 24 条第 7～9 款）、对集成电路布图设计保护的例外（第 37 条）以及试验数据保护（第 39 条第 3 款第 2 句）。需要注意的是，这里探讨的例外条款，没有包括国民待遇的例外、过渡期的例外、对最不发达国家实施协定的例外等广义上的例外条款。概括型例外条款大体均对例外进行概括性规定，要求适用例外条款必须满足例外的有限性、例外的合理性与权利正常利用的非抵触性三个基本条件，而并不规定例外的具体情形。WTO 成员可以根据这三个条件在国内法中设置各种各样的例外。列举型例外条款则将具体的例外要求列举出来，限制了成员自由规定例外情形的范围。之所以设置不同类型的例外规定体例，是由不同知识产权权利种类所决定的。版权与相关权利、商标权、专利权等知识产权包含的知识产品形态种类丰富多样，如果采取限制程度较高的列举式例外体例，难以涵盖所有类型的知识产品，为例外条款的适用带来困难与障碍，因此采取概括式例外规定，便于成员根据具体情况与不同种类的知识产权灵活适用例外条款。相对于采用概括式例外的知识产权权利而言，采用列举式例外的知识产权权利所包含的知识产品种类与特点相对明确和单一，可以采取更严格的例外方式对成员的义务进行明确。但需要明确的是，TRIPS 协定对于例外条款总的原则与态度，实际上是通过概括型例外条款表现出来的，列举型例外条款的确立，实际上也是依照概括式例外的三点原则进行确定的，因此，在理解 TRIPS 协定下各项例外条款时，应当把握例外的有限性、例外的合理性以及与正当权利的非抵触性三个特点。

（三）TRIPS 协定下药品试验数据保护的例外规定

TRIPS 协定第 39 条第 3 款对保护对象进行了限定，该款保护只针对药品与农化产品试验数据，这是一个范围相对有限和明确的保护领域，在保护客体有限的情况下，没有必要适用概括型例外条款。因此，TRIPS 协定第 39 条第 3 款列举了两点药品试验数据保护的例外：第一，出于保护公众的需要，成员可以披露药品试验数据；第二，在采取了有效措施防止试验数据受到不公平商业使用的前提下，成员可以披露药品试验数据。

二、出于保护公众所需而披露数据的例外

（一）保护公众的含义

TRIPS 协定第 39 条第 3 款规定，出于保护公众的目的，政府药品监管机关可以披露数据，但对于何为保护公众、政府药品监管机关如何判断公共利益情势、如何披露、需要遵循何种程序等问题都没有进行具体规定。成员对于此项例外，可自行规定实施措施。

在各国的法律实践中，对保护公众的表述形式多样，如保护公共利益、公共秩序、公共政策、公序良俗等，代指的是相同或类似的法律原则。[105] 在 TRIPS 协定的语境下，可以通过 TRIPS 协定第 7 条、第 8 条规定的协定原则与宗旨对"保护公众"进行适当理解。TRIPS 协定第 7 条规定："知识产权的保护和实施应有助于促进技术革新及技术转让和传播，有助于技术知识的创造者和使用者的相互利益，有助于社会和经济福利及权利与义务的平衡。"即对知识产权进行保护应以有利于技术传播和社会公益为前提。该条涉及社会利益、经济利益、公平与正义等公共秩序内容。TRIPS 协定第 8 条第 1 款规定："在制订或修改其法律和法规时，各成员可采用对保护公共健康和营养，促进对其社会经济和技术发展至关重要部门的公共利益所必需的措施。只要此类措施与本协定的规定相一致。"从 TRIPS 协定第 7 条、第 8 条的规定可以确定公共健康属于公共利益的概念范畴。由于药品是与公共健康直接相关的商品，因此至少可以认为，为保护公共健康，政府药品监管机关可以披露受保护的药品试验数据。考虑到药品以及药品试验数据具有的社会性，这一例外规定体现了药品试验数据保护例外的合理性。然而，对于何种情形构成对公共健康的损害从而需要披露药品试验数据的具体标准的判断和把握，TRIPS 协定没有明确，主要国家的药品试验数据保护法律规定中也没有涉及。

（二）保护公共健康情势的判断标准

概括来说，根据 TRIPS 协定的灵活原则，成员有权自行决定何种情况可以使用保护公众的例外，但不可以滥用例外导致对正当知识产权权利的损害。

2001 年在多哈举行的 WTO 第四次部长会议上通过了《多哈宣言》，考虑到这是 WTO 规则体系下唯一一个明确处理 TRIPS 协定下知识产权保护与公共健康关系的法律文件，在药品试验数据保护例外问题上，如果要确定保护公众健康情势的判断标准，《多哈宣言》所提供的依据应当具有较强的说服力。《多哈宣言》明确成员有权颁布强制许可并自由决定颁布强制许可的理由，这些理由包括引起公共健康危机的国家紧急情势或其他紧急情势，包括艾滋病、结核病、疟疾和其他传染病。[106] 作为专利保护限制和例外的强制许可制度实施条件，一定程度上可以作为药品试验数据保护例外情势判断的比照标准。因此可以认为，在国家处于紧急状态的情况之下，WTO 成员可以依据保护公众的例外披露药品试验数据；艾滋病、结核病、疟疾和其他传染病的爆发可以视为国家紧急情势。

除了传染病的爆发之外，药品上市后发现药品存在安全隐患或对患者产生不良反应也是常见的药品公共安全事件，与保护公众关系密切。药品发展史上由于药品安全性存在缺陷而导致的安全事故并不鲜见，从美国的"磺胺醑剂事件"[107] 到欧洲的"反应停事件"[108]，都是由于已上市药品存在不良反应，对患者的生命健康造成了极大的伤害。即使在科技不断进步，药品研发与制药工艺日趋先进的当今社会，药品不良反应导致的死亡或伤害事件依然无法杜绝。发现已上市药品出现不良反应或确定存在安全隐患的情况下，药品通常会被召回不再允许销售，而在这种情况下要求政府监管部门或制药企业披露药品的试验数据，提供给第三方研究机构或社会公众进行研究或审查，保障公众的知情权并期待第三方对药品的安全有效性进行进一步的研究。无论是否将药品不良反应事件作为国家紧急情势进行规定，出于保护公众的必要，在此情况下披露试验数据都是合理的。

（三）药品试验数据披露的限度

1. 有关全面披露试验数据的争议

权利例外应当具备有限性，不应影响知识产权权利的正常实施。但在药品试验数据披露的限度问题上，却存在不小的争议。

有观点积极主张，在药品出现不良反应或安全隐患之后披露试验数据，只是伤害已经发生后进行的补救措施，考虑到药品对人类生命健康的关键性影响，药品天然即具有保护公众的特质，因此应当将药品试验数据视为公共产品，药品上市后，无论是否出现药品不良反应报告，都应当以保护公众的理由向社会披露药品试验数据，实质上是要求将药品试验数据无条件向公众披露。[109]支持药品试验数据充分披露的观点立足于对社会公共利益的保护，认为如果临床试验数据能够被主动披露，那么科学偏见、选择性的披露与重要数据的撤回等问题都会大大减少。[110]公开临床试验数据有助于保护公共健康，重塑公众对药品的信心。这种情况下临床试验数据应被视为一种为公共利益而产生的公共产品。透明、独立、开放的临床试验数据分析有助于促进药品产业的安全有效性。竞争企业可以通过数据比照对比自身产品与竞争产品中不一致的地方，或是两者数据是否存在错误和疏漏，从而改进或是呈现两者产品的区别。同时独立研究机构的研究人员也可以通过披露的数据对市场上的竞争产品进行比对研究并发表研究结果，供消费者与市场参考。支持者承认药品试验数据披露可能造成原创制药企业的商业秘密因此受到竞争企业的利用，但仍然坚持制药企业在此问题上应当承担社会责任。[111]这种观点希望尽可能大地扩展药品试验数据披露的限度，对药品试验数据保护例外规则的有限性造成了冲击，因而也引起反对和争议。

反对者认为一部分临床试验数据属于商业保密性质的信息，包含有关产品生产、技术与研发的知识产权信息与技术秘密。这些信息没有进入公有领域，而且信息所有人已经采取积极措施防止数据被披露。如果这样的信息被公之于众，等于披露了商业秘密，会损害有关企业的商业利益，特别是创新制药企业的竞争企业、仿制药生产企业可能通过披露的试验数据进行药品仿制与上市申请。这对于投入大量资金、时间进行临床试验和药品研发的企业来说是沉重的打击，将降低制药企业进行新药研发与临床试验的积极性。[112]因此，对药品试验数据的公开和透明度的提升不应当损害试验数据保护法律制度。在声称存在重大公共利益因而需要披露试验数据的情况下，也应权衡保护药品试验数据不受披露，以此促进制药企业进行药品研发与试验所获得的公共利益，与竞争企业利用披露数据制造药品与申请药品上市所获得的公共利益，何者更大。因此，在进行药品试验数据披露时，应当严格按个案分析的原则考虑待披露信息的性质、数据的接受者以及披露的目的等因素，而不应将药品试验数据的披露常态化、普遍化。

尽管基于药品具有生命关联性的特质，使得其社会属性较一般商品而言更高；一定限度下对药品试验数据的披露有利于患者的生命健康与社会公共利益，符合知识产权保护制度中利益的平衡；但在 TRIPS 协定明确规定药品试验数据保护义务的情况下，药品监管机关不应当仅仅以药品的社会属性为理由，以保护公众的名义全面、无条件地披露试验数据。一些国家和地区已经开始探索限度更宽松的药品试验数据披露制度，例如，欧盟开始向独立的研究机构开放欧盟药品临床试验数据数据库，[113]但具体措施和步骤还未完全确立，仍在谨慎讨论之中，目前亦遵循药品数据披露中不披露商业秘密的原则。尽管如此，欧盟这种有限度披露试验数据的做法已经招致制药企业的质疑，它们认为欧盟难以保证披露的药品试验数据不会流入竞争者手中，并向欧洲法院提出诉讼要求法院立即中止欧盟药品监管机关对药品试验数据的披露行为。[114]

2. 以保护公众的"必需"为限度

出于保护公众的必需而进行的药品试验数据披露，应当以必需（necessary）为限。对于"必需"（necessary）的理解，参考 WTO 争端解决专家组和上诉机构对 GATT1947 第 20 条 b 项、d 项的解释，[115]如果存在其他合理措施可以达到保护公众或公共健康的目的，并且与 TRIPS 协定义务不相抵触，成员就不应当援引例外措施。因此，在 TRIPS 协定下，如果在披露试验数据之外存在其他合理措施能够达到保护公众或保护公共健康的目的，成员则不应披露试验数据。同时，在考虑是否"必需"时，也要考虑公共利益的重要性，如披露试验数据对于保护公众目标实现的贡献程度等。

三、已采取步骤保证所披露数据不被不公平商业使用的例外

从 TRIPS 协定第 39 条第 3 款的表述来看，在已采取步骤防止试验数据不被不公平商业使用的情况下，不需要满足保护公众必需的条件，就可以披露药品试验数据。这样的理解似乎使以保护公众为目的的药品试验数据披露设置失去了意义。必须指出的是 TRIPS 协定第 39 条第 3 款规定的两项义务，即确保药品试验数据"不受不公平商业使用"的义务以及"不披露"义务的规定都不够明确和突出。第 7 节采用"未披露信息"的术语，使人们易于将关注的焦点集中在"不披露"，但 TRIPS 协定第 39 条第 3 款的设立目的应当在于强调保护药品试验数据不受"不公平商业使用"的义务。这种理论上的混乱，是各方妥协与条款模糊性造成的。

实际上，设置这一例外是为了强调保护药品试验数据的重点在于不受不公平商业使用的义务。前文已经对"不公平商业使用"的含义进行了分析，说明药品监管机关依赖原创药品上市申请时提交的试验数据批准仿制药上市申请的行为可以确保"不公平商业使用"，因而，在采取了药品试验数据独占保护制度的前提下，披露药品试验数据所引起的争议会相应降低。因为药品试验数据独占保护制度不是以保护商业秘密的方式来保护试验数据的，因而并不强调

所保护的数据是否属于未披露试验数据，而是采取给予创新药品一定期间的市场独占权的方式限制仿制药"搭便车"的行为。在这种保护机制下，药品试验数据是否披露，对药品试验数据独占保护机制的效果和作用影响较小，并且可以最大程度上保护创新药品的试验数据。因此可以认为，在实施药品试验数据独占保护成员内进行药品试验数据的披露，无论出于什么目的，均符合适用 TRIPS 协定第 39 条第 3 款第二种例外的条件。在这样的情况下，可以在一定程度上缓解出于药品的社会属性而要求广泛披露试验数据的主张与药品试验数据保护之间产生的争议与冲突。一些主张广泛披露药品试验数据的研究观点也表示，它们并不反对实施药品试验数据独占保护，政府在实施数据独占保护的前提下向公众披露这些数据，在保护原创制药企业利益的同时使公众有机会获取和研究试验数据，有效平衡了双方利益。在实践中，实施试验数据独占保护的国家和地区，例如美国、欧盟等都没有规定或强调受保护试验数据是否处于披露状态。

如果不将药品监管机关依赖原创药品上市申请时提交的试验数据批准仿制药上市申请的行为视为不公平商业使用，那么药品监管机关能够实施的，防止药品试验数据受到不公平商业使用的主要手段只有保护药品试验数据不被披露。在这种情况下，还要实施"已采取步骤防止数据受到不公平商业使用"的数据披露就变得很困难，甚至无法进行实践，因为政府监管机关无法在采取措施确保数据不受披露的情况下同时披露试验数据。

这也说明 TRIPS 协定第 39 条第 3 款的制度设计脱胎于美国、欧盟最先建立的药品试验数据独占保护模式。因而，采用药品试验数据独占保护在逻辑上更易于满足 TRIPS 协定第 39 条第 3 款的规定。

第六节　本章小结

本章研究了 TRIPS 协定下药品试验数据保护的国际义务。NAFTA 是首个出现药品试验数据保护制度的国际法律文件，也成为 TRIPS 协定中药品试验数据保护义务规定的蓝本和来源。在 TRIPS 协定的谈判过程中，以美国为代表的一些发达国家积极推动将药品试验数据保护纳入 TRIPS 协定保护范围内，而大部分发展中国家则反对这样的提议。经过谈判与协商，TRIPS 协定第 39 条第 3 款确立了药品试验数据的保护义务。

TRIPS 协定第 39 条在结构上具有特殊性，第 39 条第 1 款以援引《巴黎公约》第 10 条之二的方式确定第 39 条第 3 款下药品试验数据的适用范围。分析第 39 条各条款之间的关系，可以认为 TRIPS 协定第 39 条的立法精神与《巴黎公约》第 10 条之二是一致的，但从逻辑上看 TRIPS 协定第 39 条第 3 款的规定是自成一体的，应当该条款本身的含义上去理解防止不正当竞争的意义。

药品试验数据保护义务主要可分为两项，其中起码的义务是药品监管机关不得披露向其提交的药品试验数据，而最重要的义务是防止数据免受"不公平商业使用"的义务。对"不公平商业使用"的理解，TRIPS 协定为 WTO 成员留下充分的灵活度空间。根据条约解释的一般规则，特别是对立法历史与条约目的的分析，可以认为，TRIPS 协定第 39 条第 3 款中的"不公平商业使用"，主要不是为了规范持有数据的制药企业的竞争企业对数据的私人商业使用，而在于规范政府药品监管机关对于私人数据的公共使用，而且由于这种公共使用，使得数据持有人的竞争企业提早进入市场而带来了商业影响。根据这一理解得出药品试验数据保护中的选择性义务，即药品监管机关不得依赖原创药品企业提交的试验数据批准仿制药上市申请的"不依赖"义务。尽管这一义务没有明确规定在 TRIPS 协定中，但却反映了试验数据保护制度建立的目的。

注释

［1］ Cameron Maxwell A, Tomlin Brian W. the Making of NAFTA: How the Deal Was Done ［M］. Ithaca: Cornell University Press, 1992: xi – xiv.

［2］ Preamble, NAFTA ［EB/OL］. http: //www. nafta – sec – alena. org/en/view. aspx? conID = 590 & mtpiID = 120.

［3］ Cameron Maxwell A, Tomlin Brian W. the Making of NAFTA: How the Deal Was Done ［M］. Ithaca: Cornell University Press, 1992: 6.

［4］ NAFTA. http: //www. nafta – sec – alena. org/en/view. aspx? conID = 590 & mtpiID = 149 #A1711.

［5］ Article 1711. 5, NAFTA ［EB/OL］. http: //www. nafta – sec – alena. org/en/view. aspx? conID = 590 & mtpiID = 149#A1711.

［6］ Article 1711. 6, NAFTA. 同上。

［7］ Article 1711. 6, NAFTA.

［8］ Lalitha N. Review of the Pharmaceutical Industry of Canada ［J］. Economic and Political Weekly, 2005, 40 (13): 1355.

［9］ Lalitha N. Review of the Pharmaceutical Industry of Canada ［J］. Economic and Political

Weekly, 2005, 40 (13): 1355.

[10] Bayer Inc. v. Attorney General of Canada et al., 84 C. P. R. (3d) 129, (Fed. Ct., Trial Div. 1998): p 33 & 37.

[11] 李顺德. WTO 的 TRIPS 协议解析 [M]. 北京: 知识产权出版社, 2007: 5.

[12] Nuno Pires de Carvalho. The TRIPS Regime of Patent Regime [M]. Hague: Kluwer Law International, 2005: 209 – 210.

[13] Draft Agreement on Trade – Related Aspects of Intellectual Property Rights MTN. GNG/NG11/W/68, March 29, 1990.

[14] Suggestion by the United States for Achieving the Negotiating Objective, WTO document MTN. GNG/NG11/W/14/REV. 1, October 17, 1988: 9 – 10.

[15] Ruckelshaus v. Monsanto, 467 U. S. 986 (1986): 998 – 999.

[16] Standards and Principles Concerning the Availability, Scope and Use of Trade – Related Intellectual Property Rights – Communication from Switzerland – Addendum on Proprietary Information, MTN. GNG/NG11/W/38/Add. 1, December 11, 1989.

[17] Standards and Principles Concerning the Availability, Scope and Use of Trade – Related Intellectual Property Rights – Communication from Switzerland – Addendum on Proprietary Information, MTN. GNG/NG11/W/38/Add. 1, December 11, 1989.

[18] MTN. GNG/NG11/17, January 23, 1990: para. 14.

[19] Draft Agreement on Trade – related Aspects of Intellectual Property Rights, MTN. GNG/NG11/W/68, March 29, 1990.

[20] MTN. GNG/NG11/20, April 29, 1990: Para. 4.

[21] MTN. GNG/NG11/20, April 29, 1990: Para. 24.

[22] Cook Trevor M. The Protection of Regulatory Data in Pharmaceutical and Other Sectors [M]. London: Sweet & Maxwell, 2000: 31.

[23] Darft Agreement on the Trade – Related Aspect of Intellectual Property Rights—Communication from the United States, MTN. GNG/NG11/W/70, May 11, 1990.

[24] Ruckelshaus v. Monsanto, 467 U. S. 986 (1986): 1012.

[25] MTN. GNG/NG11/20, April 29, 1990: para 24

[26] MTN. GNG/NG11/W/73, May 14, 1990: 17.

[27] Status of Work in the Negotiating Group—Chairman's Report to the GNG , MTN. GNG/NG11/W/76, July 23, 1990.

[28] MTN. TNC/W/35/Rev. 1, Decemebr 3, 1990.

[29] Nuno Pires de Carvalho. The TRIPS Regime of Antitrust and Undisclosed Information [M]. Hague: Kluwer Law International, 2008: 257.

[30] 张乃根. TRIPS 协定: 理论与实践 [M]. 上海: 上海人民出版社, 2004: 59.

[31] Standards and Principles Concerning the Availability, Scope and Use of Trade – Related In-

tellectual Property Rights – Communication from Switzerland – Addendum on Proprietary Information, MTN. GNG/NG11/W/38/Add. 1, December 11, 1989.

[32] Darft Agreement on the Trade – Related Aspect of Intellectual Property Rights— Communication from the United States, MTN. GNG/NG11/W/70, May 11, 1990.

[33] MTN. GNG/NG11/16, December 4, 1989, para. 63.

[34] Nuno Pires de Carvalho. The TRIPS Regime of Patent Regime [M]. Hague: Kluwer Law International, 2005: 259.

[35] Article 1. 3, TRIPS Agreement.

[36] Untied States – Standards for Reformulated and Conventional Gasoline. WT/DS2/AB/R.

[37] Article 31, Article 32, Vienna Convention on the Law of Treaties.

[38] Untied States – Standards for Reformulated and Conventional Gasoline. WT/DS2/AB/R.

[39]《巴黎公约》中文翻译采用国际知识产权组织提供的中文文本,参见 http://www.wipo.int/export/sites/www/treaties/zh/docs/paris.pdf.

[40] Bronckers Marco, Ondrusek Petr. Protection of Regulatory Data in EU and WTO Law: the Example of REACH [J]. Journal of World Intellectual Property, 2005 (8): 579.

[41] 龚柏华. WTO 涉及中国争端解决案中 GATT 第 20 条援引评析 [EB/OL]. http://blog.sina.com.cn/s/blog_ 4c0f444d0100grj0.html.

[42] 曾令良, 陈卫东. 论 WTO 一般例外条款 (GATT 第 20 条) 与我国应有的对策 [J]. 法学论坛, 2001 (4): 32.

[43] US – Shrimp, Report of the Appellate Body, WT/DS58/AB/R, p18.

[44] Skillington, G. Lee, Solovy, Eric M. The Protection of Test and Other Data Required by Article 39. 3 of the Trips Agreement [J]. Northwestern Journal of International Law and Business, 2003 (24): 21.

[45] Correa, Carlos Maria. Unfair Competition under the Trips Agreement: Protection of Data Submitted for the Registration of Pharmaceuticals [J]. Chicago Journal of International Law, Spring 2002: 73.

[46] Fellmeth, Xavier. Secrecy, Monopoly, and Access to Pharmaceuticals in International Trade Law: Protection of Marketing Approval Data under the TRIPS Agreement [J]. Harvard International Law Journal, 2004 (45): 448.

[47] Fellmeth, Xavier. Secrecy, Monopoly, and Access to Pharmaceuticals in International Trade Law: Protection of Marketing Approval Data under the TRIPS Agreement [J], Harvard International Law Journal. 2004 (45): 475.

[48] 褚童. TRIPS 未披露试验数据的反不正当竞争保护——以 TRIPS 与《巴黎公约》相关条款为中心 [J]. 兰州大学学报: 社会科学版, 2013 (6): 79.

[49] Nuno Pires de Carvalho. The TRIPS Regime of Patent Regime [M]. Hague: Kluwer Law International, 2005: 209 – 210.

[50] Suggestion by the United States for Achieving the Negotiating Objective, WTO document MTN. GNG/NG11/W/14/REV. 1, October 17, 1988: 9 – 10.

[51] MTN. GNG/NG11/W/26, July 7, 1988: 11.

[52] MTN. GNG/NG11/8, August 29, 1988, para 13.

[53] MTN. GNG/NG11/W/70, May 11, 1990.

[54] Status of Work in the Negotiating Group——Chairman's Report to the GNG, MTN. GNG/NG11/W/76, July 23, 1990; MTN. TNC/W/35/Rev. 1, Decemebr 3, 1990; Article 39, TRIPS Agreement.

[55] Yu Peter K. The Political Economy of Data Protection [J]. Chicago – Kent Law Review, 2010, 84 (3).

[56] 美国于2002年就阿根廷没有有效履行试验数据保护义务的事项提出WTO争端解决程序，但该案以协商一致的方式得以解决，没有进入专家组程序。Argentina —— Patent Protection for Pharmaceuticals and Test Data Protection for Agricultural Chemicals. DS171.

[57] China – Measures Affecting the Protection and Enforcement of Intellectual Property Rights – Report of the Panel, WT/DS362/R, http://www. wto. org/english/tratop_ e/dispu_ e/cases_ e/ds362_ e. htm.

[58] Oxford Dictionaries Online [EB/OL]. http://www. oxforddictionaries. com/definition/english/unfair? q = unfair.

[59] Oxford Dictionaries Online [EB/OL]. http://www. oxforddictionaries. com/definition/english/commercial? q = commercial.

[60] Oxford Dictionaries Online [EB/OL]. http://www. oxforddictionaries. com/definition/english/use? q = use.

[61] 陈雨. TRIPS 协定中药品数据信息保护研究 [D]. 苏州：苏州大学硕士学位论文，2010：13.

[62] Correa, Carlos Maria. Unfair Competition under the Trips Agreement: Protection of Data Submitted for the Registration of Pharmaceuticals [J]. Chicago Journal of International Law. Spring 2002: 32.

[63] Government of New Zealand. Presentation at the APEC Seminar on the TRIPS Agreement on Protection of Undisclosed Information and Control of Anti – Competitive Practices, May 17 – 19, 1995.

[64] MTN. TNC/W/35/Rev. 1, Decemebr 3, 1990.

[65] Draft Agreement on Trade – related Aspects of Intellectual Property Rights, MTN. GNG/NG11/W/68, March 29, 1990.

[66] Draft Agreement on the Trade – Related Aspect of Intellectual Property Rights—— Communication from the United States, MTN. GNG/NG11/W/70, May 11, 1990; MTN. GNG/NG11/W/73, May 14, 1990: 17.

［67］ Cameron. Maxwell A, Tomlin Brian W. the Making of NAFTA: How the Deal Was Done ［M］. Ithaca: Cornell University Press, 1992: 124.

［68］ 褚童. TRIPS 协定下药品试验数据保护的政府义务 ［J］. 行政与法, 2013.6: 25.

［69］ Correa, Carlos Maria. Protection of Data submitted for the Registration of Pharmaceuticals: Implementing the Standards of the TRIPS Agreement ［R］. South Center, 2002: 26.

［70］ Communication from the European Communities and Their Member States—the relationship between the Provisions of TRIPS Agreement and Access to Medicines, IP/C/W/280, June 2001.

［71］ Law No. 10603/2002, Article 7 and 8.

［72］ www. wipo. int/clea/en/index. jsp.

［73］ MTN. TNC/W/35/Rev. 1, December 3, 1990.

［74］ Cook, Trevor M. The Protection of Regulatory Data in Pharmaceutical and Other Sectors ［M］. London: Sweet & Maxwell, 2000: 299.

［75］ 例如, 我国《行政许可法》《行政处罚法》《政府信息公开条例》《国家赔偿法》等。

［76］ 褚童. 论药品试验数据保护中的数据独占保护制度 ［J］. 金陵法律评论, 2013 春季卷: 305.

［77］ 见本书第三章。

［78］ 翻译参照张乃根. 论 TRIPS 协议义务 ［J］. 浙江社会科学, 2002 (9): 70.

［79］ Oxford English Dictionary online ［EB/OL］. http://www. oxforddictionaries. com/definition/english/rely? q = rely + on.

［80］ C. 08. 004. 1 (1), Food and Drug Regulations of Canada.

［81］ Bayer Inc. v. Canada (Attorney General), 155 F. T. R. 184 (1999) para. 1 – 2.

［82］ Bayer Inc. v. Canada (Attorney General), 155 F. T. R. 184 (1999) para. 30

［83］ Bayer Inc. v. Canada (Attorney General), 155 F. T. R. 184 (1999) para. 41.

［84］ Bayer Inc. v. Canada (Attorney General), 155 F. T. R. 184 (1999) para. 44.

［85］ Bayer Inc. v. Canada (Attorney General), 155 F. T. R. 184 (1999) para. 45.

［86］ 已经获批在加拿大上市销售的新药。

［87］ Bayer Inc. v. Canada (Attorney General), 155 F. T. R. 184 (1999) para. 31 – 32, 40.

［88］ Bayer Inc. v. Canada (Attorney General), 155 F. T. R. 184 (1999) para. 42

［89］ Bayer Inc. v. Canada (Attorney General), 155 F. T. R. 184 (1999) para. 45

［90］ Bayer Inc. v. Canada (Attorney General), 243 N. R. 170 (1999) para. 18.

［91］ Bayer Inc. v. Attorney General of Canada, Apotex Inc. et al., Intervenors, 87 C. P. R. (3d) 293, (Fed. Ct. of Appeal 1999), para. 10 – 11.

［92］ Bayer Inc. v. Attorney General of Canada, Apotex Inc. et al., Intervenors, 87 C. P. R. (3d) 293, (Fed. Ct. of Appeal 1999), para. 10.

［93］ Bayer Inc. v. Attorney General of Canada, Apotex Inc. et al., Intervenors, 87 C. P. R.

(3d) 293，（Fed. Ct. of Appeal 1999），para. 10.

［94］ Bayer Inc. v. Attorney General of Canada, Apotex Inc. et al.，Intervenors，87 C. P. R. (3d) 293，（Fed. Ct. of Appeal 1999），para. 10.

［95］ Bayer Inc. v. Attorney General of Canada et al.，84 C. P. R. （3d) 129，（Fed. Ct.，Trial Div. 1998）para. 33.

［96］ Bayer Inc. v. Attorney General of Canada et al.，84 C. P. R. （3d) 129，（Fed. Ct.，Trial Div. 1998）para. 33.

［97］ Bayer Inc. v. Attorney General of Canada et al.，84 C. P. R. （3d) 129，（Fed. Ct.，Trial Div. 1998）para. 38.

［98］ Bayer Inc. v. Attorney General of Canada et al.，84 C. P. R. （3d) 129，（Fed. Ct.，Trial Div. 1998）para. 40.

［99］ Bayer Inc. v. Attorney General of Canada, Apotex Inc. et al.，Intervenors，87 C. P. R. (3d) 293，（Fed. Ct. of Appeal 1999）para. 45.

［100］ Bayer Inc. v. Canada（Attorney General），155 F. T. R. 184（1999）para. 37.

［101］ USTR. 2003 Special 301 Report. http：//www. ustr. gov/archive/assets/Document_Library/ Reports_Publications/2003/2003_Special_301_Report/asset_upload_file665_6124. pdf.

［102］ Shadlen Kenneth C. Intellectual Property, Pharmaceuticals and Public Health：Access to Drugs in Developing Countries ［M］. Northampton：Edward Elgar Publishing, 2012：137.

［103］ 洛克. 政府论（下篇）［M］. 翟菊农，叶启芳，译. 北京：商务印书馆. 1964：19.

［104］ 杜春梅. 国际知识产权例外制度研究 ［D］. 南昌：南昌大学，2010：11.

［105］ Noehrenbe Eric. Intellectual Property and Public Health：Will it be Peace or War? ［J］. The Journal Of World Intellectual Property, 2004，7（2）：254.

［106］ Article 2（2）of Doha Declaration.

［107］【美】菲利普·希尔茨. 保护公众健康：美国食品药品百年监管历程 ［M］. 姚明威，译. 北京：中国水利水电出版社，2006：94.

［108］【美】菲利普·希尔茨. 保护公众健康：美国食品药品百年监管历程 ［M］. 姚明威，译. 北京：中国水利水电出版社，2006：71.

［109］ Reichman, Jerome H. Rethinking the Role of Clinical Trial Data in International Intellectual Property Law：The Case For A Public Goods Approach ［J］. Marquette Intellectual Property Law Review, 2009：127.

［110］ 菲利普·希尔茨. 保护公众健康：美国食品药品百年监管历程 ［M］. 姚明威，译. 北京：中国水利水电出版社，2006：43.

［111］ Reichman Jerome H. Rethinking the Role of Clinical Trial Data in International Intellectual Property Law：The Case for a Public Goods Approach ［J］. Marquette Intellectual Property Law Review, 2009：36.

［112］ Proposal for a Regulation of the European Parliament and of the Council on Clinical Trials on

Medicinal Products for Human Use, COM (2012) 369, 2012.

[113] Proposal for a Regulation of the European Parliament and of the Council on Clinical Trials on Medicinal Products for Human Use, COM (2012) 369, 2012.

[114] AbbVie v. EMA, Cases T – 29/13 and T – 44/13; InterMune UK and Others v. EMA, Case T – 73/13.

[115] Report of the Panel. Korea – Various Measures on Beef, WT/DS/161, para. 166.

第三章　TRIPS 协定义务下药品试验数据保护制度比较研究

第一节　美国的药品试验数据保护制度

一、药品试验数据保护的起源

（一）药品监管——以保护公共健康为目的

美国是世界上第一个建立起药品试验数据保护制度的国家，药品试验数据保护的起源于美国国内的药品监管法律的发展。美国首部药品管理法律《食品、药品与化妆品法》于 1938 年 6 月通过并生效。在此之前，特别在 19 世纪，美国政府对药品行业缺乏必要监管，市场上假药泛滥，一些所谓的"专利药品"实际上不具有真正的专利，"专利"和"专有"指的是配方的秘密性，开具药方的医生和使用药品的病人都不知道这些药品的配方是什么。[1] 因而也没有真正意义上的仿制药，仿制药往往无法与劣质药或假药明确地区分开来。[2]

1906 年，美国国会通过了《纯净食品药品法》（*Pure Food and Drug Act*），禁止劣质食品与药品上市销售[3]，并于 1927 年成立美国食品药品监督管理局（以下简称"FDA"），行使药品监督管理的职权。[4] 但是，《纯净食品药品法》的法律漏洞甚多，到了 20 世纪 30 年代时，法律几乎已经形同虚设。药品贸易不断发展，而监管手段却表现为危害在先、监管在后。[5] 自 1906 年法案颁布之后，重大药品安全事故仍然时有发生。1937 年美国发生的"磺胺醑剂"（Elixir Sulfanilamide）药品不良反应事件，导致美国境内超过 100 人因服用该药品而死亡。[6] 这一事件推动了新法案的出台。1938 年 6 月 1 日，《食品、药品与化妆品法》正式生效。该法案规定任何计划上市销售的药品必须向政府提交药品样品和相关信息，药品公司在销售之前必须向政府证明药品的安全性。这一内容是前所未有的。[7]《食品、药品与化妆品法》是第一部要求在药品销售之前进行科学试验的法律，也是美国法律中要求制药企业提出上市申请时须提交试验数据的最早的规定。《食品、药品与化妆品法》要求制药企业向 FDA 提交可以证明药品安全性的科学证据，使得美国医药产业的重点不再是通过伪劣产品和虚假广告进行营利，而是技术知识、有效的现代医疗以及在药品销售之前对药品成分进行检查的必要性，制药公司必须将发展的重点转移到科学研究与药品开发上去。在 20 世纪 20 年代，美国最大的 200 家制药公司只有几千人的研发队伍，而到 20 世纪 40 年代，整个行业专门从事科学研究的人数已经达到 58000 人。[8]《食品、药品与化妆品法》是催生现代制药行业和现代药品使用方法的关键因素之一。[9] 从 1938 年法案通过到 1951 年建立处方药系统的 Durham - Humphrey 修正案通过的短短十几年时间内，制药行业从一小撮没有研发兴趣、没有医学专业人员的公司转变成一个能够发现、研究、销售具有真正疗效的药品的巨大产业，成为美国商业的一大进步。[10] 制药企业意识到决定其发展的并非商业推广、广告宣传，而是科学研究和创新。制药企业在此基础上进行重整，生产秘方和所谓专利药品的厂商数量大幅下降。大型制药公司也开始认识到之前大量所谓的专利药品都是垃圾产品，不是真正有效的专利药品，从而放弃绝大多数产品，而只销售真正具有价值的药品。[11] 从 1935 年到 1955 年，新发明的有效药品数量超过了之前人类历史中的总和。到了 20 世纪 50 年代早期，90% 的处方药都是 1938 年之后出现的新药。新药的出现大大减少了病人的痛苦和死亡。[12]

1962 年，美国颁布了《食品、药品与化妆品法》修正案——Kefauver - Harris 修正案，规范了药品临床试验，要求以科学实验作为证明药品有效性的依据。药品不但要证明其对人体无害的安全性，而且要证明其对治疗疾病有作用的有效性。所有申请在美国上市销售的药品必须首先获得 FDA 的批准。Kefauver - Harris 修正案成为美国现代药品审批制度的基础，在此之上美国逐渐建立起一套以科学证据为基础的药品审批办法。[13]

（二）促进原创药与仿制药的平衡发展

随着制药产业的发展，人们意识到与已上市品牌创新药品具有相同活性成分和相同剂型的安全有效的仿制药品，对于降低药品价格、促进市场竞争具有重要作用。仿制药品逐渐与假药劣药区别开，作为一类合格的药品接受法律监管。[14]

1938 年《食品、药品与化妆品法》规定 1938 年之后制造生产的药品均属于新药，需经 FDA 批准方可上市。而如果是在创新药品的专利期届满后仿制类似产品或相同产品上市，则需 FDA 发布调查结果，明确认定该产品不是新药，无需 FDA 的批准。但当时 FDA 在发布调查的执行上并不严格，一些生产者仍然将仿制药品直接投入市场，使得当时美国的药品市场上存在经过审查的创新药品、经过调查确认的仿制药与没有经过调查确认直接上市的仿制药，市场情形较为混乱。[15] 1960 年前后欧洲发生的"反应停"药品安全事件给美国药品监管部门以极大的触动，使美国认识到在药品上市以前进一步严格审查药品安全有效性的重要意义。1962 年颁布的 Kefauver – Harris 修正案规定所有药品要取得上市许可的前提，除了证明其安全性之外，还必须证明药品对治疗疾病具有有效性。即便是仿制药也需要进行完整的新药申请以证明药品的安全性与有效性。[16] 加之仿制药碍于原创药品专利的保护，无法在专利期限届满前从事与所生产相同作用成分仿制药相关的临床试验，造成在原创药品专利保护过期之后，必须再经过很长一段时间的重复临床试验和申请新药上市许可过程，才有仿制药上市竞争，原创药市场独占时间大幅延长。[17]

为了使仿制药加速进入市场，1984 年美国颁布了 Hatch – Waxman 法。该法对 1962 年《食品、药品与化妆品法》进行了重要修订，对仿制药品上市申请规定了有别于新药申请的程序，将药品申请分为新药申请（New Drug Application，以下简称"NDA 申请"）[18] 和简化新药申请（ANDA 申请）[19]，而 NDA 申请又可以分为普通新药申请［505(b)(1)申请］和 505(b)(2)申请。

普通新药申请对需提交试验数据的要求最严格，申请人需要提交证明药品安全性及有效性所从事试验的完整数据，包括自行获得的临床前试验数据与临床试验数据。[20]

505(b)(2)申请同样属于新药申请，要求申请人提交完整的试验数据报告与资料以证明申请药品的安全性与可靠性，但允许申请人援引部分他人发表的试验数据结果或者 FDA 对已批准上市药品安全性和有效性作出的评价结论作为证明自身申请药品安全有效性的证据。[21] 由于规定在法案第 505(b)(2)节，因此称为"505(b)(2)申请"，一般适用于对已批准上市药品进行改进后制造的新药品，如对已上市药品开发了新适应症、新剂型、新给药方式，或是复方药品、处方药转为非处方药或某些生物制品。[22]

ANDA 申请相当于仿制药申请，允许申请人仅通过试验证明申请药品与其仿制对象具有生物等效性，无须再次进行证明药品安全性和有效性的完整临床前试验与临床试验。[23]也就是说，对于某项药品作用成分在市场上已经存在经过 FDA 许可上市的药品，再就相同作用成分向 FDA 提出新药上市的仿制药企业而言，它们可以提供证明安全性与有效性的试验报告，利用新药上市申请程序提出上市申请；也可以不提供试验报告，利用 ANDA 申请程序，直接援引在 FDA 已登记的有相同作用成分的药品，提出新药上市申请。[24]经过 FDA 的审核后，由 FDA 作出批准申请或不批准申请的决定。

提出 505（b）（2）申请与 ANDA 申请的申请人必须提出声明（certificate），表明所申请上市的药品不会侵犯他人专利。[25]这一规定是美国法律中为确保仿制药进行的上市申请不会侵犯创新药品专利保护而制定的。此外，为了降低原创药专利保护期届满之后仿制药进行生物等效性试验以及 FDA 进行审查的时间给仿制药上市带来的迟延，Hatch - Waxman 法案规定在美国境内制造、使用、提供销售、销售他人专利发明的，如果仅为了依据 FDA 药品管理的法律而进行数据研究与收集之合理行为，则不构成侵权。[26]这也就是所谓"波拉例外"，也称药品试验例外。"波拉例外"最早由美国 Hatch - Waxman 法确立，并通过 1997 年 WTO 争端解决机制下欧共体诉加拿大药品专利案，肯定了"波拉例外"符合 TRIPS 协定对专利权例外的规定，[27]从而使其作为国际规范被确定下来。

ANDA 申请制度使仿制药企业可以减少在试验上的花费，降低了仿制药上市申请的难度，缩短了仿制药进入市场的时间，有力地促进与推动了仿制药的市场占有率和竞争力。可以说，没有 Hatch - Waxman 法的颁布就不可能有美国仿制药产业的存在和发展。如果说 20 世纪 60 年代 Kefauver - Harris 修正案的立法目的是出于对药品质量的关切而严格管控上市药品的数量，限制仿制药的上市，那么 20 世纪 80 年代 Hatch - Waxman 法颁布则是站在鼓励竞争的角度，为仿制药的上市松绑，创造更便于仿制药企业发展的环境。可见药品监管法律的立法目的与宗旨，总体上来看都是为了保障和促进人民健康，但在法律制度发展演进的过程中存在着不同利益体之间的平衡问题，特别是仿制药企业与原创药企业之间的利益平衡。

ANDA 程序在促进仿制药发展的同时，无可避免地影响到原创药企业的利益，造成仿制药对原创药"搭便车"的现象，使原创药企业的竞争力受到影响。原创药企业为此表示了强烈的不满。因而，Hatch - Waxman 法案在确立 ANDA 申请程序的同时通过保护试验数据对原创药品给予一定时间的独占保护，用以平衡仿制药简化申请程序带来的影响，一定程度上保护专利药企业投入大量时间与金钱进行临床试验所期待收到的经济利益回报。美国的药品试验数据保护制度由此建立起来。

二、《药品价格竞争与专利期补偿法》中的药品数据保护制度

如上文所述，Hatch – Waxman 法的主要作用之一是平衡原创药品与仿制药品之间的竞争优势。一方面法案允许仿制药无须进行完整临床试验获取数据，以较为简易的程序申请上市；另一方面，通过给予原创药品一定的市场独占保护，防止仿制药品依赖原创药品业已通过试验数据证明的安全有效性，在原创药品尚未有机会回收研发成本之前上市销售。这种市场独占保护（market exclusivity，也称为 data exclusivity[28] 或 Hatch – Waxman exclusivity[29]）是美国药品试验数据保护的主要方式。

（一）新化学成分新药的试验数据保护规定

1. 新药申请程序中的规定

如果一项含有未经 FDA 审批过的活性成分（包括活性成分的盐或酯）的新药，于 1984 年 9 月 24 日之后获得 FDA 新药上市许可，其他人就同样作用成分药品再提出新药申请的，如果所依据的安全性及有效性试验并非其自行完成或委托他人代为完成，也未获得实际进行试验的人，或由他人为其进行试验的委托人的援引或使用授权，FDA 在最先获得新药上市许可的药品获得许可之日起算 5 年内，不得批准他人就同样作用成分的药品提出新药上市申请；但如果之后就同样作用成分提出新药上市申请的申请人对于最先获得新药上市许可的药品申请人提出专利无效或并未侵权的通知证书，[30] FDA 在该项最先获得新药上市许可的药品获得上市许可之日起 4 年后，就可以许可之后就同样作用成分提出新药上市申请。如果因此在该项最先获得新药上市许可的药品获得上市许可之日起 4 年后 1 年之内，发生了专利侵权诉讼，那么有关 "FDA 对于仿制药的上市许可，必须在原创药企业收到第四段声明（Paragraph IV Certificate）后 30 个月方可生效" 规定的 30 个月期间，必须延长至该项最先获得新药上市许可的药品获得上市许可之日起算满 7 年 6 个月（即 5 年加上 30 个月）之日为止。[31]

2. 仿制药申请程序中的规定

如果一项含有未经 FDA 审批过的活性成分（包括活性成分的盐或酯）的新药，于 1984 年 9 月 24 日之后获得 FDA 新药上市许可，其他人就同样作用成分药品提出 ANDA 申请的，如果所依据的安全性及有效性试验并非其自行完成

或委托他人代为完成，也未获得实际进行试验的人，或由他人为其进行试验的委托人的援引或使用授权，FDA 在最先获得新药上市许可的药品获得许可之日起算 5 年内，不得批准他人就同样作用成分的药品提出 ANDA 上市申请；但如果之后就同样作用成分提出 ANDA 申请的申请人对于最先获得新药上市许可的药品申请人提出专利无效或并未侵权的通知证书，FDA 在该项最先获得新药上市许可的药品获得上市许可之日起 4 年后，就可以许可之后就同样作用成分提出 ANDA 申请。如果因此在该项最先获得新药上市许可的药品获得上市许可之日起 4 年后 1 年之内，发生了专利侵权诉讼，那么有关"FDA 对于仿制药的上市许可，必须在原创药企业收到第四段声明后 30 个月方可生效"规定的 30 个月期间，必须延长至该项最先获得新药上市许可的药品获得上市许可之日起算满 7 年 6 个月之日为止。[32]

3. 保护内容——5 年"不依赖"的试验数据保护

含有新化学实体的新药，其作用成分之前从未经过 FDA 审查上市，未曾适用于治疗人类疾病，其安全有效性没有经过人类长期使用的验证。因此 FDA 对这一类型的新药审查最为严格，要求其提供的资料和数据最为复杂，因而 Hatch – Waxman 法对其提交的试验数据的保护也较为周密。

Hatch – Waxman 法在 NDA 申请与 ANDA 申请中均规定了对含有新化学实体成分新药试验数据的保护。需要指出的是，参考含有新化学实体新药数据提出的新药上市申请程序一定是 505(b)(2)申请，因为在新药申请程序中，只有 505(b)(2)申请才能援引使用他人获得的试验数据。简言之，含有新化学实体药品的试验数据保护是指，含有新化学实体的药品获得药品销售许可之日起 5 年内，他人不得就同种成分药品提出 505(b)(2)申请和 ANDA 申请。这一保护含义，在《美国联邦行政法典》相关规定中再次得到确认。《美国联邦行政法典》第 21 篇中规定，如果含有新化学实体在药品在 1984 年 9 月 24 日之后按照该法 505(b)的规定[33]提交申请并获准上市，则自该药品被批准上市之日起 5 年内，他人不得按照 505(b)(2)提交包含同样成分的新药申请，或按照 505(j)提交 ANDA 申请。除非按规定提交已批准新药专利无效或不侵权的证明，则该项 505(b)(2)申请或 ANDA 申请可以在 5 年后提出。[34]

5 年不依赖保护的例外是在保护期届满 4 年后，如果 ANDA 申请人能够提出新药专利无效或不侵权的声明，可以提交 ANDA 申请，FDA 可以受理，但需等待 1 年期届满后正式许可上市。在这种情况下，保护内容是 4 年"不依赖"保护加 1 年的"不许可"保护。规定的目的在于加快不侵权 ANDA 申请的上市速度，缩短由于审批程序造成的仿制药上市的迟延。

根据法案规定，如果一项于 1984 年 9 月 24 日之后取得 FDA 新药上市许可的、其作用成分之前从未经 FDA 审核批准过的新药，其他申请人提出同样作用成分药品申请药品上市，无论这些申请人是援引、使用该新成分药品权利人所进行的，或委托他人进行的药品安全性与有效性试验数据，以 505（b）（2）申请程序提出申请，或利用 ANDA 申请程序，直接援引登记于橙皮书的该新成分新药，只要仿制药申请人没有取得该新成分新药权利人同意援引或使用其所有安全有效性试验数据的授权，FDA 在该新成分新药获得上市许可之日起算 5 年之内，均不得批准仿制药申请。也就是说，新成分新药在 Hatch – Waxman 法设计下原则上享有自其取得新药上市许可之日起 5 年的数据独占保护。

Hatch – Waxman 法规定新成分新药取得上市许可之日起算 4 年后，准许仿制药企业以第四段声明的方式提出上市申请，但这一规定对药品试验数据的 5 年保护期限影响并不大。因为根据第四段声明提出的申请，往往会引起专利侵权诉讼，根据法律规定，在发生专利侵权诉讼的情况下，FDA 对于仿制药的上市许可需要延长至自该新成分新药取得上市许可之日起算 7 年 6 个月。因此，除非仿制药企业于较短的时间内获得专利侵权诉讼的胜诉判决，否则提前在试验数据保护期间的第 4 年提出新药上市许可的规定而减少的上市迟延时间并不长。

在申请新药上市许可的时间方面，Hatch – Waxman 法在 1984 年 9 月 24 日立法通过，除了对该法案生效之后获得 FDA 新药上市许可的申请人提供试验数据保护之外，也溯及保护于 1982 年 1 月 1 日起至 1984 年 9 月 24 日之间取得 FDA 新药上市许可的申请人。[35] 由于后一种数据独占目前已经届满，不会产生实际效果，因而不多作讨论。在美国，无论是含有新成分，还是含有新配方、新适应症、新剂型、新单位含量的药品，都属于法案中规定的新药，均须通过上述 FDA 的新药上市许可审查程序之后才能上市。但法案对新成分新药与其他类型的新药规定的试验数据保护则不同。

（二）非新化学成分新药的试验数据保护

1. 药品申请程序中的保护规定

如果一项于 1984 年 9 月 24 日之后取得 FDA 上市许可的、其作用成分之前已经经过 FDA 上市许可的非新成分新药，其上市申请中提交了由申请人所进行或由其出资进行，对取得药品上市许可具有关键作用的生物可利用度试验之外的临床试验数据，之后他人就同一作用成分药品提出相同条件的新药上市申请，如果所依据的安全性及有效性试验并非其自行完成或委托他人代为完成，也未获得实际进行试验的人，或由他人为其进行试验的委托人的援引或使用授权，FDA 在最先获得上市许可的非新成分药品取得许可之日起算 3 年内，不得使新药申请生效。[36] 同样情况下，他人就该同一作用成分药品提出 ANDA 申请，FDA 在最先获得上市许可的非新成分药品取得许可之日起算 3 年内，不得使该 ANDA 申请生效。[37]

2. 保护内容——3 年"不批准"的试验数据保护

除了以从未经过 FDA 许可上市的新药品成分作为作用成分的药品，必须经过 FDA 的新药上市申请程序取得许可，才能够在市场销售之外，无论是组合两种以上 FDA 曾经许可的药品的成分为其作用成分的新复方药品，或以 FDA 曾经上市许可的药品成分为其作用成分，但提出了新适应症的新疗效药品，或是以 FDA 曾经上市许可的药品成分为其作用成分，但以未经过 FDA 批准的剂量提出申请的新剂量药品，或者以 FDA 曾将上市许可的药品成分为其作用成分，但以未经过 FDA 批准的单位含量提出申请的新单位含量药品，都仍然必须向 FDA 提出新药上市申请，提供所规定的证明药品安全有效性的试验数据，才能取得上市许可。

虽然这些非新成分新药，也必须进行一定的实验室试验与人体临床试验，才能够取得足以证明药品安全有效性的试验数据，但由于这些药品的作用成分，已经经过 FDA 的审核批准，进入市场销售，因此，在安全性方面，FDA 对非新成分新药的要求，相比新成分新药要低。因此，Hatch - Waxman 法对于非新成分新药的试验数据给予较低程度的保护，独占保护期间比新成分新药短。无论后续申请人是援引、使用该非新成分药品权利人所进行的，或委托他人进行的药品安全性与有效性试验数据，以 505（b）（2）申请程序提出申请，或利用 ANDA 申请程序，直接援引登记于橙皮书的该非新成分新药，该非新成分新药试验数据的保护期均为 3 年。

非新成分新药试验数据保护规定中有两个问题值得特别注意。一方面，法案对于非新成分新药所赋予的 3 年数据独占保护期，附加的条件是"申请中提交了由申请人所进行或由其出资进行，对取得药品上市许可具有关键作用的生物可利用度试验之外的临床试验数据"，其原因在于：第一，提出新成分新药的上市申请，申请人必然已经耗费大量时间与金钱进行了临床前试验和临床试验，才获得足以证明该项新成分新药的安全性及有效性的试验报告，因此没有必要再规定试验数据是否关系到新药能否取得上市许可的问题。但在非新成分新药的上市申请中，这些非新成分新药类型众多，其中新剂型新药、新单位含量新药等有可能与之前已经取得新药上市许可的同样作用成分药品极为接近，仅需要提出相当少量的试验数据，甚至只要提出证明该药品于人体吸收、代谢情形的生物可利用度试验报告，与之前已经取得许可的新药试验数据比对，就可以认定其安全有效性，从而获得上市许可。这样的非新成分新药的申请程序，与仿制药的 ANDA申请程序相差无几，申请人所需付出的努力程度也比较相近，而 ANDA 申请人显然没有那么长的数据独占保护期，这对 ANDA 申请人明显不公平。因此法案规定必须提出"生物可利用度试验之外的临床试验数据"的非新成分新药申请人，才能享有 3 年的数据独占保护期间。第二，由于新成分新药大多数都享有专利的保护，仿制药企业通常只在新成分新药专利期间即将届满时才会就相同作用成分、疗效、剂型、剂量等仿制药申请上市许可。所以事实上，真正有权在专利期间届满之前，就针对相同作用成分药品提出新疗效、新剂型、新剂量、新单位含量等非新成分新药上市许可申请的，主要还是原新药生产者。原创药企业为了取得更长的试验数据保护期间，会在新药上市申请中尽量提出"生物可利用度试验之外的临床试验数据"。但是数据独占保护的目的在于针对药品生产者根据 FDA 要求必须花费时间、金钱取得证明安全有效性的试验数据，因此赋予其一定期间的数据独占保护。如果试验数据不是 FDA 要求的，本不应受到数据独占保护。因此，为了防止制药企业使某些没有显著改变的非新成分新药取得 3 年的数据独占保护而提供没有必要的试验数据给 FDA，法案规定试验数据"必须对取得上市许可有关键性作用"。

另一方面，法律规定的 3 年数据独占保护不同于新成分新药的 5 年保护期，在这 3 年之间，仿制药申请人可以提出上市申请，FDA 也可以接受和进行审查，只是不能在 3 年独占保护期内批准申请。这样在 3 年数据独占期届满之后，仿制药企业无须再等待一段提交申请和审查申请的时间，只要 FDA 批准申请，药品即可上市。换句话说，在新成分新药试验数据保护中 FDA 对于试验数据的不依赖体现为对他人提出的药品上市申请不受理；而在非新成分新药试验数据保护中 FDA 对于试验数据的不依赖体现为对他人提出的药品上市申请可受理而不批准。

（三）药品补充申请的试验数据保护

药品取得新药上市许可之后，申请人可能会对于该项药品继续进行研发，以了解相同作用成分的药品如果以不同的剂型、用法、用量处理，是否能够带来更好的治疗效果，或者此药品作用成分是否能够用于其他适应症。因此，已经取得新药上市许可的申请人，仍可以就同一药品，以新剂型上市，或以标签说明新用法、新用量、新适应症。这些有关剂型、用法、用量或适应症的改变，也需要在安全有效性方面加以证明，因此必须向 FDA 提出补充申请（supplement）。

涉及药品的剂型、用法、用量或适应症变更的补充申请，随着补充申请类型或个案条件的不同，FDA 也会要求申请人提出不同程度的安全性及有效性试验数据。这种补充申请所需要提交的信息与数据，类似于非新成分新药上市申请的性质，内容也相当接近，因而对于补充申请授予与非新成分新药一样的数据独占保护。

1. 药品申请程序中的规定

如果药品申请人就已经取得 FDA 新药上市许可的药品提出的补充申请，在 1984 年 9 月 24 日之后获得 FDA 的许可，且在这项补充申请中提交了由申请人进行或由其出资进行，对申请取得许可具有关键作用的试验数据（非生物可利用度试验），之后他人就包含该补充内容的同样作用成分的药品提出新药上市申请，如果所依据的安全性及有效性试验并非其自行完成或委托他人代为完成，也未获得实际进行试验的人，或由他人为其进行试验的委托人的援引或使用授权，FDA 在补充申请取得许可之日起算 3 年内，不得使新药申请生效。[38]同样条件下他人就包含该补充内容的同样作用成分的药品提出 ANDA 申请，FDA 在补充申请取得许可之日起算 3 年内，不得使新药申请生效。[39]

2. 保护内容——关键性数据 3 年"不批准"的保护

对新药补充申请的试验数据保护制度类似于非新成分新药的试验数据保护制度，规定保护的数据应当限定在"由申请人所进行或由其出资进行，对取得药品上市许可具有关键作用的临床试验数据（非生物可利用度试验）"，也就是说，新药补充申请享有的药品试验数据保护并不是自动获得的，只有在试验数据符合对"取得药品上市许可具有关键作用"的条件时，才能获得 3 年独占期间的数据保护。"具有关键作用"的含义，FDA 将其解释为除此之外没有其他任何试验数据能够作为申请获批的依据。[40]

在 VioPharma 诉 FDA 一案中，原告 VioPharma 制药公司认为该公司生产的抗生素 Vancocin 因大幅修改药品标签提交了新药补充申请，并在 2011 年 12 月获得了 FDA 的批准。该补充申请依据的两项临床试验中包含了新的临床试验数据，并依据这些数据对药品标签进行修改，具有证明药品安全有效的关键作用，应当依据 21 U.S.C. § 355（j）（5）（F）（iv）的规定享有3年的试验数据独占保护。[41]FDA 认为该药品修改标签所依据的试验数据不能反映药品存在新用途，而只是对以往药品用途的再次说明与修改。批准新药补充申请不意味着肯定修改标签属于重要的新用途，因而不受到试验数据独占制度的保护。[42]什么样的药品试验数据才对证明药品安全有效具有关键作用？在这一类案件中，法院基本上肯定了 FDA 作为专门性监管机构所拥有的自由裁量权。

此外，在新药补充申请数据保护中，对不依赖的理解也仍是可受理而不批准。设置这些限制条件的原因也大体与非新成分新药数据保护制度中设立目的相似，在此不再赘述。享有新药补充申请 3 年试验数据独占保护期的申请人，从逻辑上仅限于已取得新药上市许可的新药权利人。这可视为新药补充申请试验数据保护与非新成分新药试验数据保护的区别所在。

以上是 Hatch‐Waxman 法中规定的三类药品试验数据保护规定，共同构成美国药品试验数据法律框架下的基本规则，针对的是最普遍意义下化学新药试验数据的保护。除此之外，对于一些具有特殊性质的药品，基于其功能和研发难度等因素，在 Hatch‐Waxman 法之外，还存在其他一些法律规定了针对特殊性质药品的试验数据保护制度。

三、《孤儿药法》中的药品试验数据保护制度

（一）立法背景

1983 年美国通过了《孤儿药法》（*Orphan Drug Act*）。所谓"孤儿药"，是指治疗影响人群较少的罕见疾病的药品。[43]研发药品并通过试验证明其安全有效的过程需要花费大量的人力和资金，制药企业一般通过药品销售来回收药品研发上市的成本。而治疗罕见疾病的药品，其销量较普通药品必然较少，可是研发的费用却不低，甚至可能比治疗常见疾病的药品花费更高的成本，而药品上市后制药企业所能获得的利润，不一定能够弥补花费的成本。这使得制药企业缺乏研发治疗罕见疾病药品的动力和积极性。"孤儿药"一词，形象生动地体现出制药企业对于制造这类药品的消极态度。[44]

1982 年，美国众议院在有关制定《孤儿药法》的报告中指出，当时医药市场上用于治疗肌肉萎缩症、肌无力症、亨廷顿舞蹈症等罕见疾病的药品只有 34 种。[45]虽然政府、学术机构及私人单位已经研发出许多可以治疗这些罕见疾病的药品，但因为这些药品潜在市场不大，可以为制药企业提供的利益还不足以使企业回收进行昂贵临床试验所花费的金钱。此外，对于这些孤儿药来说，有许多没有办法利用专利来确保制药企业回收研发孤儿药的投入，就算是拥有

专利保护的孤儿药品，仅凭专利保护，有时也不足以吸引制药企业对孤儿药品进行临床试验。[46]

《孤儿药法》的制定，目的就在于通过法律措施为制药企业提供激励机制，促进制药企业研发孤儿药品的积极性，增加市场对于孤儿药品的供应。法案为研发生产孤儿药的制药企业提供了几项重要的激励措施，包括 FDA 直接对孤儿药的研究和临床试验设计提供协助，以便其符合 FDA 药品上市申请程序的要求[47]；根据孤儿药临床试验支出的费用给予税费补偿，临床试验费用的 50% 可用来抵减税额[48]；向孤儿药企业提供研发补助资金[49]等。其中最重要的举措是，法案赋予申请孤儿药上市的制药企业 7 年的数据独占保护期间，使得许多无法取得专利或专利已经过期的孤儿药品，都能够利用此项独占权利，享有一定时间的市场独占权利，取得回收研发成本的机会，从而提升制药企业申请更多孤儿药品上市的意愿。[50]

（二）法规内容

1. 罕见疾病的指定申请

一种药品的生产者或权利人可以向 FDA 申请认定药品为孤儿药品，认定申请应在申请人向 FDA 提出一般程序新药上市之前提出。如果 FDA 认定该药品后来确实将所指定的罕见疾病列入适应症而提出新药上市申请，并且获得了新药上市许可，FDA 就必须承认该药品为孤儿药。

根据 21. U. S. C. 360bb（a）（2）的规定，原则上，一种药品的适应症必须针对在美国患有该疾病的患者少于 20 万人的罕见疾病，这种药品才可以向 FDA 提出指定为孤儿药的申请，但考虑到可能有某些药品的研发与试验的花费特别高昂，却可能没有取得专利保护，或专利保护已经过期，因此《孤儿药法》规定加入可以证明某种药品符合"无法合理期待在美国境内销售这种药品的利润，足以弥补为使这种药品上市所必须投入的成本"的情形，即使其针对的适应症不是在美国仅有 20 万名以下患者的罕见疾病，也可以被指定为孤儿药。

FDA 在对孤儿药审核时主要考虑以下几个标准：第一，少于一定数量的目标患者；第二，没有商业利润或商业利润很低；第三，治疗的疾病为医疗急需或严重危急生命等；第四，开发成功的可能性很高。

FDA 认定一种药品是否符合指定为孤儿药的标准，是依据制药企业向 FDA 提出指定申请之日的情形为判断标准，而诸如一种孤儿药新适应症的研发、该罕见疾病病患人数的变化等，足以影响制药企业从该孤儿药中得到收益的条件，却有可能随着时间的变化而变化。自《孤儿药法》于 1983 年立法通过后，发生了一些孤儿药在上市之后，由于被发现还可以用于治疗其他较为常见疾病，或者该项罕见疾病的患者急速增加（例如 20 世纪 80 年代的艾滋病），使得申请这些孤儿药上市的制药企业，不仅利用 7 年的数据独占保护期收回了它们研发上市药品的成本，而且这些药品为制药企业带来庞大的利润。对于这种药品取得孤儿药数据独占保护后，药品市场发生剧烈变化的情形，是否应该撤销试验数据独占保护的机制，已经成为一项值得探讨的议题。[51]

2. 试验数据保护规定

如果 FDA 对于指定为孤儿药的药品给予其上市许可，那么以后如果有该取得新药上市许可的权利人之外的人就相同药品、同样适应症提出新药上市的申请，FDA 在许可孤儿药的申请之日起算 7 年内，不得准许他人进行申请。[52]

如果有以下情形之一，FDA 在许可孤儿药的上市申请之日起算 7 年内，对于取得新药上市许可的权利人之外的人，就同样药品、同样适应症提出的新药上市申请仍然可以批准：第一，FDA 在给予取得孤儿药上市许可的权利人通知及答辩机会后，仍然认定权利人在 7 年的数据独占期间内，无法对患有所指定罕见疾病的患者提供足够数量的该孤儿药；第二，罕见疾病新药上市许可权利人以外的人向 FDA 提出权利人同意其就同样药品、同样适应症的药品申请新药上市许可的书面同意。[53]

（三）孤儿药试验数据保护制度的特点

依据 21. U. S. C. 360cc（a）的规定，如果 FDA 许可一项孤儿药的新药上市申请，在此项许可颁布之日起算 7 年内，FDA 不得批准他人就同样药品、同样适应症的药品提出的上市申请。孤儿药品数据独占保护制度与之前的新成分新药数据独占、非新成分新药数据独占和补充申请数据独占相比较，有以下几点值得注意。

第一，孤儿药数据独占保护制度，是考虑到罕见疾病的潜在市场较小，为了鼓励制药企业投入资源研发孤儿药并进行临床试验，因此赋予孤儿药一段可以独占市场的数据独占期间。而 Hatch – Waxman 法对新成分新药、非新成分新药和药品补充申请设置数据独占保护的目的，在于平衡仿制药上市可以不用支付相当的安全有效性试验的花费，造成申请新药上市的不公平现象。因此，孤儿药品法案赋予孤儿药品数据独占的期间为 7 年，比新药数据独占的保护期还要更长。

第二，只要是第一种以特定罕见疾病为适应症而取得新药上市许可的孤儿药，都可以享有 7 年的孤儿药数据独占保护，与这种药品是不是新成分新药或非新成分新药没有关系。因此一种新成分新药在上市多年而专利保护期即将届满时，如果发现其可使用于治疗某项罕见疾病，也可以就此新适应症申请指定为孤儿药而提出非新成分新药的上市申请，而受到孤儿药品 7 年的数据独占保护。

第三，孤儿药品数据独占的立法目的主要出于罕见疾病潜在市场较小，为鼓励制药企业进行孤儿药的研发试验而制定，因此获得孤儿药品数据独占保护的并不局限于新成分新药。另一方面，在孤儿药指定申请中，也不以申请人是否提出"对申请许可起到关键作用的生物可利用度以外的临床试验报告"作为是否取得资格的标准。

第四，孤儿药品 7 年数据独占保护与新成分新药 5 年数据独占保护相同，都是要求 FDA 在独占期内不得接受或审批他人就相同药品、相同适应症提出的上市申请。后续申请者不能在独占期内提交申请并完成审查，等待数据独占期届满后使审批立即生效，使产品立即上市。

第五，孤儿药品所提供的 7 年数据独占期间，与 Hatch - Waxman 法规定的新药 5 年数据独占期间，在性质上是互不排斥的。一种经过 FDA 指定为孤儿药的新药，如果也符合 Hatch - Waxman 法所规定的数据独占保护的条件，可以同时受到这两项数据独占期间的保护。理论上作为孤儿药的新成分新药将享有 9 年半的数据独占保护。

第六，孤儿药数据独占保护的立法目的，与 Hatch - Waxman 法中新药数据独占保护制度的原因相比较，除了均有补偿权利人对于药品安全性与有效性试验的投资之外，更有鼓励制药企业对于孤儿药进行研发从而促进孤儿药在市场上发展的目的。因此，在孤儿药的情况下，不存在仿制药企业自行进行安全有效性试验就可以获得批准这样的情况。对于孤儿药，即使后续申请者自行进行了临床试验，在 7 年的数据独占保护期间内，也不允许就相同适应症的相同药品申请上市，因此，无论在数据独占的保护期间还是保护内容方面，孤儿药数据独占保护都强于一般新药数据独占保护。

（四）孤儿药品试验数据保护的失效

根据 21. U. S. C. 360cc（b）的规定，在下列两种情况下，FDA 对于一项 FDA 在许可孤儿药的上市申请之日起算 7 年内，对于取得新药上市许可的权利人之外的人，就同样药品、同样适应症提出的新药上市申请仍然可以批准：第一，FDA 在给予孤儿药上市许可权利人通知及答辩机会后，仍然认定权利人在 7 年的数据独占期间内，无法对患有所指定罕见疾病的患者提供足够数量的该孤儿药。第二，孤儿药上市许可权利人以外的人向 FDA 提出权利人同意其就同样药品、同样适应症的药品申请新药上市许可的书面同意。值得注意的是，Hatch - Waxman 法授予新药的数据独占保护，是基于申请人对新药进行安全有效性试验所付出的投入，因此，无论新药权利人将来是否，或者何时、以何产量将该药品投入市场，FDA 都无权撤销或缩减新药权利人享有的数据独占保护权。但对于孤儿药来说，该项制度设计的背景，虽然也考虑到申请人投入资金进行孤儿药研发和试验的目的，但是立法宗旨仍然在于积极地鼓励制药企业进行孤儿药的研发试验，以促进药品在美国市场的发展。因此在立法设计上，《孤儿药法》赋予 FDA 一项权力，即如果孤儿药权利人在 7 年的独占期间里无法对相应的患者提供足够数量的药品，权利人享有的独占权利就失去效力，后续申请人可以就相同适应症的相同药品提出上市申请。此外，权利人可以自行决定是否对他人行使这项权利。因此如果后续申请人征得了权利人的同意，可以就相同适应症的相同药品提出上市申请。

四、《食品和药品现代化管理法》中的药品试验数据保护制度

（一）立法背景

为了提升行政机关审核新药上市的行政效率，美国国会于 1997 年通过了《食品与药品行政现代化法》（*Food and Drug Administration Modernization Act*，以下简称"FDAMA"）。法案除了更新申请人向 FDA 提出药品上市审查程序的收费标准，赋予 FDA 可以对特定种类有限药品快速审查的机制之外[54]，最重要的是，FDAMA 为了鼓励制药企业增加药品对于儿童所产生效力及影响的研究，创设了对提出儿科临床试验数据的制药企业，给予其 6 个月的儿科药品数据独占保护。

（二）儿科药品的试验数据保护

如果 FDA 在审批一种以普通新药程序提出上市申请的药品前，认为该药品使用于儿童得到的数据，将对儿童的健康有所帮助，因而要求申请人进行儿童临床试验，将来如果申请人在规定的时间表内完成此项临床试验，而且提交的数据满足法案对该临床试验的要求，那么：

新成分新药权利人所享有的自其取得上市许可之日 5 年内，FDA 允许仿制药提出上市申请的试验数据独占保护期，延长至 5 年 6 个月。FDA 允许以第四段声明的仿制药企业提出的上市申请的时间，自新成分新药权利人所享有自取得上市许可之日起 4 年后延长为 4 年 6 个月后。此情形下，如果发生专利侵权诉讼，FDA 对于仿制药的上市许可需延长至该新成分新药上市许可之日起算

满 7 年 6 个月之日的期间，相应延长至 8 年。[55]

非新成分新药及补充申请权利人所享有的 FDA 自其取得上市许可之日起 3 年内不得使相同条件仿制药及包括该修正内容的仿制药的申请许可生效的数据独占保护期间，延长为 3 年 6 个月。[56]

如果此项新药被指定为孤儿药，所享有的 FDA 在许可此项新药上市申请起 7 年内不得许可其他人的新药上市的孤儿药数据独占保护期间，延长至 7 年 6 个月。[57]

如果 FDA 认为一种已经取得新药上市申请许可的药品使用于儿童的数据，将对儿童的健康有所帮助，因此以书面要求权利人进行儿童临床试验，将来如果权利人在规定的时间表安排之内完成临床试验，且提交的数据满足法案对该临床试验的要求，那么该药品的各类数据独占保护期也同样延长 6 个月。

（三）儿科药品试验数据保护的特点

美国儿科药品数据独占保护制度的最大特点，在于法案赋予 FDA 主动以市场独占权利为条件，要求制药企业对于其药品进行儿童临床试验的权力。制药企业对于 FDA 的要求可以自行决定是否接受，但如果不接受，FDA 可以将此项儿童临床试验交给国家健康研究所进行，并向大众公布该项药品名称、权利人企业名称以及此项尚待进行的儿童临床试验针对的适应症。[58]此项制度是以政府提供特定期限的数据独占保护，换取制药企业对于药品进行儿童临床试验的设计。制度所要保护的，是制药企业进行儿童临床试验所进行的投资。

儿科药品数据独占保护的另一个特点在于它是一个完全不受专利保护期间或其他形式的数据独占保护期间影响，独立起算的独占期间。法案通过逐一列举的方式，说明不论接受 FDA 进行儿童临床试验要求的药品是享有 5 年数据独占保护的新成分新药、3 年数据独占保护的非新成分新药及补充申请药品，还是享有 7 年数据独占保护的孤儿药品等，如果完成儿童临床试验并享有儿科药品数据独占保护，其保护期间均为从其他各种数据独占权届满后起算 6 个月。这样一来，就不会发生 6 个月的儿科药品数据独占保护期间，有可能在其他数据独占保护期间内已经届满的情况，从而影响制药企业进行儿童临床试验的意愿。

除此之外，FDAMA 规定的儿科药品数据独占保护与孤儿药品法案规定的数据独占保护以及 Hatch – Waxman 法规定的新成分新药数据独占保护相同，规定 FDA 在数据独占期内不能接受和审查后续申请，属于不受理类型的不依赖，而非 FDA 可以在独占期内就进行审核程序，等到独占期满许可立即生效的不批准型的不依赖。

另外，儿科药品数据独占保护排除后续申请者，即使仿制药企业愿意自己另外投资时间和金钱进行相同的儿科药品临床试验，而不援引原创药的数据，FDA 仍然不允许仿制药企业在儿科药品数据独占期内提出申请。因此一旦原创药企业取得儿科药品数据独占保护，在保护期间内仿制药企业完全没有取得相同作用成分药品上市许可的可能性。这种数据独占已经超过单纯保护试验数据的范围，类似于绝对的市场独占保护。

五、违反药品试验数据保护行为的救济措施

美国药品试验数据保护制度强调对政府使用私人所有试验数据的限制，政府和第三方没有未经授权随意使用试验数据的权力。根据美国药品试验数据独占保护制度的设计，如果在试验数据独占保护期内，FDA 批准了受保护数据原创药的仿制产品，原创药申请人，同时也是试验数据保护制度中的权利人，可以认为自己享有的试验数据保护权利受到了损害。对药品试验数据权受到侵害所寻求的救济，针对的是 FDA 的审批行为，而不是仿制药参考原创药试验数据提出上市申请的行为。

（一）行政救济

权利人可以根据《食品、药品与化妆品法》中的规定，向 FDA 提出公民请愿书（Citizen Petition），要求 FDA 通过修改或撤销仿制药上市申请的方式阻止仿制药的上市销售。[59] FDA 在接到权利人的申诉后将展开审核，在审核申诉过程中，FDA 可以通过举行听证会等方式使相关利益方得到充分表达自己意见的机会。[60] FDA 应当在受到请愿书的 180 天内对权利人作出回复决定。决定分为三种：批准情愿书并采取相应措施加以执行[61]；拒绝情愿书[62]；提供暂时答复并说明 FDA 暂时不能作出最终决定的理由，例如需要更多信息、存在其他有限事项等，但暂时答复内容往往与最终正式答复内容相近。[63]

（二）司法救济

1. 行政诉讼救济

如果利益相关方对决定存在异议，有权要求法院对 FDA 作出的行政决定的合法性进行审查，撤销 FDA 作出的行政决定。这是行政救济程序的延伸和补充，实现对行政权力的限制与制约。但是，行政管理职能的不断扩大及行政管理活动的复杂性、技术性和细密性的增强，使得行政案件的数量越来越多。此外，由行政案件的本质所决定，行政诉讼往往涉及一些普通法院法官的审判经验和才能所不及的行政专门知识，在药品审批领域内情况也是如此。行政案件

的裁决往往需要广泛的法律规定的行政自由裁量权的行使。由于上述原因，目前在美国行政诉讼制度中广泛形成了一种行政机关"优先裁判"的惯例。尤其在所要裁判的问题是事实问题而非法律问题、是需要行使自由裁量权而非由规章明确规定的情况下，更是如此。[64] 从与药品试验数据保护有关的案例不难发现，法院判决的结果几乎都是支持了 FDA 的行政决定，肯定了 FDA 在行使职权对药品进行审批时可以行使自由裁量权。2012 年 VioPharma v. Hamburg 案与 2013 年的 Astrazeneca Pharmaceuticals LP v. FDA 案是药品试验数据保护领域内较新的案例，法官仍然沿袭了支持 FDA 行政决定的裁判倾向。因此，在实践当中，通过行政诉讼寻求违反药品试验数据保护制度的救济措施实际效果不佳。

2. 民事及刑事救济

药品试验数据保护是一种行政保护，其法律关系双方是行政机关与行政相对人，违反药品试验数据保护的主体是负有药品监管职责的政府药品监管机关。严格说来，对药品试验数据保护权利的救济，也只应当限制在行政救济的范围内。不过从广泛意义上来说，探讨传统商业秘密保护部分的药品试验数据保护救济具有一定意义。

美国《食品、药品与化妆品法》第 301 条(j)、(y)中分别规定，任何个人基于自己的利益，而不是基于向 FDA 或官员、雇员、涉及司法程序法院的要求，使用或泄露第 505 条等条款所规定的作为商业秘密保护的有关方法或工艺信息的行为，未经提供信息所有人书面同意而泄露秘密商业信息或者任何商业秘密行为，均属于违法行为，由法院审理或根据被告的请求由陪审团来审理。一般情况下权利主张人可以向法院提起民事诉讼，民事救济措施主要包括赔偿损害、强制执行、禁令等。如果药品试验数据保护的权利受到严重侵犯，其违法行为涉嫌犯罪，可以由检察官对犯罪人提起控告。刑事处罚主要包括监禁、罚款等。

第二节　欧盟的药品试验数据保护制度

一、欧盟药品监管法规发展概述

（一）欧盟药品监管法律体系的建立

经过从欧洲共同体到欧洲联盟（简称"欧盟"）的 60 多年的发展，欧盟已经通过缔结各种条约建立了一个规范的结构性整体。[65] 这一法律体系主要包括基础条约以及在基础条约中派生出的次级法，包括条例（regulation）、指令（directive）、决定（decision）以及建议、意见等。其中条例、指令、决定均对欧盟各成员国具有约束力。[66]条例由欧盟委员会和欧盟理事会制定，它们自发布之时起具有直接约束力，并同时全面适用于欧盟所有成员国。条例无须纳入国内法，它们在生效的同时就使任何涉及同一问题的国内法失效，而此后发布的国内条例也应与此保持一致。指令由欧洲议会和欧盟理事会制定，并不直接实施，而是向成员国提出在预定期限内为适应新条例而实现的目标。因此，成员国可以选择实现这些目标的形式和方法，将欧盟立法纳入其本国规范制定框架。指令是对所有成员国发布的，如果某成员国未能通过所要求的国内立法，或国内立法未能充分符合指令的要求，欧盟委员会可以在欧洲法院对该成员国提起诉讼。[67]

欧盟药品监管法律体系同样是随着欧盟政治、法律体系的统一而建立起来的，通过颁布一系列重要的条例和指令，欧盟成员国的药品监管制度，逐渐由各自为政发展成为一套协调一致的法律框架。20 世纪 60 年代，欧洲发生了"反应停事件"，一种名为沙利度胺（又称"反应停"）的抗妊娠反应药品导致婴儿畸胎，致使成千上万的畸形婴儿出生。[68]这一悲剧性的药品安全事件，在1965 年催生了第一个欧共体用药指令——65/65/EEC 号指令。65/65/EEC 号指令经过了若干次修正，逐步建立和完善欧共体内部药品监管法律体系，清除了由于各国在药品审批和管理程序上的不一致而给药品监管一体化进程带来的障碍。[69]2001 年，65/65/EEC 号指令与其他有关药品监管的指令一起被统一为一部法典——《关于人用药品的共同体法典》，即 2001/83/EC 号指令。[70]2001/83/EC 号指令也成为欧盟药品监管法律体系中最重要的立法之一。欧盟内承担药品市场审批与监管的机构是欧洲药品管理局（European Medicine Agency，EMA）。EMA 在欧盟、制药工业和成员国的赞助下，于 1995 年成立，目的是协调成员国间国家级的药品检验单位，以节省新药在引进欧洲的过程中，成员国间重复审查的费用，并消除在新药引进过程中个别国家中的保护政策。

（二）欧盟药品审批程序

根据提交申请的对象不同，欧盟范围内药品申请上市有三种程序：集中程序（centralized procedure）、互认程序（mutual recognized procedure）、单独国内程序（independent national procedure）。集中程序直接将药品上市申请提交给EMA，通过集中程序获得上市许可的药品可以在欧盟任意成员国销售。这是药品进入欧盟市场最有效、最便捷的途径，但另一方面，如果药品选择集中程序进行上市申请而未获得许可，该产品将很难有机会通过其他审批程序获得上市。[71]互认程序中药品生产者在某成员国申请获得许可后，通过互认程序将申请材料送至其他成员国以获得其他成员国的批准。互认程序可以比较迅速地使药品从一个成员国进入其他成员国，尽管不像集中程序那样只需要一次申请，但优点在于如果在某一国没有获得许可，还有机会在其他国家获得许可。单独国内程序是指药品在某一成员国国内申请上市，经过该国内药品主管机关进行审批而在单独成员国国内上市的程序。除了生物药品、含有新活性成分新药[72]以及针对某些特定适应症如艾滋病、癌症、糖尿病[73]等疾病的药品要求必须通过集中程序进行申请之外，其他药品可以选择三种程序中任何一种。

如果以药品申请种类分类，可以分为药品一般上市申请程序[74]与简化申请程序[75]。简化申请程序就是仿制药申请程序。

根据目前的规定，如果仿制药申请人申请的药品与原创药具有实质性相似，就被认为属于仿制药申请。要满足"实质性相似"需要满足四个条件：第一，仿制药品与原创药品在定性与定量的组成上具有相同活性成分；第二，仿制药与原创药具有相同的药品剂型；第三，仿制药与原创药具有生物等效性；第四，没有科学证据表明仿制药在安全有效性上区别于原创药。[76]仿制药生产者可以使用与原创药不同的赋形剂，但欧洲法院认定相同活性成分中的不同盐是可被允许的差异。所有口服的固体药品，无论是胶囊还是片剂，都属于相同药品剂型。除了仿制药，在以下两种情况下后续申请者也可以参照原创药的试验数据。第一，申请药品是两种已获批原创药的组合。在这样的情况下，组合后的药品可以参照两种成分药品的数据，但需要提交自己的安全有效性数据。[77]第二，原创药所有人出售了活性成分给后续申请人，后续申请人在此基础上进行了改进与变化，使其与原创药不再实质上相似。[78]这种情况下后续申请人可以部分依赖原创药数据，但后续申请人需要提交支持其改变的证据。

（三）药品审批需提交的数据资料

2001/83/EC 号指令第 8 条第 3 款中列明了提出药品上市许可申请需要提交的数据资料，无论按照哪一种程序进行药品审批，所要提交资料的要求是相同的。这些资料包括药品申请者基本信息、药品基本信息、药品针对的适应症、剂量、给药途径、生产、包装、存储方法等材料，以及能够证明药品安全有效的试验数据，包括药理学试验、毒性试验等临床前试验数据和临床试验数据等。[79]如果按简易程序进行仿制药申请，则无须提交完整的临床前试验数据和临床数据。

二、87/21/EEC 号指令中的药品试验数据保护

1965 年颁布的 65/65/EEC 号指令中提出要求药品生产商在药品上市申请时提交药品在研发过程中的试验数据，以证明药品的安全有效性。1987 年颁布的 87/21/EEC 号指令对 65/65/EEC 号指令进行了修订，修订后的 65/65/EEC 号指令中首次提出了药品试验数据保护的规定。[80] 指令允许依照简易程序提出仿制药申请的申请人无须提交临床前试验数据与临床试验数据，但必须等待已获得审批许可的含有相同活性成分的创新药品上市期满 6 年后方可进行仿制药品申请。2001/83/EC 号指令是对欧盟内药品法令的汇编，在药品试验数据保护方面，仍然依照 65/65/EEC 号指令的规定，确定了欧盟药品试验数据保护制度基本框架。2004 年欧盟通过 2004/27/EC 号指令在 2001/83/EC 号指令的基础上修订和完善了相关规定，形成了现行的欧盟药品试验数据保护法律框架。

（一）药品试验数据保护期

欧盟药品试验数据保护起源于由 87/21/EEC 号指令修订后的 65/65/EEC 号指令，指令第 4 条第 8 款规定，在不违反有关保护工业和商业财产法律的前提下，药品上市审批申请人在如下情况下无须提交药理或毒理学试验结果或临床试验结果：（1）若药品与已经在申请国获得上市许可的药品构成实质性相似，已获批药品权利人同意药品申请人使用其试验数据进行上市审批；（2）若申请人能利用发表的详细的科学文献，阐述药品的单一成分或多个成分具有确切的医疗用途，且确认其疗效以及具有可接受的安全水平；（3）若药品与已经在共同体内取得上市许可的药品构成实质性相似，根据共同体法律规定，已获批药品在申请国上市超过 6 年，药品申请人无须提交药理或毒理学试验结果或临床试验结果。如果药品属于 87/22/EEC 号指令附件所指的高科技药品，6 年期限可以延长至 10 年。此外，成员国如果认为出于保护公共健康的必要，可以在本国内将 6 年期限延长至 10 年。成员国也有在创新药品专利期届满后不再适用 6 年保护期限的自由。[81] 在 2001/83/EC 号指令对药品监管法规进行法典化时，药品试验数据保护法律规定，随着作为法典组成部分的 65/65/EEC 号指令被纳入 2001/83/EC 号指令第 10 条第 1 款第 1 项第 3 目中。[82]

2001/83/EC 号指令规定了四种保护期限不同的药品试验数据保护模式：

10 年保护期、6 年保护期、专利覆盖的 6 年保护期以及 10 年任择性保护期。

1. 10 年保护期

10 年试验数据保护期适用于 87/22/EEC 号指令附件中所定义的"高科技药品",主要是指采用了生物技术工艺生产的药品,具体包括采用 DNA 重组技术、原核生物和真核生物,其中包括转化哺乳动物细胞活性蛋白质基因编码的控制表达技术与杂交和单克隆技术生产的生物药品[83],以及其他经有权机关认定构成重大创新的生物药品或其他药品。[84]

此外,2309/93 号条例规定,10 年试验数据保护期同样适用于经集中审批程序许可上市的药品。[85]需要经过集中审批程序申请上市的药品主要包括生物药品、含有新活性成分的药品以及针对某些特定适应症如艾滋病、癌症、糖尿病[86]等疾病的药品。可以看到,87/22/EEC 号指令与 2309/93 号条例中规定的使用集中程序申请上市的药品有重合之处。总的来说,适用 10 年试验数据保护期的药品包括生物药品、含有新活性成分的新药以及针对某些特定适应症如艾滋病、癌症、糖尿病[87]等疾病的新药。

2. 6 年最低保护期限

6 年最低保护期限适用于其他种类的创新药品,包括通过互认程序以及成员国审批程序取得上市许可的药品。[88]

3. 专利覆盖的 6 年保护期

实施 6 年保护期限的成员国可以选择在专利保护期间届满时覆盖试验数据保护期限。[89]也就是说,在这种保护模式下药品试验数据保护期不会超过药品专利保护期。希腊、西班牙和葡萄牙选择了这种保护模式。[90]但是,如果一种药品同时享有几种专利的保护,以哪一项专利期限为准,指令则没有明确规定。

4. 10 年任择性保护期

成员国可以选择将 6 年的数据独占保护期延长至 10 年。成员国只能选择采取 6 年期限或 10 年期限进行试验数据保护,而不能取中间值比如 7 年或 8 年的保护期。而且这种对保护期的延长必须及于成员国境内所有符合保护条件的药品,而不能根据其来源国产生任何歧视。根据 2001/83/EC 指令,作出延长保护期限的决定必须是出于公共健康利益的必要。[91]当然具体判断公共利益的标准是由成员方自行决定的,欧盟有关机关不能决定该公共利益情势是否客观存在。采取这一方式的成员国包括比利时、德国、法国、意大利、荷兰、瑞典、英国和卢森堡。[92]

（二）药品试验数据保护制度的实施

1. 实施目的

欧盟的药品试验数据保护制度的核心制度与美国相同，采取的是数据独占保护模式：给予创新药品一定期限的试验数据保护期，在此期间，药品监管部门不得批准含有相同成分的仿制药上市。保护的关键措施在于对创新药品试验数据的"不依赖"，而对"依赖"含义的解释，也与美国法律一致，"不依赖"实质上是针对药品管理机关的行为，而不是后续申请者直接取得和使用原创数据的行为。采取这种保护模式的目的是在允许仿制药不提交完整试验数据，通过简易申请程序上市的同时，对药品试验数据进行保护，用以平衡原创药企业与仿制药企业之间的利益要求。此外，欧盟设置药品试验数据保护制度还有一个与美国不同的目的。1987 年欧共体首次颁布试验数据保护制度规定，而当时的一部分欧共体成员国国内法规定药品不受专利制度保护。[93]在这样的情况下，欧共体引进了试验数据保护制度作为专利的替代制度，以确保创新药品在欧共体任何国家内，都有机会受到市场独占权的保护。

2. 实施条件

要获得数据独占保护，申请者必须获得新药上市许可。除此之外，指令中没有写明其他具体的获得数据保护的条件和要求。特别是没有明确规定，可以获得数据保护的药品是否必须含有之前从未被审批过的新化学实体。但按照保护规定的内容，能够受到保护的仍然应当是包含没有经过有权机关审批许可的活性成分的创新药品。

欧洲法院在 2003 年 AstraZeneca 诉 Generics（UK）Ltd. 一案中作出判决，指出在仿制药申请人提出简易申请程序时，其参考的原创药品获得的上市许可必须有效。[94]这一判决对欧盟当时的药品试验数据保护制度作出两点解释：第一，如果原创药品的上市许可是由成员国国内药品管理机关颁发的，其必须在仿制药提出申请的成员国也具有效力；如果不具有，则仿制药不能申请仿制药申请程序，即使原创药申请在其他成员国依然有效。这一规则不符合仿制药企业的利益，并在 2004 年的指令修订中进行了更改。第二，欧洲法院认为原创药品申请只要在相关成员国获得有效上市许可即可，即使该药品并未在该成员国实际销售。这一规则在 2004 年指令修订中得以保持。

与美国情况相同，欧盟的仿制药申请者也可以在数据独占保护到期以前提出申请，药品管理机关可以接受申请并进行审查，但只有数据保护期间届满后仿制药上市许可方可生效。[95]这种申请被称为"通知同意"的简易申请。[96]

3. 保护期的延长

与美国法律规定不同，欧盟没有授予对已上市药品进行实质改进的药品额外的数据独占保护。对原创药品的改进（如针对新适应症等）不能受到数据独占保护。一旦原本的原创药品数据独占期届满，仿制药就可以参照改进原创药品所获取的试验数据，即使对原创药品的改进获得的数据之前并没有受到数据独占保护。

这一规定在指令中的表述不明确，但 1998 年欧洲法院对指令的解读中指出了这一点。法院认为只有在两种药品构成实质性相似的情况下后续申请者才能依赖原创药品的试验数据。[97]也就是说，原创药品的试验数据保护期间届满之后，仿制药企业就可以依赖这种原创药品得到批准的所有种类药品的试验数据，包括新剂型、新适应症、新给药途径等。欧洲法院的这一判决对仿制药企业是有利的，但损害了原创药企业的利益。法院的法律推理过程实际上是存在问题的。如果法院把结论的重点放在"根据共同体生效的规定批准的产品"，而不是"实质性相似"上，就会得到不同的结论。问题的关键应该是如何定义"获批的产品"。按照这种逻辑，那么一项新的申请许可就应当对应一种新的产品，而新的产品应当享有独立的保护期间。原创药企业认为以上的解释违反了保护创新、非歧视、尊重财产权、比例原则等原则。

另一方面，法院的这一判决与欧盟颁布的指令规定之间也存在冲突。理事会 2309/93 号条例规定 10 年试验数据保护期适用于所有通过集中审批程序获得许可的药品。同时，2309/93 号条例在附件一中规定允许一些不含有新活性成分的药品进行集中审批程序申请，例如 EMA 认为针对具有重要治疗效益的新适应症的药品。这样一来法院的意见与条例的表述就发生了冲突。

三、2004/27/EC 号指令中的药品试验数据保护

（一）2001/83/EC 号指令的修订背景

欧盟自 2001 年 7 月起发起一项重要的对欧盟药品管理立法的修订工作（2001 Pharma Review），药品试验数据保护制度正是这次修订工作的关键目标之一，而药品试验数据保护期限又是药品试验数据保护制度修订中引起争议的焦点。

1. 创新制药企业的立场

在欧盟的支持下，[98]创新制药企业希望能够统一数据保护的期限，将最短 6 年保护期统一延长至 10 年。创新制药企业认为设置不同的保护期限会在实施上产生混乱与不确定。并进一步主张，更长的数据独占保护期限能够弥补制

药企在欧洲市场缺乏为药品自由定价的权利。[99]欧盟委员会提出应取消试验数据保护期与专利保护之间的链接，防止有成员国以专利保护期覆盖试验数据独占保护期。欧洲的创新药企业还积极游说将数据试验保护制度扩展到适用于根据原创药品进行改进的药品，建立类似美国的 3 年非新成分新药的试验数据保护期。

2. 仿制药企业的立场

不难想象，在药品试验数据保护期的问题上，仿制药企业的立场与创新药企业的立场是完全相反的。仿制药企业认为试验数据保护期可以统一，但应当降低到与美国相同的 5 年，并反对对非新成分新药给予试验数据保护。[100]2004年加入欧盟的 10 个成员国也表达了它们对延长数据保护期间的反对意见，认为延长数据保护期限会影响其国内的健保投入的赤字，因为大多数消费者需要依靠仿制药企业提供的廉价药品进行治疗。[101]

（二）2004/27/EC 号指令对药品试验数据保护制度的修订

创新药企业与仿制药企业两大阵营意见针锋相对，使得欧盟对指令的修订在很长一段时间内无法达成一致意见。在经过漫长的协商谈判之后，终于在2003 年 12 月达成一个双方妥协的一揽子结果。[102]2004/27/EC 号指令于 2004年 4 月 30 日公布，成员国需要在 2005 年 10 月 30 日以前开始执行新的指令。新的药品试验数据保护制度适用于在新指令生效后提交申请的药品。

2004/27/EC 号指令第 10 条第 1 款规定，若药品申请人能证明提出申请的药品是仿制一种在成员国或欧共体内根据指令许可上市至少 8 年的参照药品，则无须提供临床前试验数据与临床试验数据。指令许可的仿制药品，在其参照药品获得初始上市许可之日起 10 年后方可上市。如果在 10 年的前 8 年内，上市许可持有人获得了一项或一项以上的新适应症许可，并且许可前的科学评价表明新适应症许可的药品能提供比现在疗法更显著的临床疗效，则 10 年期限应当最多延长至 11 年。

1. 新药的试验数据保护

2004/27/EC 号指令为参照药品（reference medicinal product）提供 10 年的试验数据保护期。所谓参照药品在 2004/27/EC 指令中进行了定义，根据2001/83/EC 第 8（3）条、第 10a 条、第 10b 条、第 10c 条规定提交完整药品上市申请资料并获得上市许可的药品，[103]也就是一般意义上的新药。欧盟指令中没有使用 TRIPS 协定第 39 条第 3 款使用的 "含有新化学实体的药品" 这一概念。根据参照药品的概念，"含有新化学实体的药品" 应包含其中。

指令为新药提供了 "8 + 2 + 1" 的试验数据保护机制, 无论新药是通过集中审批程序还是互认审批程序获得许可的。[104] 这种保护机制规定新药自获准上市销售之日起 10 年内受数据独占保护, 仿制药品在 10 年保护期间内不得上市销售。但自新药获准上市销售之日起 8 年后, 仿制药申请人可以提交其仿制药上市申请, 但必须再等待 2 年时间许可方可生效。

2. 新药的新用途

根据修改后的指令, 对研发新用途 (如新适应症) 的新药, 可以获得额外 1 年的保护期限。但其他对药品的改变则不享受 1 年保护期, 如新的药品单位剂量、新给药途径、新剂型等。对于已经享有 "8 + 2" 年保护的药品, 对新适应症提出的许可申请必须在 8 年的保护期间取得, 而且这种新用途必须是在临床上与现有疗效相比具有重要进步的。是否满足这一条件须由药品管理机关进行判断。[105] 额外的 1 年保护同时及于新用途的新药以及之前的新药, 因此仿制药申请者在这 1 年中亦不能对针对原有适应症的新药进行仿制和销售。

3. 非新药的新用途

对于已经上市并被证明具有确切的医疗用途 (well - established medicaluse) 的药品, 如果就新适应症获得新药上市申请许可, 也可以获得 1 年的试验数据保护期。与对新药新用途的试验数据保护要求不同, 对于这类已经具有确切医疗用途的药品的新适应症的上市许可没有申请时间限制, 不一定要求在药品试验数据保护期间内提出。新适应症新药上市申请必须建立在进行了大量临床前及临床研究足以证明其安全有效性的基础之上。这种 1 年的保护期限, 不适用于原有的药品, 只给予针对新适应症的新药。[106]

4. 处方药变为非处方药

新指令规定, 如果一种处方药改变为非处方药, 该药品有权享有 1 年的数据独占保护期, 只要这项改变经过了大量的临床前试验与临床试验。[107]

四、《孤儿药条例》中的药品试验数据保护规定

2000 年通过的第 141/2000 号条例建立了欧盟孤儿药申请程序与管理规则, 因此又被称为《孤儿药条例》(Orphan Drugs Regulations)。该条例的主要目标在于激励孤儿药品的研发和上市申请。[108] 该条例中所称的孤儿药是指用于诊断、预防和治疗在欧盟境内发病率不超过千分之五的危及生命的疾病或慢性退化性疾病的药品,[109] 或者是那些用于诊断、预防和治疗严重危及生命或造成严重慢性退化症状的, 如果没有激励机制措施则无法在欧盟市场合理回收

研发成本的药品。[110]

如果一种药品通过 EMA 孤儿药委员会的评审被确定为孤儿药，就自动获得孤儿药试验数据保护。孤儿药自许可上市之日起拥有 10 年市场独占保护期，在此期间欧盟与成员国不但不接受他人提出的仿制药上市申请，也不接受针对同一适应症的相似药品的上市申请，或者已上市药品提出的新适应症、新用途等的补充申请等。[111]孤儿药的试验数据独占保护，是保护程度最高、最严格的药品试验数据保护规定，目的在于充分激发制药企业投入孤儿药研发的积极性。这种限制不单针对仿制药，也针对有相同适应症的相似产品，也就是说即使是自行提交试验数据的相似产品，也不能得到上市申请。这种市场独占效果，正如美国的孤儿药保护一样，都更近似于绝对的市场独占，比一般的药品试验数据保护具有更强的排他性。

但为了确保对孤儿药的市场独占保护不致由于高标准的保护反而对公共健康造成负面影响，该条例同时规定了一些对孤儿药试验数据保护进行限制的条款。首先，在以下三种情况下，EMA 可以接受相似产品的上市申请：第一，后续药品申请征得了数据所有人同意；[112]第二，数据所有人无法充足供应所需的孤儿药品；[113]第三，后续申请人能够证明自己的产品虽然与先上市的孤儿药品存在相似性，但比先上市的药品更安全有效或疗效更显著。[114]此外，如果有充分证据表明，受保护的孤儿药品已经合理回收了投资成本，没有正当理由再保持药品试验数据独占保护期，那么保护期间由 10 年减为 6 年。[115]

五、《儿科药品条例》中的药品试验数据保护规定

2006 年 6 月通过的欧盟第 1901/2006 号条例被称为《儿科药品条例》(*Pediatric Medicines Regulation*)，并于 2007 年 1 月 26 日在各成员国内生效。这一法规旨在不耽误成人药品审批及避免不必要儿科试验的前提下，促进儿科药品的研究和申请。该条例规定了欧盟儿科药品试验数据保护的新形式——拥有 10 年保护期的儿科使用许可（pediatric use marketing authorization）试验数据保护许可。[116]通过这一许可，获得儿科适应症上市许可的药品可以获得 10 年的试验数据保护。在 10 年中，其他药品不能以批准的儿科适应症上市。这是专门设立的一种新的数据保护。如果儿科药品被批准上市并发现有新适应症，并满足欧盟"8 + 2 + 1"的试验数据保护原则，则该药品也可获得为期 1 年的额外的数据保护期。

第三节　其他若干 WTO 成员的药品试验数据保护制度

一、加拿大的药品试验数据保护制度

（一）加拿大《食品与药品条例》中的药品试验数据保护规定

加拿大禁止药品生产者未取得政府药品监管机关批准自行销售药品的行为，法律规定药品生产者必须提出上市销售申请，在申请中按要求提供详细信息证明药品的安全有效性，以取得卫生部颁发的批准通知（Notice of Compliance）。[117]药品生产者可以提出两种申请，一种是新药申请（New Drug Submission，NDS），另一种是简易新药申请（Abbretive New Drug Submission，ANDS）。[118]新药申请一般由原创药品生产者提出，其提交的信息将证明申请药品的安全性、有效性以及药品质量。其中的数据涉及药品疗效、副作用、生产过程、临床试验结果等方面。新药申请由数个阶段组成，包括临床前试验、临床试验、化学与生产环节，这些环节会产生一系列数据，均被作为信息提交给卫生部。[119]一旦提交材料满足卫生部的要求，卫生部将发给批准通知，该药品即被列为加拿大参照药品（Canada reference product）。[120]仿制药申请是提供给那些要仿制已上市的药品而无须提供详细的临床试验报告与数据以证明产品安全有效的仿制药生产者的。仿制药申请需向卫生部门提供有关药品成分和生产的信息，以及药品与参照药品在同样成分同样剂量下药理一致性与生物可利用度的试验结果。对符合申请条件的仿制药品，卫生部将发给批准通知，仿制药品同样被列入加拿大参照药品并标记药品鉴别号。[121]

加拿大签署 NAFTA 后，于 1994 年生效的《食品与药品法》（*Food and Drug Act*）第 30(3)条以及1995 年生效的《食品与药品条例》（*Food and Drug Regulation*）第 C.08.004.1 条均规定了药品试验数据保护。由于 TRIPS 协定在当时尚未生效，因此两项法规中未提及履行 TRIPS 协定第 39 条第 3 款义务。

加拿大给予为申请新药上市许可的制药公司提交的试验数据 5 年独占保护期。《食品与药品条例》第 C.08.004.1(1)条中规定，当药品生产者提交新药申请、简易新药申请、新药补充申请、简易新药补充申请材料以证明申请药品的安全性与有效性时，卫生部通过含有此前作为药品从未在加拿大获得销售许可的化学或生物成分的原创药品提交的材料审查药品申请，并依赖原创药品提交的申请材料中含有的数据支持制药公司提交的申请。鉴于该申请可能是在原创药品提交的信息材料的基础上进行的，卫生部不得在原创药品获得上市许可批准之日起 5 年内向提出申请的药品生产者颁布批准通知。[122]该条例没有规定如果后续申请人自原创数据持有人处获得使用数据的许可应当如何处理，也没有规定如果含有原创数据的申请在 NAFTA 生效之前提出的情况应当如何处理。

从该条例规定来看，加拿大国内法的规定与加拿大在 NAFTA 下承担的国际义务是相符合的。但加拿大国内法院在拜尔案中对试验数据保护条款的解释更倾向于保护仿制药企业的利益。

（二）加拿大《食品与药品条例》修订案对药品试验数据保护规定的修订

加拿大联邦法院在拜耳案中对"不依赖"的解释认为药品监管部门审批仿制药上市申请的行为没有违反药品试验数据保护制度，这受到了一些研发型制药公司与协会的批评。例如，美国药品研究与生产者协会（phRMA）批评加拿大法院的意见与 NAFTA 规定的试验数据保护制度不符。药品试验数据保护问题成为美国与加拿大两国就知识产权保护问题产生贸易摩擦的原因之一。在国内制药企业不断要求的压力下，美国于 2003 年将加拿大列入美国"特别301 观察名单"。[123]

为了处理强大的国际压力，加拿大政府着手修改有关药品与生物药品的知识产权法律规定。在试验数据保护问题上，加拿大政府提出修改《食品与药品条例》第 C.08.004.1 条并于 2004 年 12 月在《加拿大政府公报》上公布了修订案，《食品与药品修订案》于 2006 年 10 月 5 日生效。对《食品与药品条例》第 C.08.004.1 条的修改目的是为了明确并有效实施加拿大在 NAFTA 和TRIPS 协定下保护含有新化学实体的药品及农化产品证明其安全有效性所必需的未披露试验数据及其他数据的义务。修订案赋予原创数据持有人一段时间的市场独占以保护其在研发产品过程中的投资。[124]此外，修订案希望能够通过给予创新型药企市场独占这种明确的保护方式来促进药品产业领域知识产权保护的稳定性与可预见性。修订案也通过在数据独占保护制度中规定一些以保护公共健康为导向的例外，从而试图在药品研发保护与药品可及性之间寻求平衡，使得研发型企业与仿制药企业均能从中获益。[125]

1. 修订的内容

第一，将药品试验数据数据独占保护期间从之前的 5 年延长至 8 年。根据第 C.08.004.1(3)(b)条的规定，原创数据持有人享有至少 8 年的数据独占保护期，从原创药品获得市场许可之日起算 8 年内政府药品监管机关不得向仿制药颁发许可通知或批准任何 ANDS 申请。如果该原创药品提交了以儿童为对象的临床试验数据以证明该药品用于儿童的功能，数据独占期可以在 8 年的基础上延长 6 个月。[126]

第二，撤回了拜耳案对"依赖"的定义。在拜耳案中法院认为仿制药品基于对原创药品进行生物等效性试验，并依据生物等效性试验数据提出 ANDS申请，在这样的情况下，政府卫生机构不需审查原创药品的试验数据，而依据生物等效性数据审批申请，政府机构不构成对原创药品数据的依赖。这样一来，数据独占保护的适用范围就被解释得非常狭窄。修订后的第 C. 08. 004. 1(3)(b)条则改变了法院的认定，明确规定政府药品监管机关在 8 年数据独占保护期间内不得审批任何后续申请或向任何仿制药企业颁布批准通知。修订后的规定可以说明确了"依赖"的含义，只要仿制药企业在直接或间接地与原创药品进行对比的基础上提出仿制药上市申请，就认定仿制药企业依赖了原创药品的试验数据，与政府药品监管机关是否确实地审查了原创数据无关。修订的规定解决了由于拜耳案中法院对"依赖"的解释而引起的问题。

第三，在药品试验数据独占保护的 8 年期间内，前 6 年内仿制药企业不得提出仿制申请，直到 6 年期满后仿制药企业被允许向政府机构提交仿制药上市申请，但政府机构仍须等待 8 年独占保护期届满后才能向仿制药企业颁发批准通知。[127]可见，数据独占保护的 8 年期间中，前 6 年是"不申请"期间，后 2年是"不批准"期间，直到 8 年期间届满后仿制药品才能取得批准许可并上市销售。这一规定一方面强调了数据独占保护期间，另一方面也促进了仿制药的及时上市。

第四，对试验数据保护范围的限制。修订案规定只有第 C. 08. 004. 1(1)条中定义的"创新药品"（innovative drug）才能享有 8 年数据独占保护。数据独占保护不适用于以新适应症、新剂型或其他对已上市新药进行改进为目的的新药补充申请。"创新药品"的定义是包含之前从未在加拿大卫生部批准过的活性成分的药品，并且也不是之前批准过的成分的变型如盐、酯、溶剂化物或同质异像体。[128]"创新药品"的概念是加拿大药品管理法规对 TRIPS 协定中"含有新化学实体的药品"的理解。根据卫生部公布的草案指南，任何包含之前在加拿大已经批准过的药品成分的药品都不受到药品试验数据独占制度的保护。[129]此外，如果仅仅只是对已批准过的药品成分进行简单和微小的改变，也不能被视为创新药品。[130]更重要的是，草案指南明确表示含有之前作为动物用药获得批准的成分的人用药品将不再受到数据独占的保护，因为保护只能给予第一次在加拿大获批的药品。[131] 指南的这种意见缩小了在拜耳案中法院理解的"新化学实体"的范围。在拜耳案中,争议药品被认定属于含有新化学实体的药品,尽管其中含有作为动物用药在加拿大获批上市的成分。而现在对于创新药品的定义限制了数据保护使用的范围,在一定程度上对药品可及性产生了积极影响。

2. 药品试验数据保护的例外

第一,不再在加拿大市场销售的创新药品不享有药品试验数据保护权利。《食品与药品条例》第 C. 08. 004. 1(5) 条规定数据独占保护不适用于未在加拿大上市的创新药品,数据独占保护只授予那些在加拿大市场销售的创新药品。如果一种创新药品在加拿大市场被召回,该药品也将失去数据保护。因此,如果一种创新药品撤出加拿大市场,那么仿制药品就可以申请上市,即使这种创新药品日后再次在加拿大上市,也不能再次主张数据独占保护而排除仿制药品在市场的销售。

第二,6 年"不申请"保护的例外。条例规定在 8 年数据独占保护期的前6 年是"不申请"保护期,但是在加拿大药品准入制度(Canada's Access to Medicine Regime,CAMR)中,如果药品试验数据所有人同意仿制药企业提出申请则可以例外。[132] CAMR 制度为发展中国家和最不发达国家进口便宜的仿制专利药品和医疗设施提供了法律体系,规定在《食品与药品条例》第C. 07. 003 条中。但这种例外只针对进口仿制药品的发展中国家与最不发达国家,在加拿大境内则不适用。

二、部分发展中国家实施的药品试验数据保护

2011 年国际药品制造商协会联合会(IFPMA)就世界范围内药品试验数据保护立法情况进行了一项研究。在研究涉及的世界上 44 个主要国家和地区(欧盟作为一个单独的 WTO 成员,被视为一个地区,不重复计算其成员)对药品试验数据采取的保护模式当中,采用药品试验数据独占保护模式的有 36个,包括上文介绍的美国、欧盟、加拿大等。另外 8 个国家没有采取药品试验数据独占保护模式。[133] 这些国家的药品试验数据保护制度中没有规定具体的药品试验数据保护期限,也没有明确要求在一定期间内不允许政府监督管理机关依赖原创药品试验数据保护仿制药品。这些国家均为发展中国家,它们坚持TRIPS 协定给予成员方的灵活度,以药品试验数据非独占的保护方式保护药品试验数据。此类国家的药品试验数据保护规定一般比较简略。通常将药品试验

数据视为普通商业秘密，以反不正当竞争的手段加以保护，或者将 TRIPS 协定条款直接照搬至本国法律中，并不作进一步的说明和细化。以下就此类国家采取的药品试验数据非独占保护方式进行简要的介绍。

（一）阿根廷的药品试验数据保护规定

WTO 争端解决中唯一涉及试验数据保护的争端发生在美国与阿根廷之间。1999 年，美国就阿根廷没有对药品试验数据进行保护从而违反 TRIPS 协定的事项，在 WTO 争端解决机构展开磋商（DS171），双方最终于 2002 年达成一致，并未成立争端解决专家组。阿根廷承诺修改国内法，但没有按照美国的设想进行药品试验数据的独占保护。[134]

阿根廷在《信息与产品保密法》第 4 条中规定：如果作为从未在阿根廷注册过的含有新化学成分产品获得注册许可或销售许可的条件，要求将证明产品安全有效的信息提交给卫生安全部门，并且这些信息符合法律规定的条件，付出了重大的技术与经济上的努力，那么该信息依据法案规定不受非诚实商业使用，并不允许被披露。[135]第 5 条中明确表示允许与已在阿根廷上市销售的药品相似的药品，依据简化的信息要求申请上市。该法没有设置药品试验数据保护期以在一定时间内排除仿制药上市。[136]

阿根廷的法律规定照搬了 TRIPS 协定第 39 条第 3 款的内容，并没有就如何保护药品试验数据不受不诚实商业使用进行具体规定，而是将药品试验数据视为普通的商业秘密加以保护。

（二）巴西的药品试验数据保护

巴西的药品管理法律规定将药品分为原创药（originator medicine）、相似药（similar medicine）和仿制药。申请人如提出原创药申请，则必须提交完整的临床前试验数据与临床试验数据以证明产品的安全、有效、卫生等质量标准。相似药品是指那些与原创药品具有相同的有效成分、相同浓度、相同剂型、相同疗效，但不是原创药的可替代药品（pharmaceutical alternative）；而仿制药是那些具有可替代性的相似药。仿制药申请不要求进行大范围的临床前试验和临床试验。如果申请人提交仿制药申请，只需证明仿制药与原创药具有生物等效性，而不需提交完整的试验数据。巴西的药品申请程序与大部分国家的药品申请程序没有太大区别。对于药品试验数据的保护，巴西也将其纳入了知识产权保护范围内，但具体的保护方式是根据《反不正当竞争法》来施行的。巴西《工业产权法》规定，对不正当竞争行为构成犯罪的行为包括，未经他人许可，泄露、利用和使用那些作为产品上市销售条件而提交给政府机构的，包含了付出巨大努力的试验数据和其他未披露数据。[137]法律允许政府出于保护公众的必要而披露为了上市申请而提交的试验数据。[138]对于违反规定的个人可以施以 3 个月到 1 年徒刑或罚款。[139]

尽管巴西采用了刑事保护措施来保护包括药品试验数据在内的提交政府的试验数据，但是究其根本依然是一种普通的商业秘密保护方式，而不是药品试验数据独占保护方式。普通商业秘密保护不限制政府机构依赖原创药品的试验数据批准仿制药品上市申请的行为。

（三）泰国的药品试验数据保护制度

泰国 1967 年《药品法》规定，药品在泰国销售，必须事先在泰国食品与药品监督管理局（以下简称"药监局"）进行注册。药监局对新药及仿制药的安全有效性进行审查。[140]新药审查需要提交临床试验与临床前试验数据以证明药品的安全有效性。而仿制药申请则只需提交生物等效性试验数据，通过之前已获许可的新药的安全有效性证明自身产品的性能。TRIPS 协定第 39 条第 3款的试验数据保护制度规定在泰国《商业秘密法》第 15 节中。该法规定，当法律要求含有新化学物质的药品或农化产品的生产者、进口者、出口者和销售者提交信息资料支持其上市申请，同时，如果这些资料全部或部分属于以试验数据为表现形式的商业秘密或其他有关产品准备、研发、创制的信息，并包含了巨大努力，则申请人可以要求政府药品监管机关保护这些商业秘密。有关政府药品监管机关应负有保护商业秘密不受披露、丧失或在不公平商业活动中被使用的义务。《商业秘密法》为商业秘密以及其他保密信息的法律保护提供了基本的法律框架与法律基础。提交给药监局的试验数据被认为是必须获得保护的保密信息。[141]《商业秘密法》对未经许可使用或披露此类信息的行为规定了刑事制裁措施。该法第 35 节规定对接收此类型信息后未经许可或授权将此类信息向第三人或公众披露的政府工作人员施以包括监禁与罚款在内的刑事处罚。该条款规定在该法案下因履行职责而获得或知道商业秘密的任何人，通常应当确保商业秘密继续保密，披露商业秘密的处 5 年以上 7 年以下监禁或单处或并处 50 万铢以上 100 万铢以下的罚金。[142]

2007 年，泰国就与药品有关的未披露信息适用《商业秘密法》第 15 节的问题颁布了部门规章，进一步解释了《商业秘密法》在药品试验数据保护上的适用。规章规定第 15 节下受保护的试验数据包括化学、药理学、生物学文件、毒性试验与药代学试验文件、临床试验文件。受保护的数据在提交时必须保持未披露状态。《商业秘密法》第 15 节中规定的"新化学物质"不包括药品的新剂型、新适应症、新用途、新给药方式等。向政府药品监督管理机关提交试验数据时，申请人应当做到，向政府药品监管机关提交要求对数据给予保护的申请，证明申请人是数据所有人并已经采取适当措施保持其秘密性，证明获得这些数据付出了巨大的努力。规章对药品试验数据提供了 5 年保护期，在这段时间内，政府药品监管机关不得披露药品试验数据，也不得使试验数据被他人非法获取。[143] 但是，该规章并未给予原创药品试验数据 5 年的独占保护期，没有规定在保护期内排除仿制药申请上市。如果不进一步进行解释，所谓保护药品试验数据不被他人"非法获取"（unlawful access）的义务仍然以反不正当竞争保护与商业秘密保护为标准，药品监管机关可以依赖原创药品的试验数据批准仿制药申请人提出的仿制药申请。在这一基础上增加 5 年保护期，反而限制了药品试验数据的商业秘密保护。而从目前泰国的法律实践来看，泰国无意设置药品试验数据独占保护限制仿制药的上市。

第四节　评价、比较与借鉴

一、对 WTO 部分成员药品试验数据保护制度的评价

（一）对美国药品试验数据保护制度的评价

1. 全面详尽、层次分明的药品试验数据保护体系

作为世界上第一个实施药品试验数据保护制度的国家，美国已经初步建立起一个完整的药品试验数据保护体系，法律规定相对比较完善。美国的试验数据保护制度涵盖范围全面，不但保护含有新化学实体的药品，也保护新适应症、新剂型、新用途变化等药品；不但保护具有一般用途的普通药品，也保护儿科药品、孤儿药品等具有特殊用途的药品。同时，针对不同药品研发的难度与激励机制的必要程度，设置不同的保护期限，形成层次分明的保护结构，满足不同类型制药企业的要求。

2. 严格保护与利益平衡相结合的药品试验数据保护体系

美国的药品试验数据保护采取数据独占保护方式，赋予原创药品申请人自行获得的药品试验数据 3 至 7 年不等的独占保护期限。在此期间，FDA 不得依赖受保护数据受理或批准仿制药品申请人提出的药品上市申请。这种保护方式为受保护试验数据提供了一定时间的市场独占权利，类似于专利保护效果，可

以延迟仿制药品进入市场的时间。这种数据独占保护方式是目前对药品试验数据保护最严格、最有效的保护方式。

但正如前文强调的那样，药品试验数据保护制度的前提，是法律建立起仿制药上市申请程序，允许仿制药申请人以更简易的方式，通过参照原创药品通过完整试验证明的安全有效性结论，证明仿制药安全有效并获得上市批准。试验数据保护制度，天然建立在利益平衡的基础上。在通过试验数据保护激励创新药品研发的同时，FDA 也采取各种措施支持和促进仿制药的申请上市，降低药品试验数据保护对药品可及性可能带来的负面影响。甚至在药品试验数据保护制度中，也有体现创新药品与仿制药品利益平衡的设计。例如，为了缩短仿制药品上市申请的时间，在非新成分新药以及新药补充申请试验数据保护中，允许 FDA 在试验数据保护期限未满时受理仿制药申请并进行审查，待试验数据保护期限届满，该仿制药申请批准决定得以立即生效，仿制药即可上市，节省了等待审查的时间。

3. 公开透明的药品试验数据保护制度

橙皮书制度要求所有上市药品明确公布关于药品的具体信息，包括该药品的活性成分、剂型、给药途径、药品名称适应症、强度。同时在附录部分给出药品的申请批号、批准日期等专利和独占期信息等，将有关记录向社会公众开放。任何个人或团体都可以清晰地得知哪些药品正受到药品试验数据保护制度的保护，以及各类独占保护期届满的时间。仿制药企业也可以通过对橙皮书的查阅，确保自己提出的药品申请没有侵犯到原创药的任何权利，从而提高了整个保护体系的透明度，有利于仿制药品的申请与上市。

4. 美国药品试验数据保护制度的实际效果

采用给予药品市场独占权利的方式保护药品试验数据，所面临的疑问仍然在于，在专利制度已经存在的前提下，数据独占的保护方式在实践中是否能够发挥自身保护药品知识产权的作用。本书第一章已经对试验数据保护与专利的关系进行了讨论，指出在专利制度无法发挥作用的情况下，药品试验数据独占保护能够有效保护创新药品。

以美国的实际情况来看，根据 2013 年更新的橙皮书第 33 版记载的内容，在"专利与独占保护期"附录中记载的 1144 项药品上市申请中包含各类非专利独占保护 559 项，[144] 其中大部分独占保护属于试验数据保护范畴，包括含有新化学实体的新药数据保护、新剂型药品数据保护、新适应症药品数据保护、孤儿药品数据保护、儿科药品数据保护等。专利保护与试验数据保护同时存在于同一药品之上。正如文中分析的那样，试验数据保护期间有时完全被专利保护期间覆盖，有时与专利期间并存且有一部分长于专利保护期，还有一些药品没有专利保护，只有通过试验数据保护制度取得一定时间的市场独占权利。试验数据与其他非专利独占保护期在 2013 年 1 月 1 日之后届满的申请中，有 82 项属于独占保护期长于专利保护期，相当于真正发挥了试验数据保护制度的作用，为保护药品提供了市场独占的权利。其中 27 项是对含有新化学实体药品的试验数据保护。[145] 尽管这部分试验数据保护只占到全部申请的 7%，可见专利保护仍然是药品知识产权保护制度中的主要的保护方式，但试验数据保护完全可以作为专利保护的必要补充，以实现完善药品知识产权保护制度的目的。

（二）对欧盟药品试验数据保护制度的评价

1. 药品试验数据保护周期长

欧盟通过集中程序上市的药品试验数据保护独占期长达 10 年。这一保护期间超过了美国、加拿大等国家规定的保护期，在世界范围内设置了最长的药品试验数据保护期。长达 10 年的保护期减少了专利保护期对试验数据保护期的覆盖，有利于发挥药品试验数据保护制度的独立价值，更大程度地激励了原创药企业进行新药开发的积极性。

2. 药品试验数据分段保护模式

欧盟的药品试验数据保护模式常被简要概括为 "8 + 2 + 1" 保护模式。对原创药 10 年的基本保护期被分为 8 年和 2 年两个不同阶段，前 8 年中要求 EMA 以不受理任何仿制药申请的方式履行不依赖原创试验数据的保护义务，而后 2 年则允许 EMA 受理仿制药申请并进行审查，但须等待 2 年期满后才能颁发许可，也就是以不批准的方式履行不依赖原创试验数据的保护义务。这种分段保护药品试验数据的模式保护目的更明确，可操作性强，客观上加快了仿制药上市的速度。美国在 3 年期的非新成分新药试验数据保护与新药补充申请试验数据保护中同样采取这种模式，而欧盟则是将分段保护模式作为药品试验数据保护的基本模式确立下来。

3. 药品试验数据保护由分散独立走向集中统一

欧盟的药品审批制度在保护程序上有集中、有分散，在法律法规上有欧盟法、有成员国法，体现统一性与独立性的结合。2001 年指令药品试验数据保护中分散独立性与集中统一性并重。集中审批上市的药品，试验数据保护期为 10 年，成员国各自规定在其境内上市的药品的试验数据保护期为 6 年或 10

年。而 2004 年修订后的指令，统一了欧盟成员国的药品试验数据保护制度，无论以集中程序或互认程序提出的药品上市申请，均依照"8 + 2 + 1"模式进行试验数据保护。这说明欧盟在药品试验数据保护的立法取向上，逐渐倾向于集中统一。这一改变减少了由于药品试验数据保护期在成员国之间规定不统一而可能产生的争议，有利于促进各成员国在欧盟立法指导下形成司法的协调统一，符合欧盟发展的方向。

二、有关药品试验数据保护立法选择的比较

尽管发达国家通过双边与多边贸易协定，积极推动药品试验数据独占保护模式在世界范围内的扩张，但是仍有相当数量的发展中国家坚持药品试验数据的非独占保护。以前文所述的阿根廷、巴西、泰国等为代表的发展中国家，没有在国内法律中明确规定药品试验数据保护的期限，也没有明确规定在保护期限内新药试验数据具有独占权利而不允许仿制药品在该期限内上市，与发达国家积极推行的药品试验数据独占保护模式存在本质上的区别。而印度作为在全球仿制药产业中占据举足轻重地位的发展中国家，甚至尚未在本国法律中规定药品试验数据保护制度。[146]

必须承认在 TRIPS 协定灵活度原则下，根据 TRIPS 协定第 39 条第 3 款的规定，成员的确有权自行理解"不公平商业使用"的含义，根据本国或本地区实际情况制定药品试验数据保护制度，并非必须采用药品试验数据独占保护模式进行保护。尽管笔者认为，药品试验数据非独占保护制度不符合 TRIPS 协定下药品试验数据保护义务建立的目的和宗旨，对于其是否有效保护药品试验数据的问题留有疑问。

采取非独占试验数据保护模式的国家，通常将 TRIPS 协定第 39 条第 3 款的表述直接移植至国内立法中，并无进一步的细化或解释。即使有个别国家更进一步规定了药品试验数据保护的期限，但并未在保护期限内明确规定药品监管机关不得依赖原创药品的药品试验数据批准仿制药申请人提出的仿制药申请。这样的规定仍然属于药品试验数据的非独占保护。换句话说，"不依赖"义务的缺失是药品试验数据非独占保护制度的特征。采取这一模式的国家坚持非独占试验数据保护模式符合 TRIPS 协定第 39 条第 3 款规定的最低标准，其义务的核心在于药品监管机关负有对药品试验数据的保密义务，但并不以其对抗仿制药的上市申请，药品监管机关仍然可以依赖创新药品的试验数据批准仿制药的上市申请。在药品试验数据非独占保护中，TRIPS 协定第 39 条第 3 款

下的主要义务转变为对原创药品试验数据的不披露义务，而保护药品试验数据以防"不公平商业使用"的义务则被完全包含在一般商业秘密保护的范围当中。

药品试验数据独占保护制度的实施效果在于赋予原创药品一定期限的市场独占，以此平衡仿制药申请程序对药品试验数据提交的简易要求对原创药品的免费"搭便车"效果，以便激励和促进创新药品研发。而药品试验数据非独占保护制度，防止的是药品试验数据被他人以不诚实或恶意的方式取得、利用或披露。但是对于仿制药企业来说，实际掌握原创药品的试验数据意义不大，仿制药企业关注的是凭借原创药品通过试验数据证明的药品安全有效性使自身药品获得上市批准。对于仿制药企业来说，间接依赖原创药品试验数据的作用大于直接获取原创药品试验数据的作用。此外，药品试验数据独占保护制度的保护效果更加直观，对于药品监督管理机关而言，保护标准明确，易于操作；而在药品试验数据非独占保护制度中，药品监督管理机关不是义务的主体，其在药品试验数据保护中的地位和作用变得模糊。

三、有关药品试验数据保护制度安排的比较

药品试验数据独占保护模式要求对符合一定条件的创新药品的试验数据给予一定期限的独占式保护，这是一种类似于专利保护的保护方式，实际上是赋予创新药品一定期限的市场独占权利。这种数据保护方式最早由美国确立和实施，随后被欧盟采用，并通过多边与双边协定逐渐向外扩散。目前，绝大部分的发达国家与部分发展中国家均接受了这种保护药品试验数据的路径与方法。[147] 药品试验数据独占保护模式的立法目的与基本规则在各国立法中体现出一致性，但在具体的制度安排上又存在差异，这些差异显示出不同国家由于自身国情与制药产业发展状况的不同在药品试验数据保护具体做法上的不同。

（一）保护期限不同

目前各国立法中，欧盟对于药品试验数据的独占保护期间最长，具有新活性成分的化学药品自上市之日起拥有 10 年的市场独占保护期，其中前 8 年属于数据独占保护期，在此期间仿制药的上市申请不予受理与批准，后 2 年属于市场独占保护期，欧盟及成员国药品管理部门可以受理仿制药的申请，但不予批准。在基本的药品试验数据 10 年保护期之外，如果在新药批准上市后 8 年内，获得一个或多个新的临床适应症的许可，可以再获得额外 1 年的市场独占

保护期。紧随其后的是加拿大药品试验数据保护的 8 年独占保护期。加拿大于 2006 年修订法律时，将原本药品试验数据保护 6 年保护期限延长至 8 年，并同样采取了区分数据独占保护期与市场独占保护期的方式，保护期内前 6 年药品监管机关不受理、也不批准仿制药上市申请，后 2 年可以受理仿制药上市申请，但须等待 2 年期限到期后方可允许上市。美国的做法与欧盟、加拿大有所不同。美国不是对每一种受保护药品规定"不受理 + 不批准"相结合的保护期限，而是按照受保护药品的不同类型，分别以不受理或者不批准的保护方式与期限加以保护。例如，美国针对含有新化学成分药品试验数据保护的期限为 5 年不受理、不依赖的保护；非新成分新药申请与补充申请药品保护的期限为 3 年可受理、不依赖、不批准的保护。之所以进行这样的区别式规定，目的在于在保护试验数据的同时，尽量平衡药品试验数据保护给仿制药发展与市场竞争带来的阻碍。

此外，由于美国是最早规定药品试验数据保护制度的国家，其保护模式也成为 NAFTA 以及美国与别国签订的双边或区域自由贸易协定中药品试验数据保护的蓝本，因此，美国建立起的 5 年基本药品试验数据保护期成为多数采取独占保护模式的发展中国家所选择的期间长度。值得一提的是，中国规定的药品试验数据独占保护期间为 6 年，超过美国规定的基本保护期。

知识产权保护期限确定标准，始终是一个值得探讨的问题，药品试验数据的保护期限也不例外。在传统知识产权保护方面，世界各国对保护方式与保护期限已经达成了基本一致的意见；而药品试验数据的保护，即使在均采用独占保护方式的国家中，各自规定的保护期限长短都有所不同。各国究竟以什么为依据确定或长或短的保护期限，或者又将保护期限分段进行区分，设置一种类似于专利保护与波拉例外的保护阶段？一般认为，过长的保护期限会延长药品市场独占的时间，延迟仿制药的上市，不利于市场竞争以及保障药品的可及性，而过短的保护期限则无法有效实现药品试验数据保护制度的立法目标，不能有效达到鼓励与保护药品研发的目的。如何确定恰当的保护期限是一个值得思考的问题。从设置了药品试验数据保护期限的国家或地区的实践来看，基本上与药品专利平均"实际保护期限"相适应（参见表 3 - 1）。[148]

表 3 - 1　部分国家和地区药品试验数据保护的基本期限

国家或地区	数据保护期限
欧　盟	10 年
瑞　士	10 年

国家或地区	数据保护期限
加拿大	8 年
日　本	8 年
中　国	6 年
韩　国	6 年
土耳其	6 年
美　国	5 年
澳大利亚	5 年
哥伦比亚	5 年
秘　鲁	5 年
约　旦	5 年
以色列	5 年

资料来源：IFPMA. Data Exclusivity：Encouraging Development of New Medicines，2011.

（二）受保护药品保护种类不同

根据 TRIPS 协定第 39 条第 3 款的规定，药品试验数据保护限于含有新化学成分的药品。因此在各国关于药品试验数据保护的法律规定中，均针对含有新化学成分的药品进行药品试验数据保护。除此之外，药品试验数据保护制度比较完备的国家或地区，往往倾向于将药品试验数据保护扩展到更大的范围，保护更多的药品种类（参见表 3－2、表 3－3）。一方面保护具有相对创新的药品如针对已上市药品开发了新的适应症、新用途、新剂型、新给药方式等，另一方面保护一些具有特殊用途的药品如孤儿药品、儿科药品等。美国就采取根据不同类型的药品规定不同的保护期限的方式，以适应不同的实际需要。

表 3－2　美国药品试验数据保护对象与保护期限

试验数据保护对象	数据保护期限
化学新药	5 年
新配方、新适应症	3 年
孤儿药品	7 年
儿科药品	额外增加 6 个月

表 3 – 3　欧盟药品试验数据保护对象与保护期限

试验数据保护对象	数据保护期限
化学新药	10 年
新配方、新适应症	增加 1 年
孤儿药品	10 年
儿科药品	10 年

（三）法律渊源不同

尽管不同国家同样在国内法律中规定了药品试验数据保护制度，但其规定的出处却不尽相同。有些国家将药品试验数据保护规定在知识产权法、商业秘密法或反不正当竞争法中，也有国家规定在药品监管法律规定中。尽管药品试验数据保护制度属于知识产权保护这一观点已经得到 TRIPS 协定的确认，也获得了大多数国家的承认，但由于药品试验数据的保护形式在国际上还没有形成明确和统一的标准，各国根据本国采取的具体保护措施，将药品试验数据保护纳入不同法律体系（参见表 3 – 4）。

表 3 – 4　部分国家或地区规定试验数据保护制度的法律渊源

国家或地区	法律渊源
美　国	药品管理法规
加拿大	药品管理法规
中　国	药品管理法规
日　本	药品管理法规
巴　西	知识产权保护法
智　利	知识产权保护法
多米尼加	工业产权保护法
哥斯达黎加	未披露信息保护法
巴　林	商业秘密法
约　旦	商业秘密法
特立尼达和多巴哥	反不正当竞争法

资料来源：IFPMA. Data Exclusivity：Encouraging Development of New Medicines，2011.

值得注意的是，选择药品试验数据独占保护模式的国家，往往在药品管理法律规定中规定药品试验数据保护的内容。因为保护原创药品的试验数据不受仿制药上市申请的依赖，是政府药品监管机关在行使行政职权的过程中发生的法律关系，与药品上市申请与审批具有紧密的联系。药品试验数据保护实际上提供的是一种行政保护，也仅仅是一种行政保护，不涉及民事以及刑事保护问题。但是，如果一国并未选择药品试验数据独占保护制度，不将仿制药的上市申请与药品试验数据保护联系起来，一般会选择将药品试验数据作为普通商业秘密，在商业秘密法或反不正当竞争法中进行规定。还有一些国家规定了药品试验数据的独占保护制度，但仍以知识产权保护法或商业秘密法的形式进行规定。

四、可借鉴之处

WTO 成员实施的药品试验数据保护制度与具体措施，特别是美国、欧盟等主要的 WTO 成员，建立与实施药品试验数据保护具有更多的经验。这些国家或地区的药品试验数据保护制度对于我国完善与实施药品试验数据保护制度具有一定的可借鉴性。

（一）以数据不依赖义务为核心的药品试验数据独占保护

尽管 WTO 各成员对 TRIPS 协定第 39 条第 3 款中药品试验数据保护义务的具体含义和要求存在不同理解，但通过前文的分析，可以得到这样的结论：如果要真正落实药品试验数据保护制度，使其在药品知识产权保护中发挥实际作用，美国、欧盟、加拿大等 WTO 成员实施的药品试验数据独占保护制度具有更重要的借鉴意义。

这一制度的核心要求在于不允许一国药品监管机关依赖原创药品进行上市申请时提交的药品试验数据批准仿制药的上市申请。所谓的"依赖"并非指药品监管机关实际上查阅原创药品的试验数据，与仿制药品提交的资料和数据相对照比较的行为，更不是要求药品监管机关判定仿制药品申请者是否以非诚实的方式获取使用了原创药品的试验数据。药品试验数据保护中的"依赖"本质上是一种间接的使用，在原创药品通过大规模临床试验证明了药品安全有效性之后，仿制药品无须再进行同样的临床试验就可以依赖原创药品的试验数据结果证明自身仿制药品的安全有效性，而药品监管机关也可以依赖其先前基于试验数据结果作出的原创药品上市许可批准仿制药申请。其依赖的不是具体的试验数据内容，而是试验数据所证明的结论。

有效实施以数据不依赖义务为核心的药品试验数据独占保护的关键有两点，首先需要规定一定期限的试验数据保护期，其次需要规定在这一保护期间届满前不允许仿制药品提交上市申请或不批准仿制药提交的上市申请。美国、欧盟、加拿大等 WTO 成员均采取了这样的立法模式，也只有这样的药品试验数据保护模式，能够起到区别于商业秘密保护或反不正当竞争保护，从而发挥药品试验数据保护的独特作用，确保这一制度的建立不流于形式。

（二）以鼓励创新为核心的药品试验数据保护范围

TRIPS 协定第 39 条第 3 款规定，药品试验数据保护适用于含有新化学实体的药品所获得的试验数据。WTO 各成员在自行定义"含有新化学实体"概念的基础上，根据自身药品监管立法的实际情况与需要，对药品试验数据保护的范围进行规定。药品试验数据保护制度建立的目的之一，在于通过保护制药企业为证明某种创新药品的安全有效性而首次通过临床试验获取的试验数据来保护药品创新研发。WTO 成员在确定自身药品试验数据保护范围时，一般遵循了以鼓励药品创新为核心标准的原则。

在上一节的制度比较分析中可以发现，美国、欧盟等 WTO 成员的药品试验数据保护的范围大体类似，主要保护含有未经批准的化学活性成分的药品，以及具有新配方、增加了新适应症及其他变化类别的已被批准的药品，或是其他必须进行新临床研究的药品。这一范围内所鼓励的创新，并非仅仅限于在世界范围内从未出现的创新药品，也包括已有药品的新的改进与使用，或者某些特定种类需要鼓励研发的药品。总体原则是保护那些需要在新的患者群中验证未曾被验证过的药品或药品某种适应症的安全有效性的试验数据。

当然，如前文所述，在不违反 TRIPS 协定第 39 条第 3 款的最低标准的前提下，药品试验数据保护的范围可以由各成员自行规定。因此也有一些国家，特别是发展中国家倾向于限制药品试验数据保护的范围。例如泰国就明确规定基于药品的新适应症、新剂型、新给药方式等产生的药品试验数据不受保护。各国可以根据自身的国情和产业发展需要来确定药品试验数据保护的范围，但应当把握药品试验数据保护制度的核心在于保护药品创新所产生的药品试验数据。由于产品具有创新性因而他人未曾就同样的药品或药品成分进行过试验，在这样的前提下所获得的药品试验数据对证明药品的安全有效性具有重要意义，保护这种类型的药品试验数据就是在保护创新，而保护创新正是建立药品试验数据保护制度的重要目的。

（三）以利益平衡为核心的药品试验数据保护内容

追溯药品试验数据保护制度的起源可以发现，药品试验数据保护制度建立的起因源于政府允许仿制药品进行上市申请时无须提交完整的临床试验数据以加快申请与上市的速度。正因为存在仿制药品有权合法依赖原创药品试验数据的前提，考虑到这种合法依赖造成的免费"搭便车"现象会对原创制药企业的利益产生影响，损害制药企业创新研发的积极性，因此制定药品试验数据保护制度以平衡对仿制药有利的政策与规定。在药品试验数据保护制度的制定与实施过程中，应当把握利益平衡这一原则。药品试验数据保护措施如果过于严格，就会对仿制药的申请上市产生阻碍，延缓仿制药品上市的速度，反而与最初建立药品试验数据保护制度的前提不相符合。另一方面，药品试验数据保护制度的建立，必须起到有效保护药品试验数据，继而有效促进和鼓励原创制药企业的药品创新研发的作用。

在具体措施的制定中，利益平衡原则可以体现在以下几个方面：（1）药品试验数据保护期限的长短。从理论上来讲，药品试验数据独占保护期期限越长，对药品试验数据保护的程度越高，对仿制药品上市的迟延影响就越大；反之期限越短，对仿制药品的不利影响则越小。美国作为最早建立药品试验数据保护的国家，规定了 5 年的基本试验数据独占保护期限，并在此基础上根据受到保护的药品的不同种类进行减少和增加。欧盟则是药品试验数据保护期限最长的地区，且保护期限不因受保护药品的种类而变化。（2）药品试验数据保护期限中具体的保护方式。尽管已经确立了以"不依赖"为核心的药品试验数据独占保护，但落实"不依赖"的具体措施仍然可以有所不同。一种"不依赖"的措施是不受理仿制药品申请者在保护期限内提交的仿制药申请，必须等待药品试验数据保护期届满后方能提交申请；另一种"不依赖"的方式是受理仿制药品申请者在保护期限内提交的仿制药申请，在保护期限内药品监管机关可以审查申请资料，但必须等待药品试验数据保护保护期间届满后才能正式颁发批准上市的审查许可。两种措施的主要区别在于后者可以为仿制药申请者节约等待审查程序完成的时间，从而起到加速仿制药品上市时间的作用。在实践中，这两种措施根据保护药品的不同种类而被选择性使用，或者将两种措施结合起来，在药品试验数据保护期间内分段进行使用。

相比较美欧的药品试验数据保护制度，发展中国家的药品试验数据保护制度则简略得多。有些没有采取药品试验数据独占保护模式进行保护，有些虽然规定了药品试验数据保护期限，但没有确定"不依赖"的保护措施。基于我国的药品试验数据保护措施的法律规定与我国承担的 WTO 承诺义务，这些发展中国家采取的保护措施对我国药品试验数据保护制度的完善不具有太大的借鉴意义。但是，从同为发展中国家的国情出发，需要认识到发展中国家在药品创新研发能力与资源上的不足，在创新药品领域难以与发达国家竞争的现实情况，以及发展中国家需要通过仿制药品，以较小的卫生支出解决社会公共健康问题的需求。发展中国家提供的一些药品试验数据保护措施的限制与例外，从发展中国家的实际情况出发，尽量降低药品试验数据保护对仿制药可及性的消极影响，是值得我国借鉴的。

第五节　本章小结

本章从比较法的角度对世界范围内部分 WTO 成员域内药品试验数据保护制度及实践进行了介绍和分析。目前在世界范围内尚未形成明确统一的药品试验数据保护标准，各国对于药品试验数据保护实施方式的理解差异较大，主要可以分为采取药品试验数据独占保护与采取药品试验数据非独占保护两种方式。美国、欧盟、加拿大等国家或地区采用药品试验数据独占保护方式。药品试验数据独占保护贯彻了对药品试验数据的"不依赖"义务，为原创药品的试验数据设置一定时间的数据保护期间，在保护期内药品监管机关不接受或不审批仿制药品企业提出的仿制药上市申请。另一些发展中国家如阿根廷、巴西、泰国等采取非独占试验数据保护方式，在本国法律规定中基本照搬 TRIPS 协定第 39 条第 3 款，而允许或不明确反对药品监管机关依赖原创药品的试验数据审批仿制药上市申请。在这种保护方式下药品监管机关实际上只承担了不披露试验数据的义务。除此之外，在同样的立法模式下，国家在具体义务实施上也仍然具有差异，集中表现在受保护对象、数据保护期限、数据保护法律渊源等方面的不同。其他 WTO 成员履行药品试验数据保护义务的方式，对我国实施相关义务具有一定借鉴性，主要反映在试验数据保护方式应以数据"不依赖"为核心、保护范围应以鼓励创新为核心以及保护内容应以利益平衡为核心等方面。

注释

［1］菲利普·希尔茨. 保护公众健康：美国食品药品百年监管历程［M］. 姚明威，译. 北京：中国水利水电出版社，2006：27.

［2］Hornecker, Jaime R. Generic Drugs：History, Approval Process, and Current Challenges［J］. US Pharmacist.（Generic Drug Review supplements），2009，34（6）：26.

［3］FDA. About FDA History［EB/OL］. http：//www. fda. gov/AboutFDA/WhatWeDo/History/default. htm.

[4] FDA History: The 1906 Food and Drugs Act and Its Enforcement [EB/OL]. http://www.fda.gov/AboutFDA/WhatWeDo/History/Origin/ucm054819.htm.

[5] 菲利普·希尔茨. 保护公众健康: 美国食品药品百年监管历程 [M]. 姚明威, 译. 北京: 中国水利水电出版社, 2006: 71.

[6] FDA. Sulfanilamide Disaster [EB/OL]. http://www.fda.gov/AboutFDA/WhatWeDo/History/ProductRegulation/SulfanilamideDisaster.

[7] 菲利普·希尔茨. 保护公众健康: 美国食品药品百年监管历程 [M]. 姚明威, 译. 北京: 中国水利水电出版社, 2006: 73.

[8] 菲利普·希尔茨. 保护公众健康: 美国食品药品百年监管历程 [M]. 姚明威, 译. 北京: 中国水利水电出版社, 2006: 75.

[9] 菲利普·希尔茨. 保护公众健康: 美国食品药品百年监管历程 [M]. 姚明威, 译. 北京: 中国水利水电出版社, 2006: 87.

[10] 菲利普·希尔茨. 保护公众健康: 美国食品药品百年监管历程 [M]. 姚明威, 译. 北京: 中国水利水电出版社, 2006: 89.

[11] 菲利普·希尔茨. 保护公众健康: 美国食品药品百年监管历程 [M]. 姚明威, 译. 北京: 中国水利水电出版社, 2006: 96.

[12] 菲利普·希尔茨. 保护公众健康: 美国食品药品百年监管历程 [M]. 姚明威, 译. 北京: 中国水利水电出版社, 2006: 97.

[13] 50 Years: The Kefauver – Harris Amendments [EB/OL]. http://www.fda.gov/Drugs/NewsEvents/ucm320924.htm.

[14] 菲利普·希尔茨. 保护公众健康: 美国食品药品百年监管历程 [M]. 姚明威, 译. 北京: 中国水利水电出版社, 2006: 101.

[15] Meyer G F. History and Regulatory Issues of Generic Drugs [J]. Transplantation Proceedings, 1999, 31 (3), Supplement1: 10S.

[16] Bucknell Duncan. Pharmaceutical, Biotechnology and Chemical Inventions: World Protection and Exploitation [M]. Oxford: Oxford University Press, 2011: 358.

[17] The Hatch – Waxman Act: Promoting Competition and Strengthening Patents [EB/OL]. http://www.sharescene.com/index.php? act = attach&type = post&id = 4957.

[18] 21 U.S.C. 355(b).

[19] 21 U.S.C. 355(j).

[20] 21. U.S.C. Sec 355(b)(1).

[21] 21 U.S.C. 355(b)(2).

[22] 505(b)(2): Is it for you? [EB/OL]. http://www.camargopharma.com/505b2 – is – it – for – you.asp.

[23] FDA. Small Business Assistance: Frequently Asked Questions for New Drug Product Exclusivity [EB/OL]. http://www.fda.gov/ForConsumers/ConsumerUpdates/ucm069962.htm.

［24］21. U. S. C. 355(j)(2)(A).

［25］这四种类型声明的规定，分别出现在 21 U. S. C. 355(b)(2)(A)与 21 U. S. C. 355 (j)(2)(A)(VII)的(I)、(II)、(III)、(IV)，所以常分别简称为 Paragraph I Certification、Paragraph II Certification、Paragraph III Certification、Paragraph IV Certification。

［26］21 U. S. C. § 355(j)(2)(A)(ii) - (iv).

［27］Canada – Patent Protection of Pharmaceutical Products，WT/DS114/R.

［28］IFPMA. Data Exclusivity：Encouraging Development of New Medicines［R］. 2011.

［29］Morris Emily Michiko. The Myth of Generic Pharmaceutical Competition under the Hatch – Waxman Act［J］. Fordham Intellectual Property，Media and Entertainment Law Journal. Winter 2012：251.

［30］通知证书参见 21 U. S. C. 355 (b)(2)(A)的规定。

［31］21. U. S. C. 355(c)(3)(E)(ii).

［32］21. U. S. C. 355(j)(5)(F)(ii).

［33］即新药申请程序。

［34］21 CFR 314. 108(a)(2).

［35］21. U. S. C. Sec 355(c)(3)(E)(i)规定："如果一项非 ANDA 的新药上市申请，其作用成分之前未经 FDA 审查，并于 1982 年 1 月 1 日至 1984 年 9 月 24 日之间获得 FDA 的新药上市许可，之后其他人根据普通新药申请程序对同样作用成分药品提出申请的，如果所依据的安全性及有效性试验并非其进行完成或他人为其完成，也未获得实际进行试验的人，或由他人为其进行试验的委托人的授权援引或使用，FDA 在最先获得该药品上市申请许可的药品获得上市许可之日起算 10 年内，不得批准就同样作用成分提出普通新药申请上市申请者的新药上市许可申请。"由于该条款规定的数据独占期间已经届满，已不会再有药品根据该条款获得数据保护，因此本书对该条款不再加以分析。同理，对 21. U. S. C. Sec 355(c)(3)(E)(v)也不再进行分析。

［36］21. U. S. C. 355(c)(3)(E)(iii).

［37］21. U. S. C. 355(j)(5)(F)(iii).

［38］21. U. S. C. 355(c)(3)(E)(iv).

［39］21. U. S. C. 355(j)(5)(F)(iv).

［40］21 C. F. R. 314. 108(a).

［41］ViroPharma v. FDA，U. S. District Court for the District of Columbia. No：12 – 584，2012.

［42］ViroPharma v. FDA，U. S. District Court for the District of Columbia. No：12 – 584，2012.

［43］House. Report. No 97 – 840，pt. 1，at 6 (1982)，reprinted in 1982 U. S. C. C. A. N. 3577，3578［hereinafter ORPHAN DRUG ACT REPORT］(report on P. L. 97 – 414 Orphan Drug Act).

［44］Pulsinelli Gary A. The Orphan Drug Act：What's Right with It［J］. Santa Clara Computer & High Technology Law Journal，1999，15 (2)：305.

［45］1982 U. S. C. C. A. N. 3577，转引自杨代华. 处方药产业的法律战争——药品试验资料

之保护 ［M］. 台北：元照出版社，2008：92.

［46］ Skillington G. Lee，Solovy，Eric M. The Protection of Test and Other Data Required by Article 39. 3 of the Trips Agreement ［J］. Northwestern Journal of International Law and Business，Fall. 2003 （24）：4.

［47］ 21 U. S. C. 360aa.

［48］ 26 U. S. C. 45C.

［49］ 21 U. S. C. 360ee.

［50］ Skillington，G. Lee，Solovy，Eric M. The Protection of Test and Other Data Required by Article 39. 3 of the Trips Agreement ［J］. Northwestern Journal of International Law and Business，2003 （24）：42.

［51］ NIHCM. A Primer：Generic Drugs，Patents and the Pharmaceutical Marketplace ［R］. Washington. D C：National Institute for Health Care Management Research and Educational Foundation，2002.

［52］ 21. U. S. C. 360cc(a).

［53］ 21. U. S. C. 360cc(b).

［54］ 21. U. S. C. 360cc(b).

［55］ 21 U. S. C. 355a(b)(1)(A)(i).

［56］ 21 U. S. C. 355a(b)(1)(A)(ii).

［57］ 21 U. S. C. 355a(b)(1)(B).

［58］ 21 U. S. C. 355a(d)(4)(B).

［59］ 21 C. F. R. 10. 30 B.

［60］ 21 C. F. R. 10. 30 E(h)(2).

［61］ 21 C. F. R. 10. 30 E(e)(2)(i).

［62］ 21 C. F. R. 10. 30 E(e)(2)(ii).

［63］ 21 C. F. R. 10. 30 E(e)(2)(iii).

［64］ 柳砚涛. 美国行政诉讼制度 ［J］. 国外法学，1988 （13）：13.

［65］ 德尼·西蒙. 欧盟法律体系 ［M］. 王玉芳，李滨，赵海峰，译. 北京：北京大学出版社，2007：240.

［66］ 德尼·西蒙. 欧盟法律体系 ［M］. 王玉芳，李滨，赵海峰，译. 北京：北京大学出版社，2007：242 - 271.

［67］ Summaries of EU Legislation ［EB/OL］. http：//europa. eu/legislation_ summaries/internal_ market/businesses/intellectual_ property/index_en. htm.

［68］ Shorthose Sally. Guide to EU Pharmaceutical Regulatory Law ［M］. Hague：Kluwer Law International，2011：4.

［69］ 65/65/EEC 号指令经过了 66/454/EEC、75/319/EEC、83/570/EEC、87/21/EEC、89/341/EEC、89/342/EEC、89/343/EEC、92/27/EEC、92/73/EEC、93/39/EEC 号指令

的修订。

[70] 2001/83/EC 号指令包括 65/65/EEC、75/318/EEC、75/319/EEC、89/342/EEC、89/343/EEC、89/381/EEC、92/27/EEC、92/25/EEC、92/26/EEC、92/27/EEC、92/28/EEC、92/73/EEC。

[71] 中国药学会医药知识产权研究专业委员会. 药品试验数据保护制度比较研究 [M]. 北京：中国医药科技出版社，2013：112.

[72] Regulation EEC/2309/93.

[73] Regulation EEC/726/2004.

[74] Article 6, Directive 2001/83/EC.

[75] Article 10, Directive 2001/83/EC.

[76] European Commission. Notice to Applicants, Procedures for Marketing Authorization, Vol. 2A, Ch. 1, Marketing Authorization [EB/OL]. http：//pharmacos. eudra. org/F2/eudralex/vol - 2/A/v2a chapl%20 r2_ 2004 - 02. pdf.

[77] Article 10(b), Directive 2001/83/EC.

[78] Article 10(c), Directive 2001/83/EC.

[79] Article 8(3), Directive 2001/83/EC.

[80] Article 4(8)(a)(iii), Directive 87/21/EEC.

[81] Article 4(8)(a)(iii), Directive 87/21/EEC.

[82] Article10(1)(a)(iii), Directive 2001/83/EC.

[83] Annex Part A, Directive 87/22/EEC.

[84] Annex Part B, Directive 87/22/EEC.

[85] Article 13(4), Regulation (EEC) No. 2309/93.

[86] Regulation EEC/726/2004.

[87] Regulation EEC/726/2004.

[88] European Commission, Notice to Applicants, Procedures for Marketing Authorization, Vol. 2A, Ch. 1, Marketing Authorization [EB/OL]. http：//ec. europa. eu/health/files/eudralex/vol - 2/a/vol2a_ chap1_ 2013 - 06_ en. pdf.

[89] Cook Trevor M. The Protection of Regulatory Data in Pharmaceutical and Other Sectors [M]. London：Sweet & Maxwell, 2000：18.

[90] Shorthose Sally. Guide to EU Pharmaceutical Regulatory Law [M]. Hague：Kluwer Law International, 2011：221.

[91] Article. 10. 1(a)(iii), Directive 2001/83/EC.

[92] Shorthose Sally. Guide to EU Pharmaceutical Regulatory Law [M]. Hague：Kluwer Law International, 2011：222.

[93] 如西班牙、葡萄牙等。

[94] Case C - 223/01, Judgment of the European Court of Justice of 16 Oct. 2003, in AstraZene-

ca v. Generics（UK）Ltd. , 2003 E. C. R. 1 – 11809, at 42 – 54.

[95] Article 10(c), 2001/83/EC.

[96] European Commission. Notice to Applicants, Procedures for Marketing Authorization, Vol. 2A, Ch. 1, Marketing Authorization [EB/OL]. http: //pharmacos. eudra. org/F2/ eudralex/vol – 2/A/v2a chapl%20 r2_ 2004 – 02. pdf.

[97] The Queen v. the Medicines Control Agency, Ex Parte Generics（UK）and Others, Case C – 368/96, 1998.

[98] Reform of EU Pharmaceutical Legislation 5（MEMO/01/267）（2001 – 07 – 18）, http: //pharmacos. eudra. org/F2/review/doc/brief m01 267 _ en. pdf; European Commission Proposal for One Regulation and Two Directives Pertaining to Medicinal Products 404（COM（2001））[EB/ OL]. （2001 – 11 – 26）http: //europa. eu. int/eur – lex/en/com/pdf/2001/en 501PC0404_ 01. pdf; The European Union had the support of the United States, which also favored upward harmonization. See TransAtlantic Business Dialogue, Extract of Charlotte Statement of Conclusions Re: Pharmaceutical Sector [EB/OL]. http: //pharmacos. eudra. org/F2/pharmacos/docs/ TABDCharlottel. pdf.

[99] Workshop on Generic Medicines, Summary at 1 – 2 [EB/OL]. （2001 – 12 – 07）http: //pharmacos. eudra. org/F3/gl/docs/wgenerics. pdf. See also verbatim report of Parliamentary proceedings, position of Erkki Liikanen, European Commissioner [EB/OL]. （2003 – 12 – 16）http: //www2. europarl. eu. int/omk/sipade2? L = EN & PUBREF = –//EP//TEXT + CRE + 20031216 + ITEM – 006 + DOC + XML + V//EN&LEVEL = 3&NAV = X.

[100] Adamini S, Maarse H, Versluis E, etc. Policy Making on Data Exclusivity in the European Union: from Industrial Interests to Legal Realities [J]. Journal of Health Politic Policy Law. 2009, 34（6）: 988.

[101] Adamini S, Maarse H, Versluis E, etc. Policy Making on Data Exclusivity in the European Union: from Industrial Interests to Legal Realities [J]. Journal of Health Politic Policy Law. 2009, 34（6）: 991.

[102] Bronckers Marco, Ondkusek Petr. Protection of Regulatory Data in the EU and WTO Law: The Example of REACH [J]. THE JOURMAL OF WORLD INTELLECTUAL PROERTY, 2005, 8 （5）: 580.

[103] Article10, 2004/27/EC.

[104] Article10. 1, 2001/83/EC Directive.

[105] Article10. 1, 2001/83/EC Directive.

[106] Article 10. 5, 2001/83/EC Directive.

[107] Article 74a, 2001/83/EC Directive.

[108] Article 1, Regulation No. 141/2000.

[109] Article3(1)(a), Regulation No. 141/2000.

［110］Article3（1）（a）, Regulation No. 141/2000.

［111］Article8（1）, Regulation No. 141/2000.

［112］Article8（3）（a）, Regulation No. 141/2000.

［113］Article8（3）（b）, Regulation No. 141/2000.

［114］Article8（3）（c）, Regulation No. 141/2000.

［115］Article8（2）, Regulation No. 141/2000.

［116］Section 4, Regulation No. 1901/2006.

［117］C. 08. 002（1）, Food and Drug Regulations of Canada.

［118］C. 08. 002（1）, Food and Drug Regulations of Canada.

［119］C. 08. 002（2）, Food and Drug Regulations of Canada.

［120］C 01. 014（1）, Food and Drug Regulations of Canada.

［121］C 01. 014（2）, Food and Drug Regulations of Canada.

［122］C. 08. 004. 1（1）, Food and Drug Regulations of Canada.

［123］USTR. 2003 Special 301 Report ［EB/OL］. http：//www. ustr. gov/archive/assets/Document_
Library/Reports_Publications/2003/2003_Special_301_Report/asset_upload_file 665_6124. pdf.

［124］Regulatory Impact Analysis Statement （RIAS）.

［125］Backgrounder Amendments to Intellectual Property Rules for Pharmaceuticals ［EB/OL］.
http：//www. ic. gc. ca/epic/site/icl. nsf/en/02335e. html.

［126］C. 08. 004. 1（4）, Food and Drug Regulation of Canada.

［127］C. 08. 004. 1（3）（a）, Food and Drug Regulation of Canada.

［128］Section C. 08. 004. 1（1）, Food and Drug Regulation of Canada.

［129］Health Canada, Health Products and Food Branch, Draft Guidance Document：Data Pro-
tection under C. 08. 004. 1 of the Food and Drug Regulation, at 3 ［EB/OL］. （2007 − 06
− 13）http：//www. hc − sc. gc. ca/dhp −mps/alt −formats/hpfb −dgpsa/pdf/prodpharma/
data −dnnees − protec tion −eng. pdf.

［130］Health Canada, Health Products and Food Branch, Draft Guidance Document：Data Pro-
tection under C. 08. 004. 1 of the Food and Drug Regulation ［EB/OL］. （2007 − 06 − 13）
http：//www. hc − sc. gc. ca/dhp −mps/alt −formats/hpfb −dgpsa/pdf/prodpharma/data −dn-
nees −protection −eng. pdf.

［131］Health Canada, Health Products and Food Branch, Draft Guidance Document：Data Pro-
tection under C. 08. 004. 1 of the Food and Drug Regulation ［EB/OL］. （2007 − 06 − 13）
http.//www. hc − sc. gc. ca/dhp − mps/alt − formats/hpfb − dgpsa/pdf/prodpharma/data −
dnnees − protection − eng. pdf.

［132］Section C. 08. 004. 1（6）, Food and Drug Regulation of Canada.

［133］IFPMA. Data Exclusivity：Encouraging Development of New Medicines ［R］. Geneva：IF-
PMA, 2011.

[134] Argentina — Patent Protection for Pharmaceuticals and Test Data Protection for Agricultural Chemicals [EB/OL]. http://www. wto. org/english/tratop _ e/dispu _ e/cases _ e/ds 171_ e. htm.

[135] Article 4, Law on the Confidentiality of Information and Products, No. 24, 766.

[136] Article 5, Law on the Confidentiality of Information and Products, No. 24, 766.

[137] Article 195 XIV, Law 9. 279 on industrial Property of Brazil.

[138] Aticle 195 XIV (2), Law 9. 279 on industrial Property of Brazil.

[139] Aticle 195 XIV (1), Law 9. 279 on industrial Property of Brazil.

[140] Section 12, Drug Act B. E. 2510 (1967) of Thailand.

[141] Section 15, Trade Secrets Act B. E. 2545 (2002) of Thailand.

[142] Section 35, Trade Secrets Act B. E. 2545 (2002) of Thailand.

[143] Jakkrit Kuanpoth. Patent Rights in Pharmaceuticals in Developing Countries: Major Challenges for the Future [M]. Northampton: Edward Elgar Publishing, 2010: 191.

[144] Orange Book: Approved Drug Products with Therapeutic Equivalence Evaluations: Publications [EB/OL]. http://www. fda. gov/downloads/Drugs/DevelopmentApprovalProcess/UCM071436. pdf.

[145] FDA. Orange Book Reserch.

[146] Sharma, Animesh. Data Exclusivity with Regard to Clinical Data [J]. The Indian Journal of Law and Technology, 2007 (3): 98.

[147] IFPMA. Data Exclusivity: Encouraging Development of New Medicines [R]. Geneva: IFPMA, 2011.

[148] 中国药学会医药知识产权研究专业委员会. 药品试验数据保护制度比较研究 [M]. 北京: 中国医药科技出版社, 2013: 91.

第四章　后 TRIPS 协定时期药品试验数据保护制度的发展趋势

第一节　后 TRIPS 协定时期 FTA 与药品试验数据保护的关系

一、TRIPS 协定生效前后 FTA 中的药品试验数据保护制度

（一）FTA 中的知识产权保护条款的发展历程

以自由贸易协定（以下简称"FTA"）为制度基础的双边贸易自由化与区域贸易一体化的发展，已经成为世界贸易体系发展中不可忽视的一种现象。FTA 的发展与全球多边自由贸易体制的发展是同时进行的。在 WTO 成立前，已经存在一定数量的双边和区域自由贸易安排。根据 WTO 的统计，截至 2014 年 1 月，向 WTO 及其前身 GATT 登记备案的 377 个已生效的区域贸易协定中，在 WTO 成立之前生效的有 44 个。[1]

WTO 生效前的 FTA 往往集中于货物贸易自由化，对包括知识产权保护在内的其他领域，规定较少。在 TRIPS 协定生效之前签署生效的 FTA，几乎不涉及知识产权保护条款，自然也不规定药品试验数据保护制度。[2] 唯一的例外是 1994 年生效的 NAFTA。NAFTA 是前 TRIPS 时期唯一规定了具体的、包括了药品试验数据保护在内的知识产权保护条款的 FTA。[3] 相比较而言，同样在 TRIPS 协定生效前生效的、具有一定影响力的《东南亚国家联盟自由贸易协定》（ASEAN Agreement）则并未规定具体的知识产权保护条款。[4]

1995 年 WTO 的成立并未削弱 FTA 发展的态势，相反，20 世纪 90 年代中期之后，FTA 随着全球多边贸易体制的发展，进入了一个蓬勃发展的时期。由于 TRIPS 协定在全球多边贸易体制中将知识产权保护与国际贸易联系起来，在

TRIPS 协定的示范效应下，一些知识产权发达的 WTO 成员开始关注 FTA 中的知识产权保护，知识产权议题逐渐被常态化地纳入 FTA 谈判的议题当中。后 TRIPS 协定时期的 FTA 往往会以单独章节对知识产权保护进行规定。FTA 中知识产权法律制度的发展，对 TRIPS 协定生效后的知识产权国际保护义务的实施产生了不可忽视的影响。在药品试验数据保护制度领域内也是如此。研究 FTA 中的药品试验数据保护制度是探索药品试验数据保护制度在后 TRIPS 协定时期新发展、新变化的关键。

（二）后 TRIPS 协定时期 FTA 中的药品试验数据保护

药品试验数据保护作为一项新兴的知识产权保护制度，在 FTA 中的发展轨迹与其他知识产权保护制度类似，以后 TRIPS 协定时期的发展更为显著。TRIPS 协定生效之前，只有 NAFTA 规定了药品试验数据保护规范，要求缔约方药品监管机关自原创药品上市之日起 5 年内，不得依赖原创药品的试验数据批准仿制药品的上市申请。受到约束的国家也只包括美国、加拿大与墨西哥。

TRIPS 协定的生效，使药品试验数据保护正式成为知识产权国际保护义务之一，为在后 TRIPS 协定时期的 FTA 中纳入药品试验数据保护提供了正当性与合理性基础。与 TRIPS 协定生效前的 FTA 相比，后 TRIPS 协定时期 FTA 中的药品试验数据保护制度至少具有以下几个特点。

第一，规定了药品试验数据保护制度的 FTA 数量有了显著增加。TRIPS 协定成立后，特别是近 10 年内，规定了药品试验数据保护制度的 FTA 数量增长到数十个。[5]

第二，药品试验数据保护制度的模式有了新的发展。后 TRIPS 协定时期的药品试验数据保护，仍以 NAFTA 确定的药品试验数据独占保护模式为主，但也有少部分 FTA 承袭了 TRIPS 协定第 39 条第 3 款的数据保护模式，不明确规定数据保护期限和不依赖义务。还有 FTA 对药品试验数据保护模式进行了新的探索，例如引入药品试验数据付费使用制度。[6]

第三，药品试验数据保护制度的范围和内容有所扩大。与 NAFTA 中药品试验数据保护的范围相比，后 TRIPS 协定时期的一部分 FTA，对药品试验数据保护制度的规定更加详细和丰富，实际上已经超出了 TRIPS 协定所规定的的最低标准。例如，将受保护药品的范围从含有新化学实体的药品扩展到具有新用途、新复方等非新化学实体药品，将药品试验数据只在上市申请国受到保护扩展到药品试验数据在世界范围内的保护。[7]

有关这些后 TRIPS 协定时期 FTA 中产生的药品试验数据保护制度表现出

的新特征和新发展，在下文对具体成员签署的 FTA 的研究中将进一步进行分析。从种种变化的情形来看，后 TRIPS 协定时期 FTA 中的药品试验数据保护规定使得这一制度在区域范围内呈现出新的发展趋势，并对成员履行 TRIPS 协定下药品试验数据保护国际义务产生了一定的影响。

二、WTO 有关成员间 FTA 对药品试验数据保护制度的不同态度

FTA 对于各国贸易关系具有独特的调整作用。尤其在 WTO 成立后，开展的唯一一轮多边贸易谈判——多哈回合迟迟无法达成实际性进展的情况下，无论是发达国家成员还是发展中国家成员，以及区域经济体，在多边贸易体制下活动的同时，均积极进行双边和区域的 FTA 谈判。根据 WTO 的统计数据，在 WTO 成立后生效的 FTA 有 377 个，相当于每个 WTO 成员平均至少签订了两项 FTA。[8]

但是不同发展水平的 WTO 成员，对待 FTA 中规定的知识产权保护条款的态度和做法有所不同。药品试验数据保护制度属于知识产权保护的一部分，因此不同成员对待试验数据保护态度与做法上的区别，与不同成员对待 FTA 中知识产权条款的态度总体上是一致的。

根据后 TRIPS 协定时期 FTA 中规定的药品试验数据保护条款，大致可以将 WTO 各成员签订的 FTA 按照成员地区以及它们对待药品试验数据保护的态度分成三类。

第一类，积极主张在 FTA 中规定包括药品试验数据保护在内的知识产权保护条款，其中以美国参与的 FTA 为最典型代表。作为药品试验数据保护制度的建立者和试验数据保护国际义务的积极推动者，美国几乎在其签订的所有 FTA 中均规定了有期限的药品试验数据独占保护制度。另外欧洲的一些国家和地区对 FTA 中的药品试验数据保护也相当关注。欧洲自由贸易联盟（以下简称 "EFTA"）是独立于欧盟之外的经济联盟，由未加入欧盟的冰岛、列支敦士登、挪威与瑞士组成。EFTA 与其他国家和地区签署的 FTA，是欧洲范围内规定药品试验数据保护制度最积极的 FTA。[9]值得注意的是，欧盟对待药品试验数据保护制度的态度，经历了一个从保守到积极的过程。早期欧盟签订的 FTA，不强调药品试验数据保护的规定，但晚近签订的 FTA，则逐渐强调药品试验数据保护的规定。[10]

第二类，其他一些发达国家成员，如加拿大[11]、日本[12]、韩国[13]、新加坡[14]等，它们同样谈判与签署了一些 FTA，并在其中部分 FTA 中对知识产权

保护制度作了规定，但采取的是相对稳健和保守的态度，基本上援引与遵循 TRIPS 协定下的多边义务，维持了 TRIPS 协定具有灵活性的协调机制。在药品试验数据保护的问题上，如果加以规定，一般采取重申 TRIPS 协定第 39 条第 3 款义务的做法。

第三类，发展中国家之间建立起的 FTA。这些 FTA 往往不规定知识产权条款，不在 TRIPS 协定之外创设知识产权保护义务，自然也回避对药品试验数据保护的规定。发展中国家成员间签订的 FTA 绝对数量多于发展中国家成员与发达国家成员签订的 FTA。从绝对数量上看，规定了药品试验数据保护条款的 FTA 不占大多数。但是需要注意的是，一个发展中国家只要与美国、欧盟等发达国家或地区成员签订了 FTA，就需要承担 FTA 中的知识产权保护义务，而其中规定药品试验数据保护的不在少数。为了履行所承担的 FTA 中的保护义务，发展中国家需要更改国内药品监管法律，从而影响本国的药品试验数据保护制度。而即使该国与其他国家签订的 FTA 中均未加入知识产权保护条款，该国的药品试验数据保护制度仍然发生了改变，从而对药品试验数据保护在发展中成员域内的实践造成深远的影响。因此，可以认为，规定了药品试验数据保护的 FTA，尽管数量不多，但从制度的发展角度来看，造成的效果是明显的。这也是为什么笔者认为 FTA 中药品试验数据保护制度的发展可以代表后 TRIPS 协定时期药品试验数据保护制度的发展趋势的原因。

第二节　后 TRIPS 协定时期 FTA 中的药品试验数据独占保护的发展

一、后 TRIPS 协定时期 FTA 中建立药品试验数据独占保护的原因

药品试验数据独占保护制度最早在美国实施，后来得到欧共体、加拿大等国家或地区的响应和仿效实施，并依赖美国的积极推动被引入 TRIPS 协定。但 TRIPS 协定第 39 条第 3 款对药品试验数据保护的义务规定使用了模糊性的用语，使条款含义充满不确定性。TRIPS 协定尽管为药品试验数据保护国际义务提供了制度依据，却并没有在全球范围内建立起相对明确的保护标准。通过对各国药品试验数据保护制度的比较研究，可以发现，以美国为代表的发达国家实施的药品试验数据保护制度，核心在于禁止药品监管部门依赖原创药品为证

明产品安全有效性而提交的试验数据审批许可仿制药上市申请。[15]但是一部分发展中国家，坚持不实施药品试验数据独占保护模式，认为药品监管部门依赖原创药品试验数据对药品安全有效性的证明而审批许可仿制药上市的行为，不属于"不公平商业使用"行为，不应包括在药品试验数据保护制度所规范的对象中。[16]正因为如此，对于以美国为代表的主张积极推行药品试验数据的 WTO 成员来说，TRIPS 协定下药品试验数据保护义务要求尚不足以满足它们的期待。

因此，TRIPS 协定生效后，以美国为代表的发达国家依然积极寻求通过各种双边或区域贸易协定与贸易谈判推进药品试验数据独占保护制度，而且已经取得了相当的成效。可以看到，在 TRIPS 协定谈判过程中，发展中国家基本全部反对建立药品试验数据保护规则，更不同意将药品试验数据独占保护模式确定为 TRIPS 协定下试验数据保护的最低标准。[17]但从 WTO 成员立法的实际情况来看，目前许多发展中国家已经在本国法律法规中规定了药品试验数据独占保护制度，[18]在一定的数据试验保护期间内，禁止和限制药品监管机关参照和依赖原创药的试验数据许可仿制药品上市申请。发展中国家在药品试验数据保护立场和行动上表现出的不一致，与美国等发达国家成员寻求推动建立符合自身要求的试验数据保护规则的努力具有直接关系。拉美、亚洲与中东地区的部分发展中国家，由于与美国签订 FTA 而向本国引入了药品试验数据独占保护制度。[19]FTA 中药品试验数据独占保护制度的发展，对各国实施药品试验数据保护国际义务，以及药品试验数据保护制度未来的发展趋势产生了一定的影响。

二、美国签订的 FTA 中的药品试验数据独占保护制度

（一）典型的药品试验数据独占保护规定

截至 2013 年 12 月，美国与 20 个国家签订了 FTA[20]。在这些 FTA 中均规定了缔约双方应遵守的知识产权保护义务，而在知识产权保护中也均规定了药品试验数据保护制度。大部分 FTA 中的药品试验数据保护制度是相同或相似的，但在保护方式、保护范围、保护要件上仍然存在区别，也不完全等同于 TRIPS 协定第 39 条第 3 款内容。其中有一些区别主要是文字表述上的差异，对法律实施起到的影响较小；但也有一些区别的确对与美国签订 FTA 的国家实施药品试验数据保护带来实质性的影响，可以从中发现药品试验数据制度凭借 FTA 这种形式而发生的变化和发展。

美国－约旦 FTA 第 4 条第 22 款

根据 TRIPS 协定第 39 条规定，如果缔约方要求将提交未披露试验数据或其他数据作为含有新化学实体的药品上市销售的条件或在另一国获得许可的证据，且数据的产生包含了巨大的努力，则缔约方应保护该数据免受不公平商业使用。同时，除非出于保护公众所需，或除非已采取措施保证该数据不被不公平商业使用，缔约方应当保护该数据不被披露。

美国－新加坡 FTA 第 16 条第 8 款第 1、2 项

如果缔约方在批准医药产品上市销售前要求提交与产品安全有效性相关的信息，那么在药品获得销售许可之日起算至少 5 年内，缔约方不允许他人在未得到数据所有人同意使用数据的情况下销售相同或相似产品。

如果缔约方在批准医药产品上市申请时，允许将他国相同或相似产品的审批许可作为批准依据，那么自他国药品获得销售许可之日起算 5 年内，缔约方不批准他人未经在他国提交数据获得药品上市许可的申请人同意，而在本国或另一缔约方国内提出的药品申请。

美国－智利 FTA 第 17 条第 10 款

如果缔约方要求含有新型化学实体的、从未经过上市申请的药品在进行上市申请时应提交有关药品安全有效性的未披露试验数据，那么缔约方不允许他人未获得数据所有人同意，依赖该药品通过试验数据证明而获得的上市许可提交药品上市申请。这种禁止性措施自药品获得销售许可之日起算至少实施 5 年。此外，除非出于保护公众的必要，成员应保护这些信息不被披露。

美国－摩洛哥 FTA 第 15 条

如果缔约方要求，作为许可新药上市的条件，应提交证明安全和有效性的数据，或提交该药品在同样有此条件的其他国家已经取得上市许可的证明，那么缔约方在药品在该国境内获得上市许可之日起至少 5 年内，不得允许第三人在没有获得数据所有人同意的前提下，依据该药品通过试验数据证明而获得的上市许可提交药品上市申请。新药是指含有从未在缔约方境内获得审批的新化学实体的药品。

如果缔约方要求提交对药品获批具有关键作用的新临床信息（不包括生物等效性信息）或提交该药品在同样有此条件的其他国家已经取得上市许可

的证明，那么缔约方在药品在该国境内获得上市许可之日起至少 3 年内，不得允许第三人在没有获得数据所有人同意的前提下，依据该药品通过新临床信息证明而获得的上市许可提交药品上市申请。

以上列举美国签订的 FTA 中的药品试验数据保护规定，除了美国 - 约旦 FTA 没有规定设置明确保护期限的药品试验数据独占保护以外，其他 FTA 都明确规定原创药品的试验数据在未经所有人同意的情况下，他人不得使用数据取得药品上市许可。这是药品试验数据独占保护的基本要求。

（二）美国 FTA 中药品试验数据的保护期限

2001 年美国与约旦签订的 FTA，没有采取规定具体数据保护期限的试验数据独占保护模式，但在美国 - 约旦 FTA 谈判期间，约旦在其《不正当竞争与商业秘密法》当中已经规定了 5 年的试验数据数据独占保护期。而至少 5 年的试验数据独占保护期，也成为美国签订的 FTA 中药品试验数据保护制度的标准规定。

2004 年美国 - 新加坡 FTA[21] 中规定了"至少 5 年"的数据独占保护期。[22] 随后，2005 年美国 - 智利 FTA[23]、2005 年美国 - 澳大利亚 FTA[24]、2006 年美国 - 摩洛哥 FTA[25]、2006 年美国 - 巴林 FTA[26]、2009 年美国 - 多米尼加 - 中美洲 FTA[27]、2009 年美国 - 秘鲁 FTA[28]、2009 年美国 - 阿曼 FTA[29] 中均延续了这一保护模式。在美国 - 秘鲁 FTA 中规定试验数据保护的"合理期限通常应指自产品获得批准之日"起 5 年，[30] 使用"通常"这样的表述，说明 FTA 没有严格限制数据保护期限不得超过 5 年或少于 5 年。同时没有解释规定 5 年期限的依据，只是提及在规定保护期限时应当考虑"数据的性质与获得它们所花费的努力与成本"。类似的规定同样出现在美国 - 哥伦比亚 FTA、美国 - 巴拿马 FTA 中。[31] 5 年的药品试验数据保护期限应当是以美国国内法规定为蓝本确定的。

与美国签订 FTA 的发展中国家主要集中在拉美与中东两个地区。如果将这些 FTA 大致依这两个区域进行分类，可以发现在试验数据的保护期限问题上，这些 FTA 在地区内存在一些共性，而两地区间则存在一定区别。相较于与拉美国家签订的 FTA，美国与中东国家签订的 FTA 中的药品试验数据保护期限规定更严格一些，除了 5 年试验数据独占保护期，中东国家签订的 FTA 中往往增加了对提交以获得上市许可的"新临床信息"或者在别国提交的、成为政府颁布药品上市许可依据的"新临床信息"的 3 年保护期。[32] 这一条款设置的目的可能类似于美国对于针对已有药品的新适应症、新剂型等改变而提出的药品上市申请中药品试验数据的保护制度，但可能因谈判中双方在意见不一致的情况下，为了达成妥协和平衡，在规定 3 年保护期的同时没有如同美国国内法那样明确指出保护的对象，为发展中国家缔约方实施条约义务留有一定的自由空间。

（三）美国签订的 FTA 中药品试验数据的保护范围与保护条件

尽管美国与别国签订的 FTA 具有大体相似的范式，基本目的在于建立药品试验数据独占保护模式，但在具体的保护范围和保护条件上，不同的 FTA 仍然存在一定的区别。而这些 FTA 中药品试验数据的保护范围和条件，与TRIPS 协定第 39 条第 3 款相比也发生了新的变化。

1. 药品试验数据保护条件的不同

依然以拉美国家与美国签订的 FTA 和中东国家与美国签订的 FTA 作为比较对象，中东国家与美国签订的 FTA 中大多规定只有"未披露"药品试验数据才受到试验数据独占保护，但在拉美签订的 FTA 中则没有明确这一点。[33]理论上，即使是已经公开的试验数据，仍然可以受到药品试验数据保护制度的保护。

一部分 FTA 定义了受保护"新药"或"含有新化学成分药品"的含义，如美国 – 澳大利亚 FTA[34]、美国 – 智利 FTA[35]、美国 – 摩洛哥 FTA[36]、美国 – 中美洲 – 多米尼加 FTA[37]、美国 – 巴林 FTA[38]、美国 – 阿曼 FTA[39]、美国 – 秘鲁 FTA[40]等。以美国 – 澳大利亚与美国 – 巴林协定内容为例，新药为不包含已获上市许可之化学成分的药品。

一部分 FTA 扩大了 TRIPS 协定规定的试验数据保护客体，如美国 – 约旦FTA，将数据保护扩大到保护既有药品的新适应症和新用途。[41]美国 – 摩洛哥FTA[42]、美国 – 澳大利亚 FTA[43]、美国 – 巴林 FTA[44]、美国 – 阿曼 FTA[45]在 5 年新药数据独占保护之外，另外给予既有药品新适应症 3 年的独占保护。

2. 药品试验数据保护范围的不同

美国签订大多数 FTA 都将药品试验数据保护范围延伸到本国领土之外，也就是通常所谓的防止对试验数据进行国际依赖的问题。这些 FTA 规定如果药品许可上市程序是依赖在其他国家上市申请时提交的试验数据进行申请的，缔约方必须保护上述数据以防不公平商业使用，其保护期间与其他国家就相同情形所保护的期间相同。[46]一般而言，政府药品监管机关会依据申请人所提出的药品试验数据进行上市许可的审查，而在此等条款下，政府监管机关可以参考国外相同或相似产品在其他国家的上市许可进行审查。换言之，此制度达到药品试验数据独占保护在各国之间相互承认的效果。

美国－新加坡 FTA 规定，如果缔约方以其他国家对于相同或相似药品上市许可审查作为审查药品上市的基础，没有得到在其他国家提交试验数据的权利人之同意，自药品在其他国家许可上市之日起 5 年内，不应许可药品上市。[47]美国－澳大利亚 FTA 规定，如果缔约方允许第三人提交他人先前在其他国家已提交的药品安全有效性数据作为许可上市的条件时，未经数据持有人同意，第三人至少在其他国家取得上市许可之日起 5 年内不能获得上市许可，或使用先前在其他国家取得上市许可的证明或数据。[48]按照上述规定，试验数据持有人即使仅在其他国家取得上市许可，而未在缔约方取得上市许可，其药品试验数据同样可以在缔约方受到独占保护。

在美国－中美洲－多米尼加 FTA[49]、美国－秘鲁 FTA[50]、美国－哥伦比亚 FTA[51]中，对保护试验数据以防止国际依赖的规则进行了一些限制。这些FTA 规定如果对于在其他国家上市许可程序提交的药品试验数据同样给予独占保护，那么缔约方可以要求先前在其他国家提出申请的数据持有人，在取得上市许可 5 年内须在缔约方申请上市许可。数据持有人可以按照先前在国外提出上市申请所依据的数据提出申请，但需要在国内市场提出上市申请并获得许可后才能在国内取得 5 年数据独占保护。

3. 对公共健康的关注程度不同

美国与别国签订 FTA 以推行药品试验数据保护，总体来说目的在于要求缔约的对方严格保护药品试验数据，但仍然注意到不同缔约方国情和产业上的差异；而与美国签订 FTA 的国家，在谈判中也会尽量争取对本国产业和经济有利的规则制定。例如，尽管美国－智利 FTA 与美国－新加坡 FTA 基本是同时期签署的，但美国－智利 FTA 中没有包括保护数据持有人在他国提交的试验数据的义务，而美国－新加坡 FTA 则规定了这一义务。早期美国签订的FTA 通常没有保护公共健康的条款，而在后期与哥伦比亚[52]、巴拿马[53]签订的 FTA 中，则明确规定应当按照《多哈宣言》保护公共健康，允许缔约方在需要实施药品强制许可的情况下可以在一定程度上减轻药品试验数据保护义务。如果这种趋势在未来的 FTA 中可以延续下去，则有助于减少对药品试验数据独占保护危害公共健康与强制许可制度的批评。

三、欧洲地区签订的 FTA 中的药品试验数据保护规定

（一）欧盟 FTA 中的药品试验数据保护

欧盟内部实施的药品试验数据保护制度，规定了世界上最长的药品试验数

据保护期限，原创制药企业最长可以享有 11 年的药品试验数据独占保护期。在《多哈宣言》的谈判过程中，欧盟也表现出积极要求保护药品试验数据的态度。[54] 然而在欧盟参与签订的 18 个 FTA[55] 当中，明确规定药品试验数据保护制度的并不多。比较典型的是 2009 年欧盟－韩国 FTA 中规定的药品试验数据保护条款。

欧盟－韩国 FTA 第 10.36 条

缔约方应确保为了获得药品上市许可而提交的数据的保密性、不披露以及不依赖这些数据。

为此，缔约方根据 TRIPS 协定第 39 条第 3 款，确保在法律规定中对在其境内为新药取得上市许可而首次提交的安全有效性数据提供保护。除非得到数据所有人明示的同意，不得使用受保护数据许可其他药品的上市申请。

数据保护期一般自药品获得上市许可之日起算至少 5 年。

欧盟－韩国 FTA 中规定了 5 年的试验数据保护期，而并未比照欧盟自身实行的 10 年试验数据保护期进行规定，也未根据韩国国内法药品试验数据保护的 6 年期限进行规定。欧盟－新加坡 FTA 也以类似方式规定了药品试验数据保护条款。[56] 而欧盟尽管同美国一样，与约旦、摩洛哥、以色列等国签订了贸易协定，却没有在这些协定中规定药品试验数据独占保护制度。可见，欧盟对待药品试验数据保护的态度，在多边制度层面与双边制度层面上采取了不同的立场。在多边制度层面上，欧盟主张严格的药品试验数据保护；而在双边制度层面，欧盟对其贸易伙伴的应对态度更加温和。尽管这一趋势在近年来有所改变，欧盟与其他国家或地区开展 FTA 谈判时，也开始以更积极的姿态推进药品试验数据独占保护制度的建立。[57]

特别值得关注的是，在目前欧盟与印度正在进行中的 FTA 谈判中，欧盟主张将药品试验数据保护作为双边协定中的义务确定下来。[58] 印度在全球制药产业中扮演着相当重要与特殊的角色，坚持以宽松的药品知识产权保护制度扶持仿制药产业的发展，生产价格低廉但质量有保证的仿制药品。印度蓬勃发展的仿制药产业目前不但拥有庞大的国内市场，在整个国际药品市场中也占据着举足轻重的地位。[59] 印度 1940 年《药品与化妆品法案》中规定了药品的生产与上市许可程序，要求制药企业在产品投放市场之前向相关政府管理机关进行注册。在注册程序中规定，新药上市许可申请中必须包含临床试验数据，申请提交印度药品管理局（Drug Controller of India）进行审查，证明药品安全有效。但印度《药品与化妆品法案》中没有提供针对药品试验数据的任何形式的保护，甚至也没有以药品试验数据非独占保护的方式在商业秘密保护法律中加以规定。这在 WTO 主要成员的法律实践中也是比较少见的。因此，近年来跨国制药公司与发达国家不断要求印度规定药品试验数据独占保护。目前，印度政府还未就此事项表明立场或对法律进行修改。发达国家和地区是否有机会通过 FTA 将药品试验数据保护扩展到印度，将对全球药品试验数据保护制度的实施产生重要影响。

（二）欧洲自由贸易联盟 FTA 中的药品试验数据保护

欧洲自由贸易联盟（Enropean Free Association，EFTA）与 36 个国家或地区签订了 26 个自由贸易协定。[60] 其中与克罗地亚[61]、以色列[62]、约旦[63]、摩洛哥[64]、马其顿[65] 签订的 FTA 中仅规定数据保护应当"充分而有效"，但没有说明"充分而有效"的具体标准。EFTA – 韩国 FTA 中的试验数据保护条款更进一步，规定应当给予试验数据以"充分年限"的保护，但没有确定"充分年限"，只是规定按照缔约方相关法律法规来确定保护期限。[66] 而与智利[67]、埃及[68]、突尼斯[69] 签订的 FTA 中，规定了明确而具体的试验数据保护期限——至少 5 年或不超过 5 年。在与黎巴嫩签订的 FTA 则规定了更长的 6 年试验数据保护期限[70]。而 EFTA – 哥伦比亚 FTA[71] 则明确规定保护公共健康利益可以作为试验数据保护的例外。

EFTA 对于双边贸易体制下的药品试验数据保护，相比欧盟更加积极，EFTA 成员国瑞士在其中应当发挥了重要的作用。瑞士在世界制药产业中扮演着举足轻重的角色，尽管从人口与国土面积来看，瑞士是一个极小的国家，但其拥有的诺华和罗氏两家制药公司却占据了全球十大制药公司中的两席，是欧洲乃至世界药品创新研发的主要中心。制药产业一直都是瑞士经济的重要支柱，2010 年其药物出口总额超过 400 亿美元，药物进出口为贸易顺差，而且从 2000 年以来贸易顺差不断增加，为瑞士提供了大量工作岗位。[72] 瑞士也因此注重药品知识产权的保护。在 TRIPS 协定谈判过程中，瑞士是美国之外主张进行药品试验数据保护最积极的成员，也同样致力于通过双边和区域贸易协定继续推行严格的药品试验数据保护。

四、药品试验数据独占保护在后 TRIPS 协定时期 FTA 下的发展趋势

（一）FTA 下药品试验数据独占保护制度的扩张

TRIPS 协定是 WTO 建立的全球多边贸易体制下的贸易协定，其所确立的

全球知识产权保护规则必须得到这一多边体制下所有成员的同意。WTO 成员数量众多、国情差异大，对知识产权保护的需求程度不同。尤其对于药品试验数据保护这种区别于传统知识产权保护的新制度，必然在成员之间产生巨大的分歧和争议。最终达成的药品试验数据保护制度，是成员之间妥协的结果：众多发展中国家成员同意将药品试验数据保护纳入 TRIPS 协定，而主张保护药品试验数据的发达国家成员则同意删除药品试验数据独占保护和具体的试验数据保护期限规定，以存在较大的模糊性与灵活性的条款换取保护制度的建立。而在双边自由贸易协定或区域自由贸易协定中，谈判主体只有缔约双方或几方，则更容易达成一致和妥协。发展中国家在寻求与发达国家签订 FTA 时，更易于倾向接受发达国家强调的知识产权保护条款，从而换取在货物贸易等方面更关键的利益。正如在其他许多贸易规则领域内 FTA 对于 WTO 建立起的全球多边贸易机制已经产生了冲击一样，美国及欧洲一些国家通过 FTA 成功向发展中国家推行了更严格的药品试验数据独占保护制度。

许多研究认为，药品试验数据独占保护制度是一种"超 TRIPS"（TRIPS – plus）的制度规定，[73]发展中国家因为与发达国家签订 FTA，因而承担了比 TRIPS 协定义务更高的义务。但是，"超 TRIPS"义务本身没有明确和统一的定义，在理解"超 TRIPS"义务时不宜扩大，以免影响有效实施 TRIPS 协定规定的义务。笔者认为，"超 TRIPS"义务的含义可以从两方面理解，"超 TRIPS 义务"一方面是指 TRIPS 协定本身没有规定而在 FTA 中规定了的义务，另一方面是指在 TRIPS 协定规定的最低标准基础上确立更高标准的知识产权保护权。从 FTA 中药品试验数据保护的内容上看，不能认为药品试验数据独占保护是所谓的"超 TRIPS"义务。因为药品试验数据保护已经被纳入 TRIPS 协定保护范围之内，属于 TRIPS 协定保护义务。是否采取在一定保护期限内限制仿制药企业依赖原创药品试验数据进行上市申请的方式保护试验数据，是根据 TRIPS 协定第 39 条第 3 款中规定的防止药品试验数据受到"不公正商业使用"的义务而采取的措施；是否采取试验数据独占保护取决于 WTO 成员对"不公平商业使用"的理解，这种理解只要不与 TRIPS 协定条款发生冲突，就可以认为是符合 TRIPS 协定规定的。

药品试验数据独占保护制度并没有超出 TRIPS 协定所规定的保护义务范围，只能视为是成员在履行有效实施 TRIPS 协定义务时选择的一种方式。其与 TRIPS 协定第 39 条第 3 款的内容相比，对于条款的灵活度有所限制，但提供了一种明确有效的实施方式。如果未来发达国家继续通过双边或区域自由贸易协定推行药品试验数据保护制度的趋势保持不变，更多的国家可能因此选择试验数据独占保护的方式来履行 TRIPS 协定下试验数据保护义务，使其逐渐成为 TRIPS 协定下药品试验数据保护义务的实施标准。

（二）TPP 协定影响药品试验数据保护制度的展望

目前美国积极推动的区域自由贸易协定是《跨太平洋战略经济伙伴关系协定》（以下简称"TPP"）[74]与《跨大西洋贸易与投资伙伴关系协定》（简称"T – TIP"）[75]。TPP 意图在亚太地区建立新的自由贸易协定，而 T – TIP 希望美国与欧盟两大经济体能够建立起跨大西洋的自由市场。两项协定如果达成，都会对全球贸易体制、贸易规则以及与贸易有关的知识产权规则产生重要的影响。由于两项协定均在谈判之中，还没有正式文本或成型的文本草案，目前分析其中的药品试验数据保护制度为时尚早。唯一可以参考的是 2011 年对外披露美国参与 TPP 谈判时提交的草案中知识产权保护部分：[76]

第 9 条

2.（a）如果缔约方要求或允许，以提交安全有效性信息作为批准一种新医药产品上市的条件，且信息的产生包含了巨大的努力，缔约方未经在缔约方境内获得药品上市许可的信息持有人同意，在药品获得上市许可之日起算至少 5 年内，不得批准第三人根据这些为获得上市许可而提交的安全有效性信息或根据已存在上市许可的证据而上市销售相同或相似产品。

（b）如果缔约方要求或允许，以提交在另一缔约方境内已获得上市许可的产品的安全有效性证据作为批准一新医药产品有关的条件，缔约方未经在他国已获得药品上市许可的数据持有人的同意，自该新医药产品在缔约方境内获得上市许可之日起算至少 5 年，不得批准第三人根据在他国境内获的许可所依据安全有效性信息或在他国已获得上市许可的证据在缔约方境内上市销售。

（c）如果缔约方要求或允许，作为批准含有在其他药品中已获批化学实体的医药产品的条件，提交对批准这种医药产品具有关键性作用的、不包括生物等效性信息在内的新临床信息，那么缔约方未经新临床信息持有人允许，自根据该新临床信息取得上市许可之日起 3 年内，不得允许第三人根据该新临床信息或依据该临床信息获得上市许可的证据销售相同或相似产品。

（d）如果缔约方要求或允许，作为与批准第 9（c）条所规定的药品上市有关的条件，提交根据新临床信息已经在他国获得上市许可的药品的非生物等效性信息的新临床信息，缔约方不得未经已在他国获得上市许可的新临床信息所有人同意，在药品依据新临床信息获得上市许可之日起算 3 年内，批准第三人依据该新临床信息或依据该临床信息取得的上市申请的证据提出的上市申请。

3. 无论第 2 款规定如何，缔约方都可以依据以下规定保护公共健康：

（a）TRIPS 协定与公共健康宣言（以下简称"宣言"）；

（b）WTO 成员之间为了执行和实施宣言而对 TRIPS 协定条款进行的豁免；

（c）为了实施宣言而对 TRIPS 协定进行的修订。

与现行 TRIPS 协定以及其他各类多边或区域自由贸易协定相比，美国这份 TPP 草案中对药品试验数据保护制度的规定更加详尽和具体。草案涉及对药品试验数据进行直接依赖、间接依赖、国内依赖、国际依赖等问题，还兼顾了公共健康例外、专利链接、数据保护期限与专利保护期限的关系等。总体来说，草案试图建立起的药品试验数据保护制度为原创药品的试验数据提供至少 5 年的独占保护期，在此期间，不允许仿制药企业直接依赖药品试验数据进行上市申请，也不允许药品监管机关间接依赖药品试验数据批准仿制药申请；同时不但保护在本国上市的创新药品提交的试验数据，也保护该创新药品在别国提交的试验数据。对于已经上市的药品进行新的临床改进，可以凭借新临床信息获得 3 年的试验数据独占保护期。如果 TPP 最终达成并按照美国提交的草案规定药品试验数据保护制度，将是对药品试验数据保护国际义务的重大推动。另一方面，可以看到由于美国的大力推动，美国国内法确定的 5 年新药试验数据保护期与 3 年新用途试验数据保护期，有可能逐步成为受到普遍认可的药品试验数据保护期限标准。

除此之外，美国政界与相关产业界还在讨论是否应当在 TPP 谈判中主张推动赋予生物药品 12 年的试验数据保护期。[77]创新制药企业与仿制药企业对待这一主张的态度大相径庭，创新制药企业积极推动而仿制药企业极力反对，双方都努力通过游说向政界表达观点和施加影响。生物药品的试验数据保护，正是下文要进行讨论的问题。

第三节　后 TRIPS 协定时期生物药品试验数据保护制度的发展

一、建立生物药品试验数据保护制度的可能性

根据 TRIPS 协定第 39 条第 3 款的规定，只有包含新化学实体的药品应当

受到药品试验数据保护制度的保护。因此，WTO 成员没有义务对生物药品提供试验数据保护。与药品试验数据独占保护制度不同，生物药品试验数据保护制度的确属于一种"超 TRIPS"的药品知识产权保护。但根据 TRIPS 协定第 1 条第 1 款的规定，WTO 成员在其域内法中可以规定比 TRIPS 协定更宽的保护范围，只要不违反协定义务。[78]因此，只要保护生物药品试验数据的规定不违反 TRIPS 协定义务，成员有在域内法律体系中设置生物药品试验数据保护制度的自由。实际上，生物制药快速发展所带来的有关生物制药监管与知识产权保护的问题，已经将建立生物药品试验数据保护制度的可能性摆在了立法者眼前，成为未来药品试验数据保护发展的趋势之一。

（一）生物药品与生物仿制药的概念

生物药品是利用生物体、生物组织或其成分，综合应用生物学、生物化学、微生物学、免疫学、物理化学和药学等的原理与方法制造的一大类用于预防、诊断、治疗的制品。[79]临床应用的生物药品至少包括疫苗、基因治疗药、血液及血液制品、治疗性蛋白等。[80]正如前文所作的说明，生物药品与传统化学药品不同，通常来自生物资源（人或动物的组织、细胞和微生物），分子较大，结构复杂而不稳定，质量鉴定难度更大。由稳定小分子构成的化学药品，制药通过简单的临床试验，就能比较仿制药和原创药之间是否具有等效性，但对于大多数生物制药如最主要的生物药品治疗性蛋白，因其分子的复杂性，现有的检测系统根本不能对其进行全面的分析。仅仅在生产过程中的一点改变，就可能造成产品特性的巨大差异，并可能造成严重的临床后果。因此，生物仿制药的概念与化学仿制药的概念有所不同，所谓的"生物仿制药"（biogeneric）实际上并非与生物原创药完全一致，在制造过程中其有效性、生物活性以及作用机制都可能发生改变，更准确的表达应当是"生物相似药"（biosimilar）或"后续生物药"（follow-on biologics）。[81]

关于生物仿制药的定义，世界范围内包括但不限于以下三种界定。WHO 认为生物仿制药是和一种已经批准的参考生物治疗产品在质量、安全性和效力方面均相似的生物治疗产品。[82]欧盟 EMA 认为生物仿制药是与已经存在的生物参考药类似的生物药。在批准时，该生物仿制药自身的可变性以及与参考药的任何不同之处均应被证明不影响仿制药的安全性和有效性。[83]美国 FDA 认为生物仿制药是与一种美国批准的参考生物产品高度相似的，尽管其活性成分有小的差异，但和参考生物产品相比在安全性、纯度与效力方面在临床上没有显著差异的生物药品。[84]这三种定义实质上大同小异，均强调生物仿制药与原创生物药在质量、安全性与效力上应没有显著差异。

（二）生物仿制药市场不断发展的趋势

近年来，生命科学和生物技术取得的重要进展和重大突破推动着生物医药研究和产业向前发展，产生革命性的变化。生物医药产业已经成为当今世界最活跃的战略性新兴产业之一。在制药产业内部，由于生物技术的迅猛发展、医药消费结构的变化及药物本身的安全性能要求，化学药品在药物市场中的统治地位正受到挑战。小分子化学新药的开发日益困难，全球新药整体研发产出效率不断降低，与此同时，全球生物医药行业研发投入却居高不下，生物药品越来越受大型制药企业的青睐。尽管从目前上市药物的数量上看，生物技术药品与化学药品相比仍有差距，但目前许多销售上 10 亿美元的"重磅药物"都来自生物技术领域。[85] 目前全球已有 100 多种生物技术药品上市销售，另有 400 多种生物技术药物可能在完成临床研究后投放市场。2010 年，销售额排名世界前 20 位的药品中有 7 种是生物技术药品，这些生物技术药品销售总额达 1400 亿美元。[86] 可以预计，生物药品的市场规模未来将会进一步扩大。生物药品研发生产的增长给生物仿制药品的发展带来巨大空间。调查研究显示，到 2015 年，全球将有年销售额约 500 亿至 600 亿美元的生物专利药专利到期。[87] 重要生物专利药专利到期给生物仿制药带来的发展空间，已经吸引着世界范围内的制药企业投入生物仿制药领域。生物仿制药的市场潜力将逐渐显现。

在这种背景下，生物仿制药的审批监管规定、生物原创药的知识产权保护规定等都亟需完善，这也是各国政府监管机构面临的重大挑战。作为与药品审批联系紧密的知识产权保护制度，在生物制药产业发展过程中，药品试验数据保护制度在保护创新和药品安全方面具有发挥自身作用的可能性。

（三）生物仿制药用药安全保障的需要

对于传统的小分子化学药品来说，仿制药与其仿制的原创药品几乎可以做到在成分、结构、性能、质量上的完全等同，药品监管机关能够比较轻易地判断化学仿制药的安全有效性。而生物药品包含了相对较大的、特性不同而复杂的分子，除了平面一级结构以外，通常还有复杂的二级、三级空间结构，且其来源多为活体细胞，结构和性能极易受到生产过程和生产环境的影响，不可能真正做到生产完全相同的生物药品复制品。[88] 生物仿制药品只能在某些性质上与原创生物药相似，而不能达到像化学仿制药与原创药一样的安全等效性。生物仿制药可以参考生物原创药的一些试验数据，但如果要证明自身的安全等效性则需要自行完成更多试验。生物药品的特性给药品监管机关对生物仿制药的审批工作带来困难。如果要求生物仿制药以新药程序进行申请，就会延后生物仿制药的上市速度，不利于药品取得和产业发展；一些低端生物仿制药以新药名义上市销售，不利于整个行业的研发创新。如果按照仿制药程序进行申请，则必须有恰当的程序以确保生物仿制药的安全有效性。

生物药品试验数据保护制度在解决这个问题上有可能发挥独特的作用。在生物原创药品专利保护期限届满后，允许生物仿制药以相对简易的仿制药程序进行申请，让仿制药得以早申请，让药品监管部门早利用创新药品的一系列数据来检验仿制药与原创药的"高度相似性"以及在产品的安全性、纯度、效能、免疫原性等方面是否达到要求，临床上是否与创新产品并无实质意义的差异，但规定一段期间的药品试验数据保护期，在保护期间内不允许生物仿制药上市，并在这段时间内对其进行充分监测，最大程度上确保生物仿制药的安全性。这也映证了药品试验数据保护制度不但具有知识产权制度激励创新的作用，而且其产生目的始终与保护公共健康有关。

（四）生物药品知识产权保护的有力保障

制药企业是高投入、高风险的高科技行业，研发费用高昂，其中又以生物制药研发为甚。研究显示，研制生物药品的平均费用是化学药品平均费用的20 倍。[89]充分的知识产权保护对于生物创新药品而言是必不可少的。已经有研究者认为，药品试验数据保护在生物药品知识产权保护领域内可能发挥比专利保护更重要与更有效的作用。[90]并预测生物技术公司会选择更多地依赖数据独占制度而不是专利制度来保护它们的竞争优势。[91]

美国研究者曾经就药品专利与药品试验数据保护的比较，向美国国内小型生物技术公司进行调研，考察这些美国生物制药界的生力军对待生物制药领域专利保护与试验数据保护的态度。调查收到有效结果 73 份。结果显示，24.7%的受访公司没有提出任何专利申请，40.3%的受访者认为现行专利制度不足以保护公司，66.2%的公司认为试验数据保护制度有利于自身公司，53.3%的受访者认为试验数据保护制度有利于公司获取利润或者获得投资。31.9%的受访者认为试验数据保护制度比专利保护更有效，34.7%的受访者认为专利保护更有效，所占比例大致相同，另有 23.6%的受访者认为两者的保护同样有效。[92]调查显示生物药品研发人员对于以试验数据保护制度保护生物药品持积极态度，原因在于：

首先，尽管未来可能有更广泛的发展，但由于生物技术涉及有生命的有机体，包括人体、人体器官、基因等因素，其可专利范围受到一定限制，继而影响生物药品专利的申请。[93]而药品试验数据保护属于药品获得上市许可结果的一部分，相对受限较少。在一些国家还可以适用于已上市药品的新用途或重要改进，保护范围更宽泛。其次，从保护的性质来看，专利保护是一种被动的保护，需要专利所有人进行专利申请并获得许可后才享有专利权；而试验数据保护是一种自动的保护，符合条件的新药只要获得上市申请就自动获得试验数据保护，无需额外的单独的申请程序。再次，从经济角度来看，对于生物技术公司，特别是那些初创的小型生物技术公司而言，申请一项专利的费用大概在5万至6万美元，而涉及专利的诉讼花费则高达百万美元。[94]由于生物制药技术的专利保护范围没有化学药品广泛，仿制者更容易规避专利侵权，而专利所有人如果寻求诉讼又要花费高昂的诉讼成本。[95]因此，仅有专利制度尚不足以达到激励生物制药创新研发的目的。药品试验数据保护制度可以降低在生物制药领域专利制度的不确定性，弥补专利诉讼费用高昂的缺陷。

二、建立生物药品试验数据保护制度的尝试

建立生物药品试验数据保护制度的特殊性和困难在于生物药品本身的特殊性与主要以化学药品为对象的药品试验数据保护基本制度之间存在着不一致。药品试验数据保护制度设置的前提在于仿制药与原创药具有同样的安全有效性，因此仿制药在进行上市申请时无须提交完整的临床试验数据，只需依赖原创药品的试验数据就可以证明自身药品的安全有效。但对于生物药品来说，由于生产过程非常复杂，实际上并不存在真正完全一样的生物药品复制品，因此，生物仿制药品只能在某些性质上与原创生物药相似，不能达到像化学仿制药与原创药一样的安全等效性，其安全等效性需要自行完成更多试验。因此，普通的适用于化学药品的药品试验数据保护制度不适合在生物药品上加以实施。

要建立生物药品试验数据保护制度，必须开辟新的路径。其中关键的前提首先在于各国应当首先确立生物仿制药与生物原创药相似性的标准，明确生物仿制药在多大程度上能够依赖生物原创药的试验数据，确立生物仿制药上市申请的要求，之后才能继续讨论生物药品试验数据保护制度应当如何设置的问题。

（一）美国的生物药品试验数据保护

美国生物药品的上市申请与审批程序，最早规定在1944年的《公共健康服务法》（Public Health Service Act，以下简称"PHS"法）中。[96]该法规定只

有"安全、纯粹和有效"（safe，pure，and potent）的生物药品方可上市销售。[97]《公共健康服务法》对生物药品上市的监管规定，相当于《食品、药品与化妆品法》中对化学药品上市的监管要求。但是，《公共健康服务法》中却没有类似于 Hatch – Waxman 法规定的 ANDA 申请程序，也就是仿制药的申请程序。由于生物药品本身的特性，在生物制药领域内，对于是否能够建立类似于化学药品仿制药申请程序的程序，允许仿制药申请人依赖原创药品的试验数据进行上市申请，一直无法找到确定的答案。如何应对生物药品的仿制品申请上市与监管的争议和讨论，始终困扰着各国药品主管机关，也受到制药企业的关注。

在经过多年的讨论与立法推动之后，2010 年 3 月 23 日，美国总统奥巴马签署了《保护患者与平价医疗法》（*Patient Protection and Affordable Care Act*），并将《生物制品价格竞争与创新法》（*Biologics Price Competition and Innovation Act*，以下简称"BPCIA 法"）纳入其中。BPCIA 法通过为《公共健康服务法》新增第 351（k）节的条款，设立了药品申请简易程序，为生物仿制药的上市申请提供更快捷的申请程序。[98]适用生物仿制药上市申请程序的，是与参照药品（原创生物药品）具有生物相似性（biosimilar）或可替代性（interchangeable）的药品。生物相似性是指该生物药品与参照药品在安全性、纯粹性以及有效性方面不具有临床上有意义的区别。[99]可替代性指对于患者而言，使用该生物药品与使用其参照药品具有相同的临床效果，[100]患者如将使用的参照药品换为该生物药品，在安全性和有效性方面不会出现重大风险。[101]被认定具有生物相似性或可替代性的生物仿制药品，可以通过简易程序申请上市。所需提交的信息数据包括：证明申请药品与参照药品具有高度相似性的研究结果；动物试验数据；足以证明安全性、纯粹性以及有效性的临床试验数据。但具体是否构成生物相似性，FDA 还必须具体情况具体分析。

BPCIA 法规定了生物新药的试验数据保护期限，规定生物仿制药的申请人在新药获得销售许可 4 年内不得向 FDA 提出生物仿制药简化申请，[102]而 FDA不可在原创生物药品获得上市许可之日起 12 年内批准生物仿制药简化申请，[103]从而保证生物新药的保护期最少为 12 年。与美国规定的 5 年化学药品的试验数据保护期相比，生物药品的试验数据保护期相当长。生物仿制药试验数据保护的另外一个特点是将试验数据保护以 4 年为期分为"不申请"与"不批准"两段，也就是说生物仿制药企业在生物新药上市不久就可以提出申请，但必须等待较长的时间才能获得上市许可，实际上是给予 FDA 更多的时间去审查和监测生物仿制药的安全性和有效性，以确保上市销售的生物仿制药的质量。可见，美国生物药品试验数据保护制度建立的目的不但是为生物原创药提供保护，也是出于生物药品用药安全和保护公共健康的考虑，尽可能保证生物仿制药审批的慎重。

（二）欧盟的生物药品试验数据保护

欧盟对药品生物仿制药上市程序的规定比美国早。在 2004/27/EC 指令出台之前，能够指导生物仿制药上市申请程序的规定依然是 2001/83/EC 指令第 10 条的简易申请程序。2001 年山德士制药公司（Sandoz GmbH）根据仿制药简易申请程序提出一种生物仿制药 Omnitrope 的上市申请。但欧共体委员会驳回了申请。欧共体委员会认为尽管山德士公司已经进行了对照研究，但并未满足根据 2001/83/EC 指令第 10(1)条（即参考资料简易申请）提出申请的要求。[104] 直到 2004/27/EC 指令对 2001/83/EC 指令进行了修改，才为生物药品的简易申请提供了法律依据。2004/27/EC 指令确认由于原材料与生产程序存在差异，与一种已获批的参考生物药品相似的生物药，不满足指令对仿制药品的定义，因此，2001/83/EC 指令第 10(1)条参考资料简易申请不适用于生物仿制药。生物仿制药上市申请可以依据 2001/83/EC 指令第 10(4)条进行。[105] 第 10(4)条规定如果生物仿制药不符合指令中仿制药品的定义，特别是由于生产程序和原材料的差异而导致生物仿制药与参照生物药之间的差异，则生物仿制药申请人必须提交与差异条件有关的的临床前试验与临床试验结果，其余与参照生物药相同的试验数据则无须提交。

欧盟出台了一系列规则指南，对指导生物仿制药如何进行上市申请提供了比较具体的路径和方法。欧盟药品管理局颁布的《相似生物药品指南》称，原则上，任何生物药品都可以存在仿制品，但对生物仿制药的认定，需要依据申请人是否能证明产品之间的相似性，而这实际上又取决于产品的性能和质量。药品纯度越高，申请人的描述越精确，就越容易通过对照试验证明相似性的存在。[106] 生物仿制药与所参照的生物原创药在分子与生物形式中的活性成分必须相似，生物仿制药应当按照指令 2001/83/EC 第 8 条的规定提交上市所需的数据资料。获取生物仿制药上市许可的过程远远不像获得化学药品仿制药上市许可那样简单，可以通过原创药品提交的材料证明自身药品的性能。相反，生物仿制药品的上市条件更严格，需要申请人承担更高的成本进行上市申请所需的试验。生物仿制药品所花费的成本大约是原创药品的 70%，不像化学药品中两者成本那样悬殊，因此，在目前的条件下，进入市场的生物仿制药价格并不会明显低于原创药品，因而对于原创药的竞争也较小。[107]

虽然出台了一系列生物仿制药上市申请指南，但是欧盟生物仿制药管理法律框架尚未完全建立起来。一方面，指南中仍然存在模糊性，缺乏必要而清晰的可操作信息；另一方面，指南不具有法律强制力。尽管如此，欧盟的管理制度仍是世界上首个为生物仿制药上市申请制定的具体办法。随后，加拿大、日本、美国等国也陆续着手进行相关法规或指导文件的制定。

2001/83/EC 指令第 10(2)(b) 条关于仿制药的规定在理论上没有包括生物仿制药，但 EMA 所规定的 "8 + 2 + 1" 模式的试验数据独占保护同样适用于生物药品。[108]

（三）加拿大的生物药品试验数据保护

加拿大卫生部于 2010 年颁布了《后续上市生物药品信息与申请指南》。指南将 "后续上市生物药品"（Subsequent Entry Biologics，SEBs）定义为申请人通过证明申请生物药品与已获批准上市的生物药品具有相似性，并依赖已上市生物药品的部分试验数据和信息，使其可以以较少的非临床与临床试验数据申请上市的生物药品。[109]这一定义与欧盟指南中生物相似药的定义实质上相同。指南明确规定这种所谓的生物仿制药的上市应遵守知识产权法律规定，包括专利与数据保护，只有在专利与试验数据保护期届满后，申请人才可依赖原创生物药品的试验数据与信息进行上市申请。

与欧盟采取的做法类似，加拿大没有针对生物药品的试验数据单独制定数据保护的期限与条件，而是规定生物药品的上市申请同样应遵循加拿大食品药品法规中试验数据保护制度规定以及相应指南的规定。也就是说，加拿大的生物药品数据保护期限与化学药品相同，同样为 8 年，具体说是 "6 + 2" 年的保护模式。[110]

三、生物药品试验数据保护制度设计展望

目前，生物仿制药的申请审批程序中依然存在诸多不确定性，一些国家开始尝试制定生物仿制药审批指南和规则，但在短期内仍然缺乏必要的实践反馈，生物仿制药申请程序的建立与完善，还需要更多时间与经验的总结。生物仿制药审批程序的不确定导致了生物药品试验数据保护制度的不确定。但正如前文所述，生物药品试验数据保护制度具有继续深入发展的潜力。从文本上看，生物药品试验数据保护，已经超出了 TRIPS 协定第 39 条第 3 款所规定的药品试验数据保护的最低标准，对 TRIPS 协定构建的药品试验数据保护法律框

架产生了制度上的突破。考虑到生物制药未来在全球制药市场将占据越来越重要的地位，建立生物药品试验数据保护制度已经成为药品试验数据保护制度建构的下一个着眼点。而美国试图将 12 年的生物药品试验数据保护制度纳入 TPP 谈判的做法，展现了未来生物药品试验数据保护成为区域或国际义务的可能性。在这种情况下，有必要继续探索如何设计合理可行的生物药品试验数据保护制度的问题。笔者从以下两方面对生物药品试验数据保护制度设计进行了考虑。

（一） 对生物药品进行分类

生物药品种类多样，临床应用的生物药品至少包括疫苗、血液及血液制品、基因治疗药、器官组织、蛋白质等，这些生物药品彼此之间共性很小，药品差异性大。在建立生物仿制药审查体系时，需要按照药品种类进行分类，依照品种的特性制定审查标准。广义上的生物药品，包含了一些可以利用化学合成得到的生物药品如多肽，[111]实际上属于小分子化合物，性质较为稳定。对于这样的生物药品，可以直接适用化学药品仿制药申请程序以及化学药品的试验数据保护规则。对于其他的生物药品，根据其性质与功能制定仿制药审查标准，并在此基础上考虑试验数据保护的方式和期限。

（二） 合理确定生物药品试验数据保护期

前文所提及的美国研究调查中，受调查生物药品公司在被问及应设置多长的生物药品试验数据保护期限才能起到有效回收投资和激励研发的作用时，48.6%的受访公司选择了 9～12 年的保护期限，排名第一；38.9%的公司选择了 6～8 年的保护期限，排名第二；选择 1～5 年较短保护期与 13 年以上较长保护期的公司数量较少。[112]从制药公司的调查结果倾向于制定略长于化学药品的试验数据保护期的生物药品的试验数据保护期。从实际立法情况来看，美国也的确制定了长于化学药品的试验数据保护期，欧盟和加拿大则没有区别对待生物药品与化学药品的试验数据保护期。值得注意的是，美国的生物药品试验数据保护期采用了"不申请"加"不批准"的分段保护期，不允许仿制药品申请的保护期间为 4 年。这种保护方式与保护期间的选择具有一定的合理性，考虑到了生物药品的特殊性，兼顾了对生物仿制药的鼓励、生物原创药的保护以及对生物药品安全质量的审慎，相比欧盟实施的"8＋2＋1"的试验数据保护期间更具有优越性。

第四节　药品试验数据付费使用模式的构建

一、药品试验数据付费使用模式的起源

（一）美国农化产品试验数据保护中的付费使用模式

农化产品的试验数据保护的法理基础与药品试验数据保护相同。原创农化产品为证明产品的安全有效性进行试验并得到试验数据的过程，需要花费大量时间和金钱。为鼓励农化产品创新研发，政府保护原创农化产品为获得上市许可而向监管部门提交的试验数据不受仿制产品的依赖。在此基础上，美国《联邦杀虫剂、杀真菌剂、灭鼠剂法》（以下简称"FIFRA"）对农化产品试验数据保护进行了规定。FIFRA第§3(c)(1)(D)(i)条规定,含有新活性成分的农化产品申请上市时提交的试验数据，自获得上市许可之日起10年内，监管机构不得依赖这些数据批准仿制产品的上市申请。第§3(c)(1)(D)(iii)条规定,如果仿制产品向试验数据所有人支付费用，监管机构可以允许仿制产品依赖原创产品的试验数据申请上市，试验数据自向监管机构提交之日起算15年内享有受经济补偿的权利。对含有新活性成分的农化产品而言，在10年独占保护期届满之后，仿制产品如需依赖其试验数据上市，需要在接下来的5年内通过支付费用的方式获得原创农化产品数据所有人的许可。

（二）FTA中药品试验数据付费使用模式的建立

FIFRA中农化产品试验数据付费使用模式的建立，使得药品试验数据付费使用模式具有被讨论的可能性。付费使用试验数据的保护方式允许仿制药企业依赖原创药企业提交的试验数据，也允许药品监管机关依赖原创药企业提交的试验数据，但要求因此获批的仿制药企业向试验数据所有人支付费用。而应支付费用的具体数额，应当依据原创药企业进行试验并获得试验数据的成本数额与仿制药上市后占据的市场份额来确定。[113]实施付费使用模式需要注意的是，试验数据所有人应当能够公开证明获取数据实际花费成本的文件材料；仿制药企业根据不同国家不同市场份额确定付费数量。[114]

韩国与EFTA签订的自由贸易协定中，在国际层面将付费使用模式引入药品试验数据保护制度当中。协定规定对于符合保护条件的药品试验数据，自获批之日起一定充分年限内，他人不得依赖数据进行上市申请。缔约方可以立法

在充分补偿试验数据所有人后依赖试验数据审批后续药品上市申请。[115]这成为在国际层面建立药品试验数据付费使用模式的新尝试。尽管目前还没有具体适用这一规则的案例出现,但付费使用试验数据的路径选择无疑为未来药品试验数据保护制度的构建与保护国际规则的发展提供了又一种选择。尤其是在今后的 FTA 谈判中,这一模式有机会成为发达国家坚持药品试验数据独占保护与发展中国家期待建立药品试验数据非独占保护两种对立主张之间的折中与平衡。

二、药品试验数据付费使用模式的理论依据

药品试验数据付费使用模式承认原创药企业为获得药品上市许可所进行的临床前试验和临床试验中凝结着具有原创性的劳动和高额的金钱成本,仿制药品的免费"搭便车"行为会损害原创药企业进行药品研发的积极性。但这一模式反对为药品试验数据设置绝对独占的保护方式,认为绝对的市场垄断给数据所有人带来的利益,已经超出了数据所有人获得数据所支出的成本,[116]因而主张在一定保护期限内以支付合理使用费的方式使用试验数据。

付费使用模式的理念源于法经济学中的"责任规则"(liability rules)。责任规则的核心在于"先使用,后付款",[117]允许权利使用者在未得到权利人许可的情况下使用该权利,只要他们事后能适当地补偿权利所有者的损失即可,而不同于与之相对的必须首先征得权利人同意才可以使用权利的"产权规则"。[118]作为无形财产权的知识产权,应当适用产权规则进行保护,但是建立在前人劳动成果上的知识成果,以及其承担的传播知识、造福人类的公共利益属性,决定了不能绝对适用产权规则保护所有的知识产权。知识产权保护领域内往往采取产权规则与责任规则相结合的保护方式。本书第一章的分析也指出,由于药品试验数据具有很强的社会属性,因此财产权利的确定性在一定程度上被削弱了。在保护药品试验数据时应当注意保护措施与公共健康的平衡。在保证药品试验数据没有受到不公平利用的前提下允许数据的流通、使用与披露。在防止仿制药企业免费"搭便车"行为的同时使药品试验数据得以利用,以减少社会资源的浪费,促进药品市场竞争。在这一问题上数据所有人与仿制药品申请人很有可能以较小成本达成一致,选择适用责任规则是可以实现的。

三、付费使用模式中补偿金的计算

药品试验数据付费使用制度可以确保仿制药申请人不会不正当商业使用药品试验数据,必要补偿一方面能够避免仿制药企业对原创药企业研究成果的

"不劳而获"，另一方面可以降低原创药品因数据保护获得的垄断地位给公共健康与公平竞争带来消极影响。合理补偿可以被认为是兼顾数据所有人经济利益与社会公众利益、建立平衡的试验数据保护制度的路径选择。但是，目前还没有发现有国家或地区对试验数据补偿金制度进行具体规定，特别是在如何具体确定补偿金金额的问题上没有规定。与一般商业秘密或专利的转让不同，试验数据保护涉及政府义务，在原创药企业提出取得试验数据的所需成本后，可以由政府进行判断在此基础上仿制药企业应当承担多大比例的成本。本节试图对合理计算补偿金数额的方式进行初步的研究和构建。

（一）补偿金的简单计算

最简单的补偿金计算方式是由所有使用试验数据进入市场的仿制药企业与原创药企业一同均分原创药品取得试验数据的花费成本。例如，原创药企业提出证明取得试验数据需要花费 1000 万元的费用，现有 3 家仿制药企业希望使用该试验数据进行药品上市，那么原创药企业与仿制药企业共同承担这笔支出，3 家仿制药企业应各承担 250 万元的补偿金支付给原创药企业。但看似简单的计算方式在实际操作中会出现问题，因为仿制药企业并非同时进行上市申请并进入市场的。以上文例子来看，如果 1 年后另有 1 家仿制药企业使用该试验数据，则每家仿制药企业需承担 200 万元的补偿金额度。较晚进入市场的仿制药企业与已经享受 1 年市场利益的其他仿制药企业，所获得利益不同，而承担的补偿金金额却相同，对于较晚进入市场的企业并不公平。一项比较完善的处理方式，是应该在均分补偿金模式的原理上，设计出能够正确将各仿制药企业依赖原创药企业试验数据的情形，反映在它们分担补偿金比例上的计算方式。[119]

（二）可调整型补偿金计算模式

美国哈佛大学教授 Aaron Fellmeth 设计了所谓的可调整补偿金计算模式。这种计算模式基于这样的前提，即创新药企业需在提交药品上市申请时提交为获得申请上市所需的试验数据、制药企业花费成本的金额。政府机构成为所提交数据的实际保管人并且将这些试验数据视为商业秘密进行保护。在一定保护期限内不允许仿制药企业以商业目的使用这些数据，不允许仿制药企业依赖试验数据进行仿制药上市申请。仿制药企业如果希望突破保护期限的限制，使用或依赖原创数据，则必须向数据所有人缴纳一定金额的使用补偿金。[120]

1. Fellmeth 补偿金计算方法

Fellmeth 教授对于仿制药企业应分担原创药企业对于原创药企业取得药品试验数据的投资之补偿金，提出以下计算公式[121]：

$$\frac{p_1 + 0.01(m-1)}{m} = p \tag{1}$$

式中 p_1 为第 1 家申请援引原创药企业试验数据之仿制药企业每年应分担原创药企业取得试验数据成本比例, m 为援引原创药企业试验数据的仿制药企业总数, p 为每一家仿制药企业每年应分担原创药企业取得试验数据的成本比例。

若用 P 表示原创药企业自所有仿制药企业所收取试验数据成本的总比例, N 表示仿制药企业必须支付补偿金给原创药企业的年数, 则有

$$p \cdot m \cdot N = P \tag{2}$$

Fellmeth 补偿金计算方法应用举例: 如果政府药品监管机关对于某种原创药企业取得上市许可的新药, 认为第 1 家仿制药企业每年应分担原创药企业取得试验数据成本的 5%, 即 $P = 0.05$; 该新药的试验数据保护期为 10 年, 即 $N = 10$。假定只有 1 家 ($m = 1$) 仿制药企业引用原创药企业的试验数据申请上市, 应用公式 (1), 这家仿制药企业每年必须支付原创药企业 5% 的补偿金 ($p = 0.05$)。如果这家仿制药企业生产 10 年, 应用公式 (2), 原创药企业总共可以得到试验数据成本 50% ($P = 0.5$) 的补偿金。[122]

如果第 2 年有第 2 家仿制药企业引用原创药企业试验数据, 申请新药上市许可进入市场, 应用公式 (1), 两家仿制药企业每年每家必须支付原创药企业取得试验数据成本的 3%, 即 $p = 0.03$。如果这家仿制药企业生产到新药的试验数据保护期满, 应用公式 (2), 原创药企业总共可以得到试验数据成本 54% ($P = 0.54$) 的补偿金; 加上第 1 年自第 1 家仿制药企业取得试验数据成本 5% 的补偿金, 原创药企业总共可以得到试验数据成本 59% 的补偿金。

由于在试验数据保护期内, 每年仿制药企业的数量可能发生变化, 一些新的仿制药企业加入, 也可能一些之前加入的仿制药企业退出, 而公式 (2) 只适用于各年度仿制药企业的数量不变。

2. 改进的补偿金计算公式

如果政府药品监管机关认为第 1 家仿制药企业每年应分担原创药企业取得试验数据成本比例为 p_0, N 表示仿制药企业必须支付补偿金给原创药企业的年数, m_i 为第 i 年援引原创药企业试验数据的仿制药企业总数, p_i 为第 i 年各家仿制药企业应分担原创药企业取得试验数据的成本比例, P 表示原创药企业自所有仿制药企业所收取试验数据成本的总比例, 则有

$$p_i = \frac{p_0 + \alpha(m_i - 1)}{m_i} \quad (i = 1, 2, \cdots, N) \tag{3}$$

$$P = \sum_{i=1}^{N} p_i \cdot m_i \qquad (4)$$

式中 α 为多家仿制药企业分担原创药企业取得试验数据成本比例调节系数，Fellmeth 补偿金计算公式中取为 0.01，政府药品监管机关可以依据该药品的生产效益加以调整。

应用举例一：如果政府药品监管机关对于某项原创药品，认为第 1 家仿制药企业每年应分担原创药企业取得试验数据成本的 5%，即 $p_0 = 0.05$；假设试验数据保护期限取目前世界范围内最长试验数据保护期限，即该新药的试验数据保护期为 10 年，即 $N = 10$。假定第 1 年只有 1 家（$m_1 = 1$）仿制药企业引用原创药企业的试验数据，应用公式（3），$p_1 = p_0 = 0.05$；若第 2~6 年又有 4 家仿制药企业引用原创药企业的试验数据，则 $m_i = 5(i = 2,3,\cdots,6)$，应用公式（3）得

$$p_i = \frac{p_0 + \alpha(m_i - 1)}{m_i} = \frac{0.05 + 0.01 \times 4}{5} = 0.018 \quad (i = 2,3,\cdots,6)$$

即 5 家仿制药企业从第 2~6 年每年每家必须支付原创药企业 1.8% 的补偿金；若第 7 年有 1 家仿制药企业停止这种药的生产，以后仿制药企业数量未变化，则 $m_i = 4(i = 7,8,\cdots,10)$，应用公式（3）得

$$p_i = \frac{p_0 + \alpha(m_i - 1)}{m_i} = \frac{0.05 + 0.01 \times 3}{4} = 0.02 \quad (i = 7,8,\cdots,10)$$

即 4 家仿制药企业第 7~10 年每年每家必须支付原创药企业 2% 的补偿金。应用公式（4）得

$$P = \sum_{i=1}^{10} p_i \cdot m_i = 0.05 + \sum_{i=2}^{6} 0.018 \times 5 + \sum_{i=7}^{10} 0.02 \times 4 = 0.82$$

原创药企业总共可以得到试验数据成本 82% 的补偿金。

如果某种原创药企业取得上市许可的新药，最初有 m_0 家仿制药企业申请注册生产该新药，政府药品监管机关审定每家仿制药企业每年应分担原创药企业取得试验数据成本的比例为 p_0，则公式（3）、（4）修订为：

$$p_i = \frac{m_0 p_0 + \alpha(m_i - m_0)}{m_i} \qquad (5)$$

$$P = \sum_{i=1}^{N} p_i \cdot m_i \qquad (6)$$

应用举例二：某种原创药企业新药取得上市许可之后，有 3 家仿制药企业申请注册生产该新药，即 $m_0 = 3$；如果政府药品监管机关审定这 3 家仿制药企业每年各应分担原创药企业取得试验数据成本的 2%，即 $p_0 = 0.02$；审定调节系数 $\alpha = 0.006$；该新药的试验数据保护期为 10 年，即 $N = 10$。假定第 1 年

只有 3 家（$m_1 = 3$）仿制药企业引用原创药企业的试验数据，应用公式（5）得

$$p_1 = \frac{m_0 p_0 + \alpha(m_1 - m_0)}{m_1} = \frac{3 \times 0.02 + 0.006 \times (3 - 3)}{3} = 0.02$$

即第 1 年首次申请引用原创药企业试验数据的 3 家仿制药企业，每家支付原创药企业 2% 的补偿金。若第 2~5 年又有 7 家仿制药企业引用原创药企业的试验数据，则 $m_i = 8(i = 2,3,\cdots,5)$，应用公式（5）得

$$p_i = \frac{m_0 p_0 + \alpha(m_i - m_0)}{m_i} = \frac{3 \times 0.02 + 0.006 \times (8 - 3)}{8} = 0.01125(i = 2,3,4,5)$$

即 8 家仿制药企业第 2~5 年每年必须支付原创药企业 1.125% 的补偿金；若第 6 年又有 5 家仿制药企业申请引用原创药企业的试验数据，以后仿制药企业数量未变化，则 $m_i = 13(i = 6,7,\cdots,10)$，应用公式（5）得

$$p_i = \frac{m_0 p_0 + \alpha(m_i - m_0)}{m_i} = \frac{3 \times 0.02 + 0.006 \times (13 - 3)}{13} \approx 0.00923(i = 6,7,\cdots,10)$$

即 13 家仿制药企业第 6~10 年每年每家必须支付原创药企业 0.923% 的补偿金。应用公式（6）得

$$P = \sum_{i=1}^{10} p_i \cdot m_i = 0.02 \times 3 + \sum_{i=2}^{5} 0.01125 \times 8 + \sum_{i=6}^{10} 0.00923 \times 13 = 1.02$$

即原创药企业总共可以得到试验数据成本 102% 的补偿金。

由以上的公式推导计算可以发现，从理论上看，公式可以反映仿制药企业使用原创药企业提交药品试验数据的情况，并且比较充分地补偿了原创药企业进行试验并获得试验数据所花费的成本，在实践中应当具有一定的借鉴意义。

第五节　本章小结

后 TRIPS 协定时期，随着科学技术的发展与贸易关系的变化，TRIPS 协定所确立的药品试验数据保护制度也产生了一些新的发展趋势。这种发展趋势是通过 WTO 成员间签订的 FTA 建立起来的。与 TRIPS 协定生效前相比，后 TRIPS 时期不但规定药品试验数据保护条款的 FTA 大大增加，而且药品试验数据保护的模式与范围也有新变化。不同的 WTO 成员，对待 FTA 中药品试验数据保护规定的态度不同。总体来说，以美欧为代表的部分成员积极推动在 FTA 中建立标准更高的药品试验数据保护制度，而发展中国家间的 FTA 则避免药

品试验数据保护的规定。FTA 的蓬勃发展为美国等发达国家向外推行药品试验数据独占保护提供了新的契机。越来越多的发展中国家由于与美国签订双边和区域 FTA 而接受了药品试验数据独占保护的立法模式。另一方面，生物制药的迅速发展、生物仿制药概念的提出，使得将药品试验数据保护从传统的化学药品扩大到生物药品成为可能。将生物药品试验数据保护纳入 TPP 协定谈判范围内，是目前药品试验数据保护义务发展中最受关注的议题，有可能成为药品试验数据制度发展的新方向。同时，为了更有效地平衡药品试验数据保护与公共健康的关系，促进药品市场的竞争，加快仿制药品的上市，可以在合理使用药品试验数据的理论基础上，探索药品试验数据付费使用模式，通过设计数学公式来构建药品试验数据付费使用制度中的补偿金计算方式。

注释

［1］ WTO. RTA database ［EB/OL］. http：//rtais. wto. org/UI/PublicAllRTAList. aspx.

［2］ 根据 WTO 的 RTA database 信息统计，参见 http：//rtais. wto. org/UI/PublicAllRTAList. aspx。

［3］ NAFTA. https：//www. nafta － sec － alena. org/Default. aspx？tabid＝97＆language＝en － US.

［4］ ASEAN FTA ［EB/OL］. http：//www. asean. org/communities/asean － economic － community/category/asean － trade － in － goods － agreement.

［5］ 见美国、EFTA 与其他国家地区签订的 FTA，参见 http：//www. ustr. gov/trade － agreements/free － trade － agreements。

［6］ 见本章第二、三节的详细论述。

［7］ 见本章第二、三节的详细论述。

［8］ WTO. RTA database ［EB/OL］. http：//rtais. wto. org/UI/PublicAllRTAList. aspx.

［9］ http：//www. efta. int/free － trade/free － trade － agreements.

［10］ http：//ec. europa. eu/enterprise/policies/international/facilitating － trade/free － trade/index_en. htm

［11］ FTA in Canada ［EB/OL］. http：//www. wto. org/english/tratop_ e/region_ e/rta_ participation_ map_ e. htm？country_ selected＝CAN ＆ sense＝b.

［12］ FTA in Japan ［EB/OL］. http：//www. wto. org/english/tratop_ e/region_ e/rta_ participation_ map_ e. htm？country_ selected＝JPN ＆ sense＝b.

［13］ FTA in Republic of Korea ［EB/OL］. http：//www. wto. org/english/tratop_ e/region_ e/rta_ participation_ map_ e. htm？country_ selected＝KOR ＆ sense＝b.

［14］ FTA in Singapore ［EB/OL］. http：//www. wto. org/english/tratop_ e/region_ e/rta_ participation_ map_ e. htm？country_ selected＝SGP ＆ sense＝b.

［15］ Weisman Robert. Data Protection：Option for Implementation ［A］// Roffe Pedro，Tansey Geoff，Vivas － Eugui David（Edited）. Negotiating Health：Intellectual Property and Access to Medicines [M]. London：Earthscan, 2006：163.

[16] Weisman Robert. Data Protection：Option for Implementation [A] // Roffe Pedro, Tansey Geoff, Vivas – Eugui David (Edited). Negotiating Health：Intellectual Property and Access to Medicines [M]. London：Earthscan, 2006：152.

[17] GATT. Standards and Principles Concerning the Availability, Scope and Use of Trade – Related Intellectual Property Right, MTN. GNG/NG11/W/37, 1987, July.

[18] IFPMA. Data Exclusivity：Encouraging Development of New Medicines [R]. Geneva：IFP-MA, 2011.

[19] Said, Mohammed K El. Public Health Related TRIPS – plus Provision Bilateral Trade Agreements：A Policy Guide for Negotiators and Implementers in the WHO Eastern Mediterranean Region [R]. World Health Organization and International Centre for Trade and Sustainable Development, 2010.

[20] 20 个国家分别是澳大利亚、巴林、加拿大、智利、哥伦比亚、哥斯达黎加、多米尼加、萨尔瓦多、危地马拉、洪都拉斯、以色列、约旦、韩国、墨西哥、摩洛哥、尼加拉瓜、阿曼、巴拿马、秘鲁、新加坡。

[21] The United States – Singapore Free Trade Agreement, 2004. 1.

[22] Art. 16. 8(2), the United States – Singapore Free Trade Agreement, 2004. 1.

[23] The United States – Chile Free Trade Agreement, 2004. 1.

[24] The United States – Australia Free Trade Agreement, 2005. 1.

[25] The United States – Morocco Free Trade Agreement, 2006. 1.

[26] The United States – Bahrain Free Trade Agreement, 2006. 1.

[27] The Dominican Republic – Central America – United States Free Trade Agreement, 2005. 8.

[28] The United States – Peru Free Trade Agreement, 2009. 2.

[29] The United States – Oman Free Trade Agreement, 2009. 1.

[30] Article 16. 10(2)(b), the United States – Peru Free Trade Agreement, 2009. 2.

[31] Article 16. 10(2)(b), the United States – Colombia Free Trade Agreement, 2005. 8；Article 15. 10(2)(b), the United States – Panama Free Trade Agreement, 2007. 6.

[32] Article 15. 10(2), the United States – Morocco Free Trade Agreement, 2006. 1 ; Article 14. 9 (2)(a)(b), The United States – Oman Free Trade Agreement, 2009. 1.

[33] Article 14. 9 (1), The United States – Bahrain Free Trade Agreement, 2006. 1；Article. 15. 10 (1), The Dominican Republic – Central America – United States Free Trade Agreement, 2005. 8.

[34] Article 17. 10(1)(d), the United States – Australia Free Trade Agreement, 2005. 1.

[35] Article 17. 10(1), the United States – Chile Free Trade Agreement, 2004. 1.

[36] Article 15. 10(1), the United States – Morocco Free Trade Agreement, 2006. 1.

[37] Article 15. 10 (1) (c), the Dominican Republic – Central America – United States Free

Trade Agreement，2005. 8.

［38］ Article 14. 9(1)(c)，the United States – Bahrain Free Trade Agreement，2006. 1.

［39］ Article 15. 9(1)(c)，the United States – Oman Free Trade Agreement，2009. 1.

［40］ Article 16. 10(2)(a)，the United States – Peru Free Trade Agreement，2009. 2.

［41］ Article 4. 22，the United States – Jordan Free Trade Agreement，2001. 1. 1.

［42］ Article 15. 10(3)，the United States – Morocco Free Trade Agreement，2006. 1.

［43］ Article 17. 10(1)(c)，The United States – Australia Free Trade Agreement，2005. 1

［44］ Article 14. 9(1)(b)，the United States – Bahrain Free Trade Agreement，2006. 1.

［45］ Article 15. 9(1)(b)，the United States – Oman Free Trade Agreement，2009. 1.

［46］ Article 15. 10(3)，the United States – Morocco Free Trade Agreement，2006. 1.

［47］ Article 16. 8(2)，the United States – Singapore Free Trade Agreement，2004. 1.

［48］ Article 17. 10(1)(b)，the United States – Australia Free Trade Agreement，2005. 1.

［49］ Article 15. 10(2)(a)，the Dominican Republic – Central America – United States Free Trade Agreement，2005. 8.

［50］ Article 16. 10(2)(c)，the United States – Peru Free Trade Agreement，2009. 2.

［51］ Article 16. 10(2)(c)，the United States – Colombia Free Trade Agreement，2012. 9.

［52］ Article 16. 10(2)(e)，the United States – Colombia Free Trade Agreement，2012. 9.

［53］ Article 15. 10(2)(e)，the United States – Panama Free Trade Agreement，2011. 10.

［54］ Abbott Frederick M. the Doha Declaration on TRIPS Agreement and Public Health：Lighting a Dark Corner at the WTO ［J］. Journal of International Economic Law，2002 (5)：471.

［55］ 与欧盟签订 FTA 的国家与地区包括：巴勒斯坦、突尼斯、叙利亚、以色列、黎巴嫩、埃及、阿尔及利亚、墨西哥、南非、智利、加勒比论坛国、马达加斯加、毛里求斯、塞舌尔、津巴布韦、韩国、巴布亚新几内亚和斐济、伊拉克、哥伦比亚与秘鲁、中美洲国家联盟。

［56］ Article 11. 33，EU – Singapore Free Trade Agreement

［57］ O'Neill Institute. Not Just India：The EU – India Trade Negotiations and Global Drug Access ［EB/OL］. http：//www. oneillinstituteblog. org/not – just – india – the – eu – india – trade – negotiations – and – global – drug – access/.

［58］ Intellectual Property Watch. Leaked IP Chapter of India – EU FTA Shows TRIPS – Plus Pitfalls For India，Expert Says ［EB/OL］. http：//www. ip – watch. org/2013/03/12/leaked – ip – chapter – of – india – eu – fta – shows – trips – plus – pitfalls – for – india – expert – says/.

［59］ Jakkrit Kuanpoth. Patent Rights in Pharmaceuticals in Developing Countries：Major Challenges for the Future ［M］. Northampton：Cheptenham Edward Elgar Publishing，2010：164 – 166.

［60］ http：//www. efta. int/free – trade/free – trade – agreements.

［61］ Article 3，Annex VII，Free Trade Agreement between the EFTA States and Croatia.

［62］ Article 3，Annex V，Free Trade Agreement between the EFTA States and Israel.

［63］Article 3, Annex VI, Free Trade Agreement between the EFTA States and Kingdom of Jordan.

［64］Article 3, Annex V, Free Trade Agreement between the EFTA States and Kingdom of Morocco.

［65］Article 3, Annex VI, Free Trade Agreement between the EFTA States and Macedonia.

［66］Article 3, Annex XXI, Free Trade Agreement between the EFTA States and Republic of Korea.

［67］Article 3, Annex XXIII, Free Trade Agreement between the EFTA States and Republic of Chile.

［68］Article 3, Annex V, Free Trade Agreement between the EFTA States and Republic of Egypt.

［69］Article 4, Annex V, Free Trade Agreement between the EFTA States and Republic of Tunisia.

［70］Article 4, Annex V, Free Trade Agreement between the EFTA States and Republic of Lebanon.

［71］Article 4, Annex V, Free Trade Agreement between the EFTA States and Republic of Colombia.

［72］伊瑶. 瑞士制药：小国家大梦想［N］. 医药经济报，2011 - 07 - 20（A09）.

［73］El Said M. Surpassing Checks, Overriding Balances and Diminishing Flexibilities：FTA - TRIPS Plus Bilateral Trade Agreements：from Jordan to Oman［J］. Journal of World Investment And Trade, 2007, 8(2)：254.

［74］USTR. TPP Overview［EB/OL］. http：//www. ustr. gov/about - us/press - office/fact - sheets/2011/november/united - states - trans - pacific - partnership.

［75］USTR. Transatlantic Trade and Investment Partnership［EB/OL］. http：//www. ustr. gov/ttip

［76］U. S. TPP Proposal Intellectual Property Rights Chapter［EB/OL］. http：//keepthewebopen. com/assets/pdfs/TPP%20IP%20Chapter%20Proposal. pdf.

［77］40 Members of Congress Ask Obama to Include 12 Year Period of Data Exclusivity for Biologics in the TPP［EB/OL］. http：//infojustice. org/archives/4577.

［78］Article 1. 1, TRIPS Agreement.

［79］朱艳德，陈立波. 生物药物分析与检验［M］. 北京：化学工业出版社，2011：6.

［80］朱艳德，陈立波. 生物药物分析与检验［M］. 北京：化学工业出版社，2011：8.

［81］European Medicines Agency. Questions and Answers on Biosimilar Medicines［EB/OL］. http://www. ema. europa. eu/docs/en_ GB/document_ library/Medicine_ QA/2009/12/WC500020062. pdf.

［82］World Health Organization, Expert Committee on Biological Standardization. Guidelines on Evaluation of Similar Biotherapeutic Products（SBPs）［EB/OL］. http：//www. who. int/biologicals/areas/biological_ therapeutics/BIOTHERAPEUTICS_ FOR_ WEB_ 22APRIL2010. pdf.

［83］European Medicines Agency. Questions and Answers on Biosimilar Medicines［EB/OL］. http：//www. ema. europa. eu/docs/en_ GB/document_ library/Medicine_ QA/2009/12/WC500020062. pdf.

［84］U. S. Food and Drug Administration. Guidance for Industry：Quality Considerations in Demonstration Biosimilarity to a Reference Protein Product. Washington DC：U. S. Food and Drug Administration, 2012.

［85］陆怡，江洪波. 全球生物医药产业现状与发展趋势［J］. 科学，2012，64（5）：60.

［86］陆怡，江洪波. 全球生物医药产业现状与发展趋势［J］. 科学，2012，64（5）：60.

［87］刘景洋，张非非，张展鹏，等. 我国生物仿制药迎来发展机遇期［N］. 经济参考报，

2012 - 07 - 06(7).

［88］朱艳德，陈立波. 生物药物分析与检验［M］. 北京：化学工业出版社，2011：23.

［89］Karen Tumulty, Michael Scherer. How Drug – Industry Lobbyists Won on Health – Care ［EB/OL］. http：//www. time. com/time/magazine/article/09171193172900. html.

［90］Morgan Maxwell R. Regulation of Innovation under Follow – On Biologics Legislation：FDA Exclusivity as an Efficient Incentive Mechanism［J］. Columbia Science and Technology Law Review, 2010, 11：94.

［91］Morgan Maxwell R. Regulation of Innovation under Follow – On Biologics Legislation：FDA Exclusivity as an Efficient Incentive Mechanism［J］. Columbia Science and Technology Law Review, 2010, 11：95.

［92］Roth Vincent J. Will FDA Data Exclusivity Make Biologic Patents Passé?［J］. Santa Clara Computer & High Technology Law Journal, 2013, 29(2)：290 - 296.

［93］张炳生. 论现代生物技术的可专利主题［J］. 法学，2008(5)：103.

［94］Roth Vincent J. Will FDA Data Exclusivity Make Biologic Patents Passé?［J］. Santa Clara Computer & High Technology Law Journal, 2013, 29(2)：283.

［95］Roth Vincent J. Will FDA Data Exclusivity Make Biologic Patents Passé?［J］. Santa Clara Computer & High Technology Law Journal, 2013, 29(2)：286

［96］42. U. S. C. 262.

［97］42. U. S. C. 262(a)(2)(B)(i)(I).

［98］42 U. S. C. 262(k).

［99］42 U. S. C. 262(i)(2)(B).

［100］42 U. S. C. 262 (k)(4)(A)(ii).

［101］42 U. S. C. 262(k)(4)(B).

［102］42 U. S. C. 262(k)(7)(A).

［103］42 U. S. C. 262(k)(7)(A).

［104］Sandoz GmbH v. the Commission of the European Communities, Case T – 15/04, 2004.

［105］CHMP. Guideline on Similar Biological Medicinal Products［EB/OL］. http：//www. ema. europa. eu/docs/en_GB/document_library/Scientific_guideline/2009/09/WC50000 3517. pdf.

［106］CHMP. Guideline on Similar Biological Medicinal Products［EB/OL］. http：//www. ema. europa. eu/docs/en_GB/document_ library/Scientific_ guideline/2009/09/WC500003517. pdf.

［107］Shorthose Sally. Guide to EU Pharmaceutical Regulatory Law［M］. Hague：Kluwer Law International, 2011：352.

［108］Shorthose Sally. Guide to EU Pharmaceutical Regulatory Law［M］. Hague：Kluwer Law International, 2011：348.

［109］Minister of Health of Canada. Guidance for Sponsors：Information and Submission Requirements for Subsequent Entry Biologics (SEBs).

[110] Article C. 08. 004. 1 of the Food and Drug Regulations: Guidance Document: Data Protection under C. 08. 004. 1 of the Food and Drug Regulations.

[111] 王守业. 聚焦生物仿制药 [EB/OL]. http://blog. sciencenet. cn/blog -563591 -722416. html.

[112] Roth Vincent J. Will FDA Data Exclusivity Make Biologic Patents Passé? [J]. Santa Clara Computer and High Technology Law Journal, 2013, 29(2): 297.

[113] Weissman Robert. Data Protection: Option for Implementation [M] // Negotiating Health: Intellectual Property and Access to Medicines. Roffe Pedro, Tansey Geoff, Vivas – Eugui David Edited. London: Earthscan, 2006: 160: 154.

[114] Fellmeth, Aaron Xavier. Secrecy, Monopoly, and Access to Pharmaceuticals in International Trade Law: Protection of Marketing Approval Data under the Trips Agreement [J]. Harvard International Law Journal, 2004(45): 463.

[115] Aticle 3, Annex III, Free Trade Agreement Between the EFTA States and the Republic of Korea.

[116] Weissman Robert. Data Protection: Option for Implementation [M] // Negotiating Health: Intellectual Property and Access to Medicines. Roffe Pedro, Tansey Geoff, Vivas – Eugui David (Edited). London: Earthscan, 2006: 160.

[117] 魏建, 宋微. 财产规则与责任规则的选择: 产权保护理论的法经济学进展 [J]. 中国政法大学学报, 2008(5): 137.

[118] 魏建, 宋微. 财产规则与责任规则的选择: 产权保护理论的法经济学进展 [J]. 中国政法大学学报, 2008(5): 135.

[119] 杨代华. 处方药产业的法律战争: 药品试验资料之保护 [M]. 台北: 元照出版社, 2008: 254.

[120] Fellmeth Aaron Xavier. Secrecy, Monopoly, and Access to Pharmaceuticals in International Trade Law: Protection of Marketing Approval Data under the Trips Agreement [J]. Harvard International Law Journal, 2004(45): 478.

[121] Fellmeth Aaron Xavier. Secrecy, Monopoly, and Access to Pharmaceuticals in International Trade Law: Protection of Marketing Approval Data under The Trips Agreement [J]. Harvard International Law Journal, 2004(45): 480.

[122] Fellmeth Aaron Xavier. Secrecy, Monopoly, and Access to Pharmaceuticals in International Trade Law: Protection of Marketing Approval Data under the Trips Agreement [J]. Harvard International Law Journal, 2004(45): 482.

第五章　TRIPS 协定义务下我国药品试验数据保护制度的完善

第一节　我国药品试验数据保护法律制度

一、我国药品试验数据保护的立法背景

(一) 我国承担的药品试验数据保护义务

与 WTO 绝大多数成员一样，我国的药品试验数据保护制度来源于 TRIPS 协定第 39 条第 3 款的保护义务。加入 WTO 之前，我国没有规定药品试验数据保护制度。2001 年 12 月 11 日我国正式成为 WTO 成员后，需履行包括 TRIPS 协定在内的 WTO 各协定义务，因而承担起保护药品试验数据的义务。但是，与大多数 WTO 成员不同的是，除了承担 TRIPS 协定第 39 条第 3 款规定的义务之外，被纳入《中国入世议定书》的《中国入世工作组报告》中对药品试验数据保护作出的承诺，对于我国药品试验数据保护义务的实施产生了更直接的影响。

关于试验数据保护的承诺，《中国入世工作组报告》第五部分"知识产权制度"中第 284 段确认，为遵守 TRIPS 协定第 39 条第 3 款，中国将对为申请使用新化学成分的药品或农化产品的上市许可而按要求提交中国监管机关的未披露试验数据和其他数据提供有效保护，以防止不公平商业使用，除非出于保护公众的必要，或者已经采取措施确保数据不受不公平商业使用，否则应保护数据不受披露。试验数据保护应当包括制定并实施法律和法规，以确保自中国政府向数据提供者授予上市许可之日起至少 6 年内，除数据提供者外，未经数据提供者允许，任何人不得依赖这些数据进行产品生产销售申请。在保护期限内，任何后续申请者只有在提交自己取得的数据时才能获得上市许可。所有使

用新化学成分的药品和农化产品均可受到数据保护，无论其是否受专利保护。[1]

根据工作组报告的内容，我国对将要实施的试验数据保护任务、内容、方法等进行了较 TRIPS 协定第 39 条第 3 款更为细致的规定。我国政府的承诺主要涉及以下几个方面：试验数据保护的客体是为申请含有新化学实体的药品或农化产品的上市许可而按要求向我国药品监督管理部门提交的未披露试验数据和其他数据；保护范围是含有新化学实体的药品，药品试验数据保护与专利是否有效无关；保护期限自政府向数据提供者授予上市许可之日起至少 6 年；保护方式是在保护期内，除数据提供者外，未经数据提供者允许，任何人不得依赖该数据进行产品上市许可申请；保护例外是后续申请人提交自行获得的试验数据。

议定书不但重申了 TRIPS 协定第 39 条第 3 款的内容，而且增加了在 TRIPS 协定第 39 条第 3 款中没有明确规定的内容，即保护试验数据在至少 6 年的期限内受到"不依赖"义务的保护。在试验数据保护 6 年期限内，以不批准仿制药上市申请的方式，为原创药品提供了试验数据独占保护期间。同时进一步说明药品试验数据保护独立于专利保护而存在。我国根据入世议定书承担的药品试验数据保护义务，相比 TRIPS 协定第 39 条第 3 款的规定更加具体。

（二）我国执行药品试验数据保护义务的情况

我国加入 WTO 以后，较为迅速和积极地完成了对 TRIPS 协定第 39 条第 3 款及《中国入世工作组报告》第 284 段的国内法转化，制定了保护药品试验数据的具体制度和措施。

2002 年《药品管理法实施条例》第 35 条规定："国家对获得生产或者销售含有新型化学成份药品许可的生产者或者销售者提交的自行取得且未披露的试验数据和其他数据实施保护，任何人不得对该未披露的试验数据和其他数据进行不正当的商业利用。自药品生产者或者销售者获得生产、销售新型化学成份药品的许可证明文件之日起 6 年内，对其他申请人未经已获得许可的申请人同意，使用前款数据申请生产、销售新型化学成份药品的，药品监督管理部门不予许可；但是，其他申请人提交自行取得数据的除外。除下列情形外，药品监督管理部门不得披露本条第一款规定的数据：（一）公共利益需要；（二）已采取措施确保该类数据不会被不正当地进行商业利用。"[2]

2007 年国家食品药品监督管理局（以下简称"国家药监局"）修订后的《药品注册管理办法》第 20 条规定："按照《药品管理法实施条例》第三十五

条的规定，对获得生产或者销售含有新型化学成份药品许可的生产者或者销售者提交的自行取得且未披露的试验数据和其他数据，国家食品药品监督管理局自批准该许可之日起 6 年内，对未经已获得许可的申请人同意，使用其未披露数据的申请不予批准；但是申请人提交自行取得数据的除外。"[3]

相关法律规定表明，我国的药品试验数据保护制度基本采用了 TRIPS 协定第 39 条第 3 款的表述，增加了 6 年的药品试验数据保护期，在保护期内对使用受保护药品试验数据进行后续药品注册申请的，不予批准，但允许他人提交自行取得的数据进行申请。

二、药品试验数据保护视角下我国的药品注册审批程序

（一）药品注册分类与试验数据的提交

1. 药品注册分类

根据我国《药品注册管理办法》的规定，药品注册是指国家药监局根据药品注册申请人的申请，依照法定程序，对拟上市销售药品的安全性、有效性、质量可控性等进行审查，并决定是否同意其申请的审批过程。[4]为了保证药品研究质量，提高新药研制的投入和产出的效率，我国采用药品注册分类审批管理的办法。《药品注册管理办法》将药品按照中药和天然药物、化学药品、生物制品三类药品进行分类，对各类药品申请注册时应提交的试验资料和数据分门别类地作出规定。其中化学药品注册分为 6 类，中药、天然药物注册分为 9 类，生物制品注册分为 15 类。[5]申请人在提出药品注册申请时应按照分类要求提交材料。目前，我国药品试验数据保护仅限于化学药品。化学药品的6 类注册分类包括：① 未在国内外上市销售的药品；② 改变给药途径且尚未在国内外上市销售的制剂；③ 已在国外上市销售但尚未在国内上市销售的药品；④改变已上市销售盐类药物的酸根、碱基（或者金属元素），但不改变其药理作用的原料药及其制剂；⑤改变国内已上市销售药品的剂型，但不改变给药途径的制剂；⑥已有国家药品标准的原料药或制剂。[6]

2. 药品注册申请分类

从注册申请的类别进行分类，药品注册申请可分为新药申请、仿制药申请、进口药品申请、补充申请和再注册申请。[7]新药申请是指未曾在中国境内上市销售的药品的注册申请。[8]已上市药品改变剂型、改变给药途径、增加新适应症的药品注册按照新药申请程序申报。仿制药申请是指生产国家药监局已批准上市的已有国家标准上市的药品的注册申请，[9]但生物制品按照新药申请

程序申报。

法律没有具体规定何种药品注册申请程序中提交的药品试验数据受到保护。但由于受保护的药品试验数据依规定应是"含有新型化学成分药品"的试验数据，因此，尽管法律规定中没有"新型化学成分"的定义，仍然可以判断，受保护药品试验数据应当是依照新药申请程序提交申请的药品试验数据，但并非所有依据新药申请程序进行申请的药品的试验数据都能够得到保护。具体的药品试验数据保护范围还应当依据对"新型化学成分"的理解来确定。

3. 药品注册申请应提交的资料数据

我国《药品管理法》规定，研制新药，必须按照国务院药品监督管理部门的规定如实报送研制方法、质量指标、药理及毒理试验结果等有关的资料和样品，经批准后方可进行临床试验。完成临床试验并通过审批的新药，由国务院药品监督管理部门批准，发给新药证书。[10]《药品注册管理办法》规定，申请人应当提供充分可靠的研究数据，证明药品的安全性、有效性和质量可控性，并对全部试验资料的真实性负责。[11]这说明药品提交注册申请时至少需要提交临床前试验数据与临床试验数据以证明药品的安全有效性。

根据不同的药品注册分类，《药品注册管理办法》规定了每一分类申请时所需提交的资料项目。不同的药品种类以及不同的申请种类，所要求提交的资料项目也有所不同。以化学药品的注册分类为例，提出化学药品注册申请，需要提交综述资料、药学研究资料、药理毒理研究资料以及临床试验资料四大资料项目，每一项目内包含若干小项，共计32项申请资料项目。综述资料中包括药品名称、药品说明书、包装和标签设计样稿等；[12]药学研究资料包括药品生产工艺、化学结构、质量研究、稳定性方面的试验资料和文献资料；[13]药理毒理研究资料包括主要药效学研究资料及文献资料，一般药理学试验资料及文献资料，急性毒性试验资料及文献资料，长期毒性试验资料及文献资料，过敏性、溶血性等特殊安全性试验资料及文献资料，以及致突变性、生殖毒性、致癌、依赖性等试验资料和文献资料；[14]临床试验资料包括国内外相关临床试验资料综述、临床试验计划、临床试验报告等。[15]不同类别的化学药品申请所提交的资料数据有所不同。

具体到临床试验的要求，《药品注册管理办法》规定，属于注册分类1、2的，应当进行临床试验，最低病例数 I 期为 20～30 例，II 期为 100 例，III 期为 300 例；属于注册分类 3 和 4 的，应当进行人体药代动力学研究和至少 100

对随机对照临床试验。多个适应症的，每个主要适应症的病例数不少于 60 对。属于分类注册 5 的，口服固体制剂进行生物等效性试验，一般为 18 ~ 24 例，难以进行生物等效性试验的应当进行至少 100 对临床试验。属于注册分类 6 的一般为 18 ~ 24 例，难以进行生物等效性试验的应当进行至少 100 对临床试验。[16]

结合药品分类与申请分类，可以看出，6 类化学药品中，前 5 类药品应依据新药申请程序进行注册，第 6 类化学药品的申请注册，则应依据仿制药申请程序。新药申请程序中依照药品种类的不同，对临床试验的要求有所不同，仿制药中的口服固体制剂只需进行生物等效性试验，不能进行生物等效性试验的，所进行的临床试验规模和程序也远远少于新药申请。原因正是由于所参照的药品已经通过复杂而标准的临床试验证明了药品的安全有效性，仿制药间接利用了原创药的试验数据，以较简易的程序得以上市。

（二）我国药品注册审批运行情况

我国于 2002 年颁布了《药品注册管理办法（试行）》，2005 年对其进行修订，颁布了《药品注册管理办法》。尽管该办法对规范药品审批起到了积极作用，但也存在很多弊端与不足。如药品注册门槛低、注册审评与监督管理脱节等，从而导致大量重复、低水平与非理性的药品注册申请，企业创新新药的积极性得不到鼓励，一些上市药品质量低下甚至酿成药品安全事故。为了完善和改进药品注册管理法律规定，国家药监局于 2007 年对《药品注册管理办法》进行了一次较大规模的修订，形成了目前我国药品注册审批工作的法律依据。

根据国家药监局药品审评中心公布的数据，2005 年和 2006 年药品审评中心接受的药品注册申请数量均超过 20000 件，2006 年甚至达到了 28043 件。[17]根据以上数据不难看出制药企业大量申报了简单改剂型与仿制药品，造成药品同质化现象严重。尽管没有数据和案例显示这一时期我国药品试验数据保护的具体实施情况，但从仿制药的上市数量来看，显然没有达到通过药品试验数据保护为原创药品提供市场独占的效果。实际上，在不规范和不完善的药品注册审批情况下谈药品试验数据保护没有任何意义，药品试验数据保护制度也不可能发挥应有的作用，实现原本的立法目的。大量制药企业进行的低水平生产，无益于提高制药企业研发新药的积极性，更不利于提升我国制药产业的整体竞争力和发展水平。

2007 年修订后的《药品注册管理办法》，总体思路和目的在于收紧药品注册审批，通过提高对简单改剂型申请和仿制药申请的技术要求，引导企业有序进行申报。新办法颁布实施后，药品注册申请与注册审批的数量均大幅度降低，与以往动辄批准成千上万药品申请的情况形成鲜明对比（见表 5 - 1）。到 2007 年，药品注册申请数量锐减至 7314 件，不到 2006 年的 1/3，而且之后 4 年的申请量逐步稳定在 7000 件左右。[18] 从 2007 年修订后的《药品注册管理办法》颁布实施到 2009 年，同种类申报的比率从 1∶6 下降到 1∶3，中药几乎已经没有重复申报的现象。[19] 可以认为在《药品注册管理办法》的影响和规范下，我国药品注册申请工作开始回归理性。

表 5 - 1　2005 ~ 2010 年国家药监局受理药品申请数量

年份	2005	2006	2007	2008	2009	2010
受理数量/件	28043	22248	7314	6891	8640	6636

数据来源：复旦大学知识产权研究中心药监数据保护研究课题。

将 2005 年与 2010 年这两个年份的药品申请数量进行对比（见表 5 - 2），可以发现，进口药品、进口再注册药品以及补充申请药品这三类申请的数量变化比较平缓，远不足以引起申请总量的剧烈变化；而新药的申请量由 11336 件下降至 1125 件，仅为 2005 年的 1/10；仿制药也经历了类似的变化，2010 年的 1172 件尚不及 2005 年 12295 件的 1/10。这组数据的比较显而易见地揭示了新药和仿制药的申请数量的显著变化是引起申请总数变化的主要原因。

表 5 - 2　2005 年与 2010 年药品申请种类比较　　　　　　单位：件

年份	新药申请	仿制药申请	进口药申请	进口再注册	补充申请
2005	11336	12295	602	75	3776
2010	1125	1172	751	109	3129

数据来源：复旦大学知识产权研究中心药监数据保护研究课题。

《药品注册管理办法》中将"已有国家标准药品申请"更改为"仿制药申请"，[20] 这种改变并不是简单为了使其能够与新药在称呼上进行区分而作出名称上的变更，更主要的目的在于严格限定对仿制药的定义，《药品注册管理办法》中明确指出"仿制药应当与被仿制药具有同样的活性成分、给药途径、剂型、规格和相同的治疗作用"[21]。这一定义实质上提高了仿制药的技术审评标准，将原有的仿制药只是"仿标准"提高到现在的"仿产品"。[22] 按照原有的药品注册管理规定，仿制药品的质量只要符合被仿制药品的已有国家标准，就能够通过药品审批并获取药品上市许可。但是，由于企业在拟定药品质量标准的时候，考虑在保证产品安全性的前提下生产出的产品多数要能够符合拟定的产品质量标准，因此最终制定的药品国家质量标准均会低于企业的内控标准。产品的已有国家标准仅仅是该产品的入门标准，很容易出现仿制产品能够满足国家标准规定，但与已上市对照产品比较会出现一定的质量差距。

《药品注册管理办法》中对于仿制药的定义已明确表明，申报仿制药品绝不是对已有国家标准的简单重复，对仿制药的核心要求是与被仿品种保持一致性。这样就要求企业在仿制药品时必须对照上市药品，根据自身产品研究的实际情况，对已有国家标准进行必要的修订和提高，制定适宜的注册标准。《药品注册管理办法》要求通过生物等效性试验证明仿制药与被仿品的一致性，有效控制了仿制药的申请，对仿制药品质量和安全的提高具有重要的促进作用。"已有国家标准药品"的规定方式易于淡化仿制药生产依赖了原创药品试验数据的事实，对落实药品试验数据保护产生了消极的影响。使用"仿制药"的概念强调仿制药与被仿制药之间的参照关系，在这种参照中不可避免地依赖原创药品的试验数据，要求仿制药进行生物等效性试验，相当于间接依赖原创药品的临床试验数据，这一点正是药品试验数据保护制度产生的前提，也强化了药品试验数据保护的正当性。实际上《药品注册管理办法》的颁布实施，才真正奠定了药品试验数据保护制度实施的基础。

《药品注册管理办法》的颁布实施使药品注册申请量大幅减少，同时也使得获得国家药品监督管理机关批准的药品数量显著减少。2005 年全年国家药监局批准新药 1113 个，改剂型药 1198 个，仿制药 8075 个，总计超过 1 万个。[23]这一总计数字到了 2009 年已经下降至 678 个（见表 5 - 3）。同时药品注册申请获得批准的比例也在降低。2005 年获得药品注册批准的申请约占当年全部药品申请数量的 37%，而 2009 年这一数字下降至 10%（见表 5 - 1 与表 5 - 3），进一步说明药品监管机关对药品审批的态度倾向于严格。

表 5 - 3　2009 ~ 2011 年国家药监局批准药品申请数量（不包括进口药申请）　单位：个

注册分类	2009 年	2010 年	2011 年
新药	285	153	149
改剂型药	25	109	59
仿制药	368	649	436

数据来源：2009 ~ 2011 年国家药监局药品注册审批年度报告。

以上数据表明，目前我国药品注册审批法规旨在控制药品上市申请的数量，提高上市药品的质量，无论提出申请的是新药还是仿制药均是如此。将审理药品的力量集中于创新药品以及临床短缺的仿制药，这样做的目的一方面在于鼓励创新药品的研发和生产，另一方面在于提高仿制药的质量与仿制标准，避免简单的重复申报和同质药品数量的增加，进而最终达到促进我国制药产业提高自主研发能力与市场竞争力的长远目标。与建立了药品试验数据保护制度的美国 Hatch – Waxman 法相比，我国《药品注册管理办法》重点在于对仿制药品上市申请标准的提高，对仿制药品上市申请许可的收紧。而美国 Hatch – Waxman 法对其《食品、药品与化妆品法》的修订主要体现在建立更宽松的仿制药品上市标准以加快仿制药品的上市速度，并在此基础上催生了药品试验数据保护制度。这是两国不同的国情以及产业发展情况所决定的。

从我国药品注册审批运行情况与药品试验数据保护制度实施的关系角度来看，严格规范与执行药品注册审批程序，有利于药品试验数据保护制度的实施。尽管药品监管机关并未向公众公布审批上市的药品中具体有多少受到药品试验数据保护制度的保护，但简单改剂型与低水平仿制药注册审批的大量减少，实质上已经在一定程度上降低了仿制药品对原创药品试验数据的充满随意性的依赖。而制药企业为了通过更严格的药品注册申请审查，需要提交更充分的药品试验数据以证明药品的安全有效性，将在主观上引起制药企业对药品试验数据保护的重视。另一方面，药品试验数据保护制度的实施，理论上能够进一步促进药品注册审批程序的规范与严格。药品试验数据保护制度延迟了仿制药申请者通过审批的时间，客观上使仿制药申请者能够对仿制药与被仿制药进行全面的对比研究与生物等效性试验，而不是依据有限的、不完整的公开资料，仓促进行仿制药品的申请。可以认为，我国目前实施的药品注册申请程序及其所要达到的目标，与药品试验数据保护制度的目标是一致的，两者间能够相互促进。

三、我国实施的药品行政保护与药品试验数据保护的比较

药品试验数据保护制度提供的是一种行政保护手段，负有保护药品试验数据保护义务的主体是药品行政监管机关。我国的药品监督管理体制中，除了药品试验数据保护制度以外，还存在其他行政性保护手段，在不同时期有不同的体现形式，有一些已经废止，一些继续存在。这些行政性保护手段，大多采取为特定种类药品设置保护期限，受保护药品在一定条件下可能享有一定的独占权利，与药品试验数据保护方式具有相似性。比较其他药品行政保护与药品试验数据保护，有助于理解药品试验数据保护的本质与特性。

（一）我国实施的药品行政性保护种类

1. 药品行政保护

1992 年颁布的《药品行政保护条例》规定，申请行政保护的药品应当具备下列条件：1993 年 1 月 1 日之前依照中国《专利法》的规定其独占权不受保护的；1986 年 1 月 1 日到 1993 年 1 月 1 日期间，获得禁止他人在申请人所在国制造、使用或销售的独占权的；提出行政保护申请日前尚未在中国销售的。药品行政保护期为 7 年零 6 个月，自药品行政保护证书颁发之日起计算。[24]对获得行政保护的药品，未经药品独占权人许可，不得批准他人制造或者销售。[25]该保护制度是已与中国缔结有关药品行政保护双边条约或者协定的国家、地区的企业、组织及其个人享有的外国药品独占权，经申请由中国政府授予其在中国境内也享有独占权保护的一种行政性措施。[26]

药品行政保护是我国特定时期的产物。我国 1985 年到 1993 年间实施的《专利法》没有将药品纳入专利保护范围，这引起了一些发达国家，特别是美国的强烈抗议。为解决与美国等发达国家的知识产权争端，为我国当时进行的恢复关贸总协定缔约方地位谈判的顺利进行，1992 年 1 月中美两国政府签署《关于保护知识产权谅解备忘录》。该备忘录第 2 条规定：符合条件的美国专利药品和农业化学物质产品可以到中国申请行政保护。[27]我国先后与欧盟、瑞士、日本等国家或地区签署了类似的协议，[28]相当于通过行政干预的手段对国外药品进行效果等同于专利独占权的保护。[29]这一制度后来随着《专利法》的修改淡出了历史舞台。

2. 新药保护

1999 年发布的《新药审批办法》规定国家对新药实行保护制度。[30]同年发布的《新药保护和技术转让的规定》中明确各种新药的保护期分别为：一类新药 12 年；第二、三类新药 8 年；第四、五类新药 6 年。[31]但是新药保护期只禁止国内企业申报相同药品，不限制国外相同药品进口。2002 年《药品注册管理办法（试行）》颁布并废止了 1999 年的《新药审批办法》，新药保护期的规定也被取消。

新药保护的目的在于鼓励国内企业创新。通过赋予企业一定时间的市场独占权利，鼓励制药企业提高产品技术水平和创新研发能力。但是以当时国内企业的技术水平而言，几乎无法生产含有新化学实体的真正意义上的新药，因此，当时的新药定义还是遵循着 1985 年实施的《药品管理法》的新药定义，即"没有在中国生产过的药品"就是新药。[32]也就是说，首个仿制外国药品的国内制药企业，就可以获得新药保护期。但由于新药的定义导致了逻辑上的矛盾：有些品种明明已经进口多年，然而国内首家仿制的企业照样能获得新药保护期保护，如果用这个保护期去限制国外的公司，明显是不合理的。为了解决这一矛盾，规定新药保护期只禁止国内企业申报相同药品，而不限制国外相同药品进口。[33]新药保护期在一定时期内鼓励国内企业进行药品开发，与当时市场缺乏药品的国情相适应。但随着市场的开放，进口药品越来越多，市场不再缺医少药，进口药品已经开始挤压国产药品的生存空间，在这样的情况下，限制国内企业而不限制国外企业的新药保护制度，就不再适应市场与社会的需要，因而在 2002 年被废止。

3. 中药品种保护

1992 年发布的《中药品种保护条例》规定，对中国境内生产制造的、列入国家药品标准的、未申请专利的中药品种实施保护。中药一级保护品种的保护期限分别为 30 年、20 年、10 年。中药二级保护品种的保护期限为 7 年，期满前 6 个月符合要求的可以续保一次，中药二级保护品种的保护期限最长可以到 14 年。[34]

由于专利在中药品种保护上存在一定困难，例如申请专利要求药品或成分满足新颖性和创造性标准，一部分来源于医药古籍的成方和验方，不符合专利保护的标准。[35]在专利侵权认定上，一些成分复杂而缺乏确定性的复方，也很难测定是否被仿制。[36]政府倾向于建立一种标准明确、易于操作的行政保护手段，对我国的传统药品发展提供动力。中药品种保护在一定程度上弥补了专利制度在中药保护上的不足。

4. 新药监测期

2002 年《药品注册管理办法（试行）》中，首次提出了新药监测期的概念。《药品注册管理办法》第 66 条规定，国家药监局根据保护公众健康的要求，可以对批准生产的新药品种设立监测期。监测期自新药批准生产之日起计算，最长不得超过 5 年。在监测期内的新药，国家药监局不批准其他企业生产、改变剂型和进口。[37]

设置新药监测期的目的是为了确保用药的安全，维护公共健康。但从实际效果上来看，新药监测期可以认为是新药保护期的替代制度，对于生产新药的企业来说，新药监测期可以起到独占保护的作用。新药监测期中的适用范围与现行《药品管理法实施条例》中新药的概念保持了一致，即"未在中国境内销售过的药品"适用新药监测期。值得注意的是，新药监测期必须国产品种才能申请,进口药品没有资格申请监测期。[38]理由是进口药品已经在国外上市,安全性得到证实,因此进口后无须再设监测期。但从实际效果的角度来看,国内企业因此享受了进口药品享受不到的市场独占权利。此外,《药品注册管理办法》附件二规定了监测期保护的例外。对监测期内的新药,如生产工艺确有重大改进,经国家药监局批准后,仍可按照该新药原注册分类申报。

(二) 我国药品试验数据保护与其他行政保护的关系

我国曾经实施的与正在实施的各种药品行政保护制度,设立的目的不尽相同。有的是为了保护公众健康,如新药监测期;有的是与国外谈判妥协的产物,如新药保护期;有的是对现有知识产权法律保护的补充和特定种类药品的特别保护,如中药品种保护。但从效果上来看,这些保护制度均向符合保护条件的药品提供了一定时间的市场独占保护期限,保护期限内排除其他制药企业生产销售相同药品。从这一点上看,药品试验数据保护与其他行政保护存在相同之处。归根结底,都是为了鼓励和促进制药企业从事新药研发和生产。这一共同目的,成为协调各种药品行政保护手段可能性的基础。

1. 新药监测期与药品试验数据保护的比较

尽管保护对象的范围可能不同,但药品试验数据保护与新药监测期都是为了保护新药而设置的,从保护效果上来看存在重复。新药监测期已经涵盖了中药、化学药物、生物药物,并按照药品的不同注册分类分别规定了 5 年、4 年和 3 年的新药监测保护期。[39]在药品试验数据保护制度尚未制定可行的实施细则的情况下,从保护范围上来看,新药监测期比药品试验数据保护的规定更加明确具体,并同样起到赋予新药市场独占的效果。但目前新药监测期只针对国内制药企业生产的新药,尽管这一规定就逻辑而言并无不可,但实际上进口药品因此失去了独占市场的权利,本质上来说违反了国民待遇原则。药品试验数据保护在界定保护范围时则并不区别国产药与进口药,从法理上而言更具有正当性。

2. 中药品种保护与药品试验数据保护的比较

中药是我国制药产业中独具特色的重要组成部分,它既是我国的传统产业,又是当今快速发展的新兴产业。探索与完善中药保护制度,是促进中药制药产业发展的重要力量。[40]

在采用专利保护中药存在不足的情况下,中药品种保护对促进中药生产企业产品结构的调整,推动中药生产企业的科技进步和产品质量的提高起到了重要作用。但中药品种保护制度在实践中也存在问题。一方面,根据规定,被批准保护的中药品种,在保护期内限于由获得中药品种保护证书的企业进行生产。但是,如果批准保护的中药品种在批准前由多家企业生产,则其他未受保护的企业可以在规定的期限内申请补发同品种的保护证书。因此中药品种保护的市场独占效果相对较弱。企业不得不就其所生产的药品既申请专利,又申请品种保护,从而支付较多的费用。[41]另一方面,中药品种保护方式较为单一,一项中药品种仅保护一个产品,对仿制产品更改剂型等做法则不能进行保护;而且只保护制成药,不保护成分、工艺和方法。随着新药品种的减少,中药品种保护数量也在下降,[42]相比之下以成熟而完整的专利制度保护中药应当是未来发展的趋势。在专利保护之外,可以建立有效的行政保护制度作为专利制度的补充,以弥补一些传统药物申请专利新颖性不足的问题。在这种情况下,药品试验数据是否能够发挥比中药品种保护更有效的保护作用,是一个值得思考的问题。

从药品性质方面来看,如果与化学药品相比,中药具有成分复杂、质量标准不统一的特点,很难像化学药品一样获得高度相同的仿制药品。我国《药品注册管理办法》规定中药仿制药视情况需要应进行不少于 100 对临床试验。[43]中药仿制药的试验数据要求高于化学仿制药,但仍然低于原创中药的临床试验标准,因此仿制药品在一定程度上可以依赖原创中药的临床试验数据,那么在理论上,对中药原创药品进行试验数据保护具有合理性。药品试验数据保护制度优于中药品种保护之处在于,其可通过药品申请程序自动获得保护,无须单独申请,节约了制药企业的时间和精力。此外,基于知识产权保护理论和国际义务的实施,药品试验数据保护的理论基础更为坚实,保护原理更清晰。尽管在目前我国的保护规定下,药品试验数据保护在中药知识产权保护领域还不能发挥作用,但未来通过对制度的修订,药品试验数据保护与中药品种保护有机会进行有机整合,形成更合理、更规范的保护体制。

第二节　我国药品试验数据保护制度的完善

一、我国现行药品试验数据保护制度存在的问题

美国贸易代表办公室发布的《2013 年特殊 301 报告》(*Special 301 Report*)在对我国知识产权保护立法与实施作出的评价中提到了药品试验数据保护的问

题，美方认为我国尚未有效执行国内法律与《中国入世议定书》中承诺的保护药品试验数据以防不公平商业使用与不被披露的义务，提出有证据显示仿制药在原创药的药品试验数据保护期届满之前就获得了药监局的注册批准。[44]但报告并未就我国药品试验数据保护实施情况进行更具体的说明，也没有展示可证明我国未能有效实施药品试验数据保护的证据。美方的报告固然不能成为评判我国药品试验数据保护制度的标准，但也不可否认我国药品试验数据保护制度尚待完善。

实际上，一方面，目前我国法院并没有适用《药品管理法实施条例》第35 条和《药品注册管理办法》第 30 条的相关案例，也没有相关的行政申诉或行政复议的案件；另一方面，又缺乏现行药品试验数据保护制度确实保护了原创药品的证据。我国药品试验数据保护制度在《药品管理法实施条例》与《药品注册管理办法》中已有规定，但却缺乏法律操作的实证。究竟这一制度在实践中是否发挥了应有的作用，发挥作用的程度如何，制药企业是否凭借药品试验数据保护制度获得了更有力的知识产权保护，目前尚没有相关的案例或数据可以佐证。因此，我国现行药品试验数据保护制度的可操作性存在不足，保护规定的象征意义远大于实际意义。[45]造成这一现象的首要原因是制度规范的不明确。

作为我国药品试验数据保护制度来源的国际义务，即 TRIPS 协定第 39 条第 3 款，规则自身存在模糊与不确定性，导致我国有关规定中同样沿用了一些没有明确界定的术语，使得有关各方对条文的理解存在分歧。此外，由于药品试验数据保护制度确立发展的时间较短，即使是在已经具备较为系统完整的法律规范的美欧等国家与地区，这一制度的执行和实践尚不完善，我国建立起药品试验数据保护制度至今只有 10 年时间，在具体执行时更缺乏经验，造成我国药品试验数据保护实践的缺失。我国药品试验数据保护法律制度上的问题与不足主要体现在以下几个方面。

（一）受保护对象界定不清

《药品管理法实施条例》与《药品注册管理办法》规定，对含有"新型化学成分的药品"实施试验数据保护，但是对"新型化学成分"都没有给出确切的定义。2002 年国家药监局颁布《药品注册管理办法（试行）》规定药品试验数据保护制度，[46]历经 2005 年[47]、2007 年[48]两次修订，均未对"新型化学成分"的概念进行解释。现行《药品注册管理办法》中只有"新药"的概念，是指未曾在中国境内上市销售的药品，以及已上市药品改变剂型、改变给药途径、增加新适应症的药品。"新药"与"新型化学成分药品"之间显然存在差别。所谓的"新型"至少存在两种理解，可以理解为未知的绝对意义的新，也可以理解为虽然已经被发现和了解，但之前未获得上市许可的相对的新。不同的理解会导致划定药品试验数据保护的范围的结果大不相同，被纳入药品试验数据保护范围内的对象也大有差异。有研究认为，按照各国的不同理解，目前关于"新型化学实体"至少存在7种以上的不同定义和解释，而相应的保护范围的宽窄变化比率最大能够达到5倍以上。[49]适当定义"新型化学实体"是履行 TRIPS 协定药品试验数据保护义务的关键之一。[50]目前我国药品试验数据保护法律规定中受保护对象界定不清，是制度顺利实施的最大阻碍，缺乏对"新型化学成分"的明确定义，造成对法规理解上的困惑，从而给试验数据保护制度的实施带来困难。

（二）保护措施规定模糊

首先，我国规定的药品试验数据的6年独占保护期内，药品监管机关对药品试验数据实施保护的内涵并不清晰。根据前文的分析，可以认为，有效保护药品试验数据的关键，在于保护药品试验数据不受后续仿制药申请的依赖。这种对药品试验数据的依赖，一般不是直接的使用，而是一种间接的参照。仿制药品申请者参照原创药品进行生物等效性试验，证明仿制药品与原创药品在安全性、有效性与质量上保持一致，进而证明仿制药品的安全性与有效性。而原创药品在进行上市申请时，必须通过进行完整的临床试验直接证明，而非通过参照药物证明安全有效性。药品试验数据保护制度要求在试验数据保护期内仿制药不能获得药监部门的审批许可。这种规定具体保护期限的药品试验数据独占保护制度，核心在于保护试验数据不受仿制药申请人的间接依赖。我国在《中国入世工作组报告》中作出的承诺也体现了"不依赖"的义务内涵。但回到我国的法律规定上，这种"不依赖"的保护要求却并没有得到较为明确的体现。

我国《药品管理法实施条例》第39条与《药品管理办法》第20条均规定，对其他申请人未经已获得许可的申请人同意，使用其未披露数据申请生产、销售新型化学成份药品许可的，药品监督管理部门不予许可。规定中对他人未披露数据的"使用"的含义并没有给予明确的说明。我国的试验数据保护制度中没有明确说明后续申请人提出何种申请，在何种情况下如何使用了他人药品试验数据，也就无法明确药品试验数据保护应当如何实施。假设认为《药品管理法实施条例》第35条的规定涵盖所有种类化学药品的申请，那么在新药申请当中，国家药监局如何确定后续申请者使用了之前获得审批药品的试验数据，并据此拒绝批准后续申请人的申请？如果是在仿制药申请程序中，仿制药的申请则无须提交大规模临床试验数据，而只需提交对照原创药品进行的生物等效性试验数据。仿制药企业实际并不需要受到保密管理的原创药企业的临床原始数据，也无须使用这些数据申请上市。这种所谓的间接使用试验数据的行为，是否属于《药品管理法实施条例》第 35 条对药品试验数据的使用？从相关条款文字表述上，规定强调的是第三人对受保护试验数据的使用；实际上，药品试验数据保护制度规范的是政府药监部门的审批行为。而这一点在我国的药品试验数据保护制度规定中体现得比较模糊。

其次，我国制定的药品试验数据保护规定，将 TRIPS 协定第 39 条第 3 款的防止"不公平商业使用"与入世议定书中承诺的 6 年保护期结合起来，却没有说明防止"不公平商业使用"指的是否就是《药品注册管理办法》第 20 条中的"国家食品药品监督管理局自批准许可之日起 6 年内，对未经已获得许可的申请人同意，使用其未披露数据的申请不予批准"，或者还存在其他不公平商业使用药品试验数据的情形。

此外，规定明确反不公平使用的保护期限是 6 年，但没有明确指出 6 年保护期限是否适用于药品试验数据的不披露要求。未披露药品试验数据在 6 年保护期届满后是否能继续维持保密状态，目前的法规没有给出明确的回答。如果按照商业秘密保护的要求进行，药品试验数据将无限期地保密下去，但是考虑到药品试验数据的特殊性，按照一般商业秘密进行保护并不恰当。但究竟如何解读仍然需要法律的进一步澄清。

（三）必要实施程序的缺失

我国药品试验数据保护制度显示出缺乏可操作性的缺陷，这与必要实施程序与实施细则的缺失存在直接关系。事实上，切实执行一项制度规定，期待规定发挥应有的作用，离不开规范、完备、清晰的程序性要求。目前我国的药品试验数据保护只简单规定了实体性要求，而没有涉及任何程序性问题，一定程度上削弱了药品试验数据保护的可操作性与确定性。值得关注的程序性问题包括但不限于：药品试验数据保护是否需要提出申请程序；在药品申请人提出药品注册申请时，其提交的试验数据是否自动获得药品试验数据保护；或是需要申请人通过申请或声明程序，提出药品试验数据保护要求后方能获得保护。如果有提交保护要求的需要，应当明确规定提交时间、文件要求、受理部门、批准程序、异议处理、保护例外等环节，使试验数据持有人明确自己可享有的权利，也确保数据持有人的行为符合试验数据保护制度的要求。

（四）缺少信息公开的渠道与制度

目前，通过国家药监局公开的数据检索系统，仅仅能够获得药品的基本审批信息，例如药品名称、生产单位、申请种类等。至于药品包含的权利信息，如是否存在受保护专利或专利之外的保护，如药品试验数据保护等，则无法通过公开查询系统获取。药品的专利保护情况无法直接通过药品监管部门的数据信息库查询得知，但尚可以通过国家知识产权局专利数据库进行检索获取；而对于药品试验数据而言，没有任何通知、公告或其他正式渠道能够明确显示符合条件的上市药品的试验数据保护情况。或许药品监管部门已经履行了《药品管理法实施条例》中药品试验数据保护所规定的职能与义务，但是同样没有提供文件或发布相关公告予以证明。[51]申请人所提交的数据能不能、有没有受到法定的保护，都无从知晓、无从检验。当事人如果对有关事项存疑，也没有相关的法律依据支持去寻求救济。[52]

二、完善我国药品试验数据保护制度的必要性

（一）制药产业创新对强化知识产权保护的需要

进入 21 世纪以来，我国医药行业一直保持较快发展速度，产品种类日益增多，技术水平逐步提高，生产规模不断扩大，已成为世界医药生产大国。创新研发是提升我国医药核心竞争力、扩大国际影响力的关键因素。我国医药产业的创新研发具有一定的有利条件，一方面，我国的医药市场具有巨大的潜力。研究指出，2005～2010 年，中国药品市场的复合增长率超过 20%。"十一五"期初，2006 年我国医药工业总产值只有 5263 亿元；而"十一五"期末，2010 年我国医药工业总产值累计就已经达到 12427 亿元，比 2009 年同期增长24.17%，与 2006 年相比总产值增长 1.4 倍。[53]"十一五"期间，我国医药工业总产值年均增长率达到 22.79%，超过同时期我国 GDP 年均增长率（11.2%）1 倍多。2012 年市场规模达到 9261 亿元。[54]巨大的人口基数与人口老龄化程度的加深，意味着对药品的潜在需求增加。未来我国的药品市场将继续呈现快速发展的趋势，医药产业具有巨大的成长空间和发展潜力。医药产业也因此被称为"永远的朝阳产业"。[55]有潜力的医药市场为医药企业创新研发活动提供了外部动力。另一方面，政府对医药产业创新进行引导和支持。通过资金和政策上的扶持鼓励新药研发，2009 年我国新药创制重大科技项目开始实施，"十二五"开始的 10 年间，这一项目的扶持资金总额将近 1200 亿

元。[56]希望通过该项目的实施，建立起具有国际竞争力的药品研发技术平台。政府的投入与支持为药品创新研发活动奠定了内部基础。

在内外部有利条件的一同促进下，我国药品的创新研发取得了一定的进步。但与此同时，全球制药产业的现状表明，中国的创新能力和创新成果与发达国家相比仍然存在较大的差距。我国生产的药品在国际市场上占有率低，在国际医药分工中尚处于低端地位。必须认识到，我国药品创新研发能力的增强，是需要较长时间的努力和发展才能够实现的目标。在这一过程中，知识产权对保护创新成果起到重要的积极作用。良好的知识产权保护体系能够有力保护创新研发的成果，起到激励创新的作用。药品知识产权保护体系中专利保护与试验数据保护的有机结合，是鼓励新药创新的有效措施。药品专利保护与药品试验数据保护独立并存又相互影响，尤其在专利制度难以发挥作用的情况下，药品试验数据保护可以作为专利保护的有效补充，从而为制药公司的创新活动提供激励与动力。

（二）规范仿制药产业发展的需要

我国医药产业尽管已经获得了巨大的进步和长足的发展，但是与世界先进水平仍然存在较大的差距。中小型药品生产企业仍是我国药品生产企业的主要组成部分。2010 年，全国大型制药企业仅占 2%，而中小型企业占 98%，中小型制药企业产值占药品生产总产值的 75%。由此可见，我国药品生产行业集中度仍然过低。[57]而从世界范围来看，医药工业目前已经成为集中程度越来越高的一个行业，2000 年，世界前 10 位的制药企业的全球市场占有率达到了 44.2%，前 20 位的制药企业的全球市场占有率达到了 65.1%。[58] 2013 年排名世界前 50 强制药企业中 18 个在美国，其余大部分集中在欧洲及日本等国家或地区。[59]而其中排名前 10 位的制药公司在 2012 年所占的全球市场份额就达到了 42%。[60]在处方药销售中，世界 50 强企业的销售额超出了 5100 亿美元，占总额的 75% 以上；世界前 50 强药物的年销售额达到 1822 亿美元，占世界所有药物销售总额的 25%。只有实力雄厚的跨国公司才能集中巨大的财力与资源进行药品创新研发。反观我国本国医药企业，即使是排名前 10 位的大型制药企业，所生产的仿制药产品依然占到全部产品的 70% 以上。实力最为雄厚的 10 家大型企业尚且如此，其他中小企业的情况不言自明。无法否认，仿制药产业目前是，并在将来很长一段时间内将继续是我国制药产业中最主要的组成部分。尽管我国对于新药的创新开发力度仍然不足，但不必把仿制药开发生产视为阻碍制药产业发展的消极因素。仿制药产业的发展与新药产业的发展具有同样重要的意义。特别是对于发展中国家而言，无论从研发新药的成本，还是市场与消费者可承担的药品价格，或是国家医疗保障体系的支出等方面来说，价格低廉的仿制药品对于发展中国家的公共健康与药品获取具有重要而正面的作用。问题并不在于是否应当发展仿制药产业，建立相对简易和便捷的仿制药注册申请。这一问题的答案显然是肯定的。问题在于应当提高仿制药品制造生产的水平，使其与被仿制药品具有同等的安全性、有效性与质量，尽可能提高仿制药品的临床等效性，而减少低水平、重复性的仿制药品的申请与上市数量。

药品试验数据保护制度的建立与实施，客观上为仿制药品的申请设置了一道门槛。仿制药品申请者必须确保不在试验数据保护期内对被仿制药品进行仿制并提出上市申请。这一制度与仿制药品申请审批要求结合起来，能够促使仿制药生产企业更加审慎地利用被仿制药品的试验数据，利用试验数据保护期对仿制药品与被仿制药品进行更加全面的参照和对比。

（三）切合国情地履行国际义务的需要

药品试验数据保护制度的确立和实施，在国际与国内层面均引起不少争议和讨论，尤其对于包括我国在内的发展中国家而言，在创新药物的研发能力无法与发达国家相竞争的情况下，考虑到严格的药品试验数据保护可能对本国企业、药品价格、医疗支出、公共健康等事项的影响，因而采取了较为消极的处理态度。[61] 但是，必须承认的是，药品试验数据保护已经是由 TRIPS 协定确立的知识产权保护国际义务，有效实施药品试验数据保护是 WTO 成员必须履行的责任。知识产权保护义务的实施与执行，历来是发达国家与发展中国家发展经贸关系中讨价还价的主要筹码，其要求发展中国家在具有优势的贸易领域作出让步，甚至以发展中国家知识产权保护不利为由采取单边贸易制裁。[62] 面对这样的现实，中国与其消极应对发达国家的发难，不如积极完善药品试验数据保护制度，变被动为主动，寻找切合国情的药品试验数据保护思路和保护方式，在履行国际义务的同时增强制度对本国制药产业的推动。

尽管目前全球市场上开发成功的新化学实体几乎都是由欧美等发达国家拥有的跨国公司完成的，从严格的试验数据保护制度获益的首先也是这些跨国公司，国内制药公司对药品试验数据保护没有太大积极性，但如果政府能够对相关制度和制药产业有清晰的认识，对未来产业的发展方向有明确的思路，那么通过科学设置药品试验数据保护，使其为本国研发型制药企业的研发活动提供激励和保护，依然是可以实现的目标。

三、我国药品试验数据保护制度完善的可行性

（一）药品试验数据保护制度适应具有初步药品研发能力的基本国情

尽管全球药品市场上存在着发达国家与发展中国家之间的极度不平衡，目前市场上所有成功开发上市的新化学实体几乎都是美欧等发达国家与地区建立的跨国公司完成的，但是一些发展中国家与新兴市场国家已经开始在这一产业领域内寻求自身发展的途径与可能性。印度、巴西、中国等发展中国家的医药销售快速增长，开始跻身世界医药市场前列。而中国、印度等国已经初步拥有了药品研发能力。[63] 尽管发展中国家还没有足够的资金和技术支持去研发新化学实体，制造占据全球市场的重大药品专利技术，但是像中国这样的发展中大国，具有巨大的本国市场，具有与其他发展中国家相类似的疾病谱，可以为广大发展中国家乃至不发达国家去研发和供应某些领域的创新药品，而这些药品在发达国家可能由于患病人数较少或基本被消灭而不受到跨国公司的重视。[64] 因此，充分利用药品试验数据保护制度，在适应本国国情与制药产业发展需要的基础上实施这一制度，同样可以为本国制药企业提供保护自主创新的空间，例如合理设置对药品的新剂型、新适应症等研发活动的保护，逐渐推进我国制药企业的研发，特别是在非专利药品研发方面的进步。

（二）药品试验数据保护符合国家医药产业发展的战略方向

近年来，我国始终将鼓励制药创新作为推进制药产业发展的重要手段。根据工业和信息化部发布的《医药工业"十二五"发展规划》，"十二五"期间国家依然将提高新药创制能力作为医药工业发展的首要目标，着力提高创新药品的科技内涵和技术水平。[65] 可以看到，尽管药品创新难度大、成本高，但始终是我国医药产业进行结构调整和转型升级、医药工业由大到强的重要途径。尊重与保护知识产权，是鼓励与实现创新的重要手段。我国医药知识产权保护起步晚、制度建立时间短、建设不够完善，加之医药产业创新能力较弱，导致制药企业知识产权保护意识淡薄，仍然存在重成果、轻产权的现象。这样的情况对于增强产业创新能力、提高药品质量的产业发展目标将构成严重的阻碍，造成消极的影响。进一步加强药品知识产权保护制度，是我国医药产业进行创新发展的必要条件。

药品试验数据的保护与药品专利保护相比更容易受到产业界的忽视。但实际上药品试验数据保护在保护我国药品产业创新方面有机会发挥应有的作用。根据我国医药创新遵循的原始创新、集成创新和引进消化吸收再创新相结合的

目标,[66]我国医药企业在制定新药创新的技术竞争战略时,将根据中国国情,实行差异化战略、集中化战略和成本领先战略,包括重点发展制剂新产品、模仿性新药、突破性新药以及延伸性新药的开发。以上这几方面,都与药品试验数据保护制度所涵盖的保护领域相符合,可以作为专利制度的有效补充措施。因此,一套设计科学、范围得当的药品试验数据保护制度具有促进新药创新研发和已经上市药品改进型研发的积极意义,符合国家对医药产业创新发展的战略方向。

(三)我国在药品临床试验研发方面具备优势

我国人口基数大,药品临床试验成本比较低廉,因而在药品临床试验开发方面具有一定的优势。近年来,跨国制药公司已经纷纷寻求在中国开展临床试验,以降低临床试验和药品开发的成本,同时也便于加快药品在中国的上市速度。但是,跨国公司的药品研发针对的仍然是以西方发达国家为中心的全球市场,即使开展了国际多中心临床试验,对于亚洲人种的临床研究仍然不够,不足以保障亚洲人群的用药安全。[67]在中国进行以中国市场或亚洲市场为目标的临床试验,有利于进一步发挥我国在药品临床试验开发方面所具备的优势,可能为我国制药产业创新寻找到新的突破点。相应的,临床研究的发展能够提高相关企业对临床试验数据保护的重视程度,进一步推动药品试验数据保护制度的完善与实施。

四、完善我国药品试验数据保护制度的建议

现阶段完善我国药品试验数据保护制度的关键在于提高现有法律制度的可操作性,使试验数据保护制度能够在现实中发挥适当的作用。2013 年年底,国家药监局就《药品注册管理办法》修正案进行意见征询,准备再次修订《药品注册管理办法》。[68]尽管从目前向社会公布的两稿修正案来看,没有涉及药品试验数据保护制度的修订,但在可能的条件下,相关部门应当抓住法规修订的机会,对我国药品试验数据保护制度进行完善,从而使其在药品知识产权保护体系中发挥应有的作用。

在完善我国相关制度时,应当始终在坚持平衡药品创新和公共利益的原则下,设计、细化与完善药品试验数据保护制度具体的措施,一方面力求达到有效发挥药品试验数据保护制度激励和促进药品创新研发的效果,另一方面也制定相应措施平衡和降低药品试验数据保护可能对公共健康造成的不利影响,使创新制药企业与仿制药企业都能受惠于相关的保护制度。具体措施可以包含以下几点:

（一）界定药品试验数据保护制度的保护范围

界定药品试验数据保护的范围，关键在于界定"新型化学成分"的含义。如上文所言，"新型化学成分"界定的宽窄直接影响到药品试验数据保护实施的效果。界定新型化学成分，需要考虑"新型"的绝对性和相对性，是以我国药品监管机关对该成分批准与否来确定，或以世界范围内任何国家监管机关的批准来确定，还是以该成分是否已知或在文献中有记载来确定。此外，根据别国实践，界定新型化学成分还可以考虑的因素包括但不限于：基本元素和化合物、已知成分的共价键衍生物、具有比较优势的已上市成分等。

还可以从新化学实体与提交试验数据要求之间的关系入手去定义新化学实体的范围。根据药品试验数据保护的原理，药品试验数据保护制度是为了保护企业进行了完整临床试验获得的全部试验数据，但是按照药品监管部门的要求，提交完整临床试验数据的，不一定符合新型化学成分的范围界定。严格界定新型化学成分，可以使试验数据保护的适用条件与上市申请要求提交试验数据的药品类型与数量相分离。

按照以上两方面的考虑，根据目前我国现行法规，适用新化学实体保护的药品可以从两方面定义，一是药品中含有未经国家药监局批准上市的有效成分，二是申请人须按要求提供足够的临床试验数据以证明药品成分的安全有效性。[69]

此外，对于已在国外上市、但未在国内上市的药品或药品的改进，应按照新药申请程序进行申请，申请人必须进行临床试验并自行取得药品试验数据。但在一些特殊情况下，药品监管机关对国外已经上市但未在国内上市的药品，同意免于药品临床试验直接批准上市。例如 2012 年批准苹果酸舒尼替尼胶囊用以治疗胰腺神经内分泌肿瘤的新适应症，就是在全面考察全球临床研究数据的基础上，采取豁免注册临床试验的审评策略批准上市的。[70]这种情况实际上构成了对在外国上市的创新药品的试验数据的依赖，也就是所谓的对药品试验数据的"国际依赖"。在有限的情况下，如果药品监管机关认为确有必要豁免某些药品的临床试验程序，可以规定允许"国际依赖"的存在，并通过法律规定加以明确。但是允许药品在免于临床试验的情况下进入市场具有一定的安全隐患。药品监管机关应当十分慎重地使用这一审评策略。

（二）明确药品试验数据保护的内容

为了降低法律适用的不确定性，使药品试验数据保护制度具有在实践中真正发挥作用的可能，应当进一步明确我国药品试验数据保护制度的具体内容。这是完善我国药品试验数据保护制度的关键。要做到这一点，需要明确我国实施的是药品试验数据独占保护的保护模式，在独占保护期内药品监管机关对受保护药品试验数据负有"不依赖"的法律义务。也就是说在法定 6 年的药品试验数据保护期内，对于符合药品试验数据保护要求的原创药品，不允许其他申请人提出仿制药申请，也不允许药品监管机关批准其他申请人提交的仿制药申请。法律规定应当使相关各方认识到，药品试验数据保护防止的是对原创药品试验数据的间接使用或依赖，这种间接依赖不要求对药品试验数据有物理性的接触或对内容进行引用，保护的核心在于限制其他企业可以由于原创药品已经证明的安全有效性，以"搭便车"的方式提出简易的、无需大规模临床试验的仿制药申请程序。至于以盗窃、利诱、胁迫或者其他不正当手段获取作为商业秘密的药品试验数据，并加以披露或直接使用，以他人试验数据冒充自己的试验数据进行药品注册申请的行为，[71] 不是 TRIPS 协定第 39 条第 3 款规定的药品试验数据保护的核心，不必规定在药品试验数据保护规则中，而可以通过反不正当竞争保护法甚至刑法进行保护，其适用法律更明确、责任主体更普遍、保护力度也更大。[72] 通过更清晰的法律规定将药品试验数据保护与普通商业秘密保护区别开来，使其能够发挥这一制度特有的作用。

对于药品试验数据保护中的不披露义务，是否只限于 6 年保护期的问题，考虑到药品试验数据中具有的秘密信息，可能对药品的进一步改进和研究有所帮助，即使在 6 年保护期届满后仍然具有重要的商业价值，可以要求制药企业提出声明或申请，要求药品监管机关不主动披露试验数据，药监部门在进行审查后，认为确有必要进行保密的，可以继续保密。如果制药企业不提出申请，在 6 年保护期届满后，药监部门可以选择向公众或独立研究机构披露这些数据，以促进药品审批工作的透明度，但在实施过程中应注意对试验数据中可能涉及的病人隐私和个人数据进行保护。

（三）建立分层次、分类别、有针对性的药品试验数据保护体制

以药品试验数据发展较为成熟的美国为例，美国的药品试验数据保护制度针对不同的受保护药品，设置了不同的保护时间以及保护方式（见表 5-4）。这种根据不同情况下药品知识产权保护的不同需要，通过衡量获得药品试验数据的难度与不同药品的保护需求建立有针对性保护体系的做法，值得我国借鉴。

表 5-4　美国药品试验数据主要保护方式与期限

	新化学实体药品	新剂型、新适应症	孤儿药	儿科药
保护期限	5 年	3 年	7 年	附加 6 个月
保护方式	不申请、不依赖	可申请、不依赖	可申请、不依赖	与前三种分别对应

对照美国药品试验数据主要的保护种类，我国可以借鉴的部分有：

第一，对已上市药品增加新适应症、改变用法和用量、改变剂型的改进，赋予适当的试验数据保护期限。目前我国药品试验数据保护不包括对已上市药品增加新适应症、新用法和用量、新剂型等的改进型药品提交的试验数据。从我国目前的药品研发现状来看，如果药品试验数据保护制度只保护含有新化学实体的药品的试验数据，我国制药企业所生产的药品无法达到这一要求，药品试验数据保护制度只能保护国外跨国制药企业生产的药品。

根据我国目前制药企业新药创新的技术竞争战略，需要实施差异化战略和成本领先战略，进行模仿性新药研发和延伸性新药研发。[73]这是符合我国目前国情和产业情况的发展方向的。在这种思路的指导下，如果将药品试验数据保护范围扩大到对已上市药品的新剂型、新适应症、新用途等，则有机会保护中国制药企业的研发成果。这一部分药品尽管不具有绝对的新颖性，但如果判断其比已上市药品具有临床上的优越性，并提交了新的试验数据证明这种临床上的优越性，可以给予适当的药品试验数据保护期。

第二，扩大药品试验数据保护范围，将孤儿药品、儿科药品等纳入试验数据保护体系。目前，我国还没有出台官方的罕见病界定标准，根据 WHO 对罕见病的定义以及其他国家的罕见病界定与种类，大致可以估计，我国目前有1000 万左右的罕见病患者。[74]加强罕见病的防治工作是提高全民健康水平不可忽视的重要环节，孤儿药的发展势在必行。由于罕见病患者人数少，市场容量小，商业投资回报率低，对于此类药品的开发投入明显不足，全部依靠进口将严重影响我国孤儿药的可及性，对患者的生命安全造成威胁，因而需要国家建立起孤儿药激励机制，鼓励制药企业进行孤儿药研发。美国为治疗罕见病的孤儿药品规定了最长期限的试验数据保护。我国在完善药品试验数据保护时，同样可以考虑将孤儿药品纳入药品试验数据保护的范围，提供一定期限的独占保护，以促进和鼓励研发生产孤儿药品。儿科药品的情况也如此。值得一提的是，如果将药品试验数据保护范围扩大到特殊用途的药品上来，有赖于配套措施的完善。由于目前我国的孤儿药管理保护制度尚未建立起来，如果对孤儿药的试验数据进行保护，首先应尽快确立孤儿药保护制度，包括孤儿药的界定标准、孤儿药的管理机构、孤儿药认证程序等。[75]

第三，在药品试验数据保护期内细化保护期限。根据美国药品试验数据保护制度，试验数据独占保护期并非简单地在保护期间内排除仿制药品的申请。例如，在含有新化学成分的药品的 5 年试验数据保护期内，前 4 年绝对排除仿制药品的依赖，FDA 不接受仿制药品的申请，直到保护期的最后 1 年，仿制药品方可提交申请，等待 1 年保护期届满，FDA 可正式许可仿制药申请。对于增加新适应症、新用途、新剂型而受到 3 年试验数据保护的药品而言，仿制药在 3 年内均可以不受限制地向 FDA 提出上市许可申请，FDA 接受申请后可进行审查，待 3 年试验数据保护期届满，仿制药申请可以立即上市，从而节省了仿制药等待申请审批的时间。

我国同样可以分段细化规定 6 年药品试验数据保护期，考虑在药品试验数据保护期的最后 1～2 年，允许仿制药企业进行生物等效性试验并提交仿制药上市申请。国家药监局可以对仿制药申请进行审查，但必须等待 6 年保护期届满才能正式批准仿制药申请。这种分段保护方式可以提高仿制药上市速度，有利于减少药品试验数据保护制度对仿制药上市的阻碍。

（四）制定《药品试验数据保护实施细则》

制定《药品试验数据保护实施细则》的主要目的，在于如何落实在规定的 6 年独占保护期间内药品试验数据不受依赖的法律规定。目前我国相关法律的可操作性不强，药品试验数据保护与药品专利保护制度或药品行政保护制度的衔接性不高，不能形成一套协调有效的药品知识产权保护体系。为了解决这一问题，需要对目前概括性的药品试验数据保护制度进行细化，为有关各方提供清晰明确的行为依据。《药品试验数据保护实施细则》中至少可以包含以下内容。

首先，在实施细则中规定药品试验数据保护权利的取得。根据美国药品试验数据保护制度，申请人在提出新药注册申请时，如果认为其药品符合获得药品试验数据保护的条件，在提交新药注册申请的同时，可以同时提交数据独占保护的声明，声明应明确解释其所申请注册的药品应当获得数据独占保护及保护期限的理由。[76] 而根据欧盟实施的药品试验数据保护制度，申请人无须单独申请取得药品试验数据保护，如果提交的新药申请符合药品试验数据的保护条件，申请人自动获得药品试验数据保护。在对"新化学实体"缺乏明确定义的情况下，单就目前我国《药品注册管理办法》中的药品注册分类而言，无法明确哪些药品申请能够受到药品试验数据保护制度的保护。即使未来进一步明确了"新化学实体"的定义，如果该定义无法与药品注册分类进行准确对应，仍然有可能造成药品试验数据保护权利的模糊。在这种情况下，由申请人提出药品试验数据保护资格的声明或申请，有利于权利的确认与行使。其他申请人之后提出仿制药品申请时，药品监管机关可以依据权利人进行的权利声明判断其他申请人是否违反了药品试验数据保护制度的规定。

其次，注意药品试验数据保护制度与药品专利保护以及药品注册审批程序之间的衔接。我国《药品注册管理办法》第 19 条规定对专利药品进行仿制，可以在专利期满前 2 年开始申请。在此规定下，必须处理对专利保护期限的限制与药品试验数据保护的独占期的协调。2013 年 11 月颁布的《药品注册管理办法》修正案草案中删除了第 19 条的规定，未来如果该修正案最终得到通过，成为新的注册管理程序规则，则可避免法律规定之间的冲突。但在这种情况下要求仿制药企业提出仿制药申请时，在必须声明该申请未侵犯他人专利权利的基础上，也应要求仿制药企业一并提出仿制药申请不违反药品试验数据保护独占权的声明。

再次，明确药品试验数据保护的例外情况。规定适当的药品试验数据保护例外制度，防止药品试验数据保护制度被滥用，并通过对这一制度适当的限制，实现进一步平衡知识产权保护与公共健康的目的，符合我国作为发展中国家的国情以及国内制药产业竞争水平的需要。在实施细则中应当规定并细化 TRIPS 协定第 39 条第 3 款确立的两点例外，即出于保护公众的必需，以及允许保证药品试验数据不受不公平商业使用的前提下披露试验数据。例如，保护公众的必需可以包括但不限于可能对社会公众健康造成严重损害的重大传染病疫情、群体性不明原因疾病、重大食物和职业中毒以及其他严重影响公众健康的公共卫生事件。

除此之外，一些发展中国家的法律规定也为我国制定相关规定提供了可借鉴之处，例如重申国家根据 WTO《多哈宣言》保护公共健康的权利，规定对药品试验数据颁布强制许可的制度。我国现行立法尚未对药品试验数据颁布强制许可。建议规定国家药监局可以基于公共健康保护、国家紧急状态或不正当竞争行为的救济或实施《多哈宣言》而颁布对药品试验数据的强制许可，规定在数据独占保护期内允许药品监督管理机关使用和依赖药品试验数据批准仿制药的上市。同时可以规定，如果药品受专利保护并被颁布专利强制许可，那么强制许可中包括该药品的试验数据信息，无须另外进行强制许可。[77]

除此之外，实施细则中还应包括但不限于药品注册申请人提出数据保护的时间、形式，政府负责受理数据申请、实施数据保护的具体部门，政府负责部门受理和批准药品数据保护的程序以及异议处理机制。加强新药申报前、审评过程中的双边交流，建立一个高效、透明的沟通机制，强化审评机构与申请人之间沟通交流，从而提高研究质量、降低研究成本。这是相关各方在药品试验数据保护制度下有效确认权利、行使权利、履行义务的基础。

（五）建立信息公示制度

美国的橙皮书制度作为专利链接制度的组成部分，在协助药品注册审批过程中进行专利保护的同时，也有效实现了药品试验数据保护公示的目的。[78]经FDA 核准的药品信息，包括专利信息和药品试验数据保护信息，任何人都可以通过 FDA 网站获取。受保护药品制药企业可以依据橙皮书公开的信息更好地主张权利；仿制药企业通过查阅橙皮书中药品的保护情况，可以决定提交仿制药申请的最佳时间。

图 5-1 显示的是美国 FDA 在 2013 年 11 月批准的一种含有新化学实体的新药的橙皮书记录情况。在橙皮书中可以查询到该药品名称为 Luzu，是一种抗真菌药物，有效成分为卢立康唑（luliconazole）。这一药品的专利保护期至2016 年 6 月 15 日届满，而基于新化学实体成分保护的药品试验数据独占保护期到 2018 年 11 月 14 日届满。[79]这是一个典型的药品试验数据独占保护期超过专利期的例子。

Patent and Exclusivity Search Results from query on Appl No 204153 Product 001 in the OB_Rx list.

Patent Data

Appl No	Prod No	Patent No	Patent Expiration	Drug Substance Claim	Drug Product Claim	Patent Use Code	Delist Requested
N204153	001	5900488	Jul 5, 2016	Y	Y	U - 540	

Exclusivity Data

Appl No		Prod No	Exclusivity Code	Exclusivity Expiration
N204153		001	NCE	Nov 14, 2018

图 5-1 Luzu 的橙皮书专利与独占期保护情况

我国应当仿照美国橙皮书制度建立药品试验数据保护查询通道，建立数据库并允许在线查询有关试验数据保护的政策、信息、受理和审批情况，以及已批准的实施试验数据保护药品的具体细目。这一方面使有关的制药企业明确自身与他人的权利，使仿制药申请人能够更清晰地确定提交仿制药申请的时机，也有利于侵权纠纷发生后证据的收集；另一方面有利于保护公民的知情权，增强药品试验数据保护的透明度。

第三节　本章小结

根据 TRIPS 协定与《中国入世议定书》中的承诺，我国负有保护药品试验数据的义务，并且应当以药品试验数据独占保护的方式进行实施。保护期为自政府向数据提供者授予上市许可之日起至少 6 年。保护方式是在保护期内，除数据提供者外，未经数据提供者允许，任何人不得依赖该数据进行产品上市许可申请。尽管我国已经在国内法律法规中建立了药品试验数据保护制度，但现行制度的可操作性存在不足。造成这一现象的首要原因是法律的不明确，如存在受保护对象界定不清、保护措施规定模糊、必要实施程序缺失、缺少信息公开的渠道等问题。完善我国的药品试验数据保护制度，应从改进制度出发，明确试验数据保护制度的保护范围，有效界定"新化学实体"的含义，根据我国的实际情况确定药品试验数据保护范围，建立分层次、分类别、有针对性的药品试验数据保护体系，制定药品试验数据保护实施细则，切实增强药品试验数据保护制度的可操作性。

注释

［1］ Report of the Working Party on the Accession of China ［EB/OL］. http：//www. wto. org/english/thewto_e/acc_e/completeacc_e. htm#list.

［2］《药品管理法实施条例》第 35 条。

［3］《药品注册管理办法》第 20 条。

［4］《药品注册管理办法》第 3 条。

［5］《药品注册管理办法》附件一、二、三。

［6］《药品注册管理办法》附件二。

［7］《药品注册管理办法》第 11 条。

［8］《药品注册管理办法》第 12 条。

［9］《药品注册管理办法》第 12 条。

［10］《药品管理法》第 29 条。

［11］《药品注册管理办法》第 13 条。

［12］《药品注册管理办法》附件二：化学药品注册分类及申报资料要求二（一）。

［13］《药品注册管理办法》附件二：化学药品注册分类及申报资料要求二（二）。

［14］《药品注册管理办法》附件二：化学药品注册分类及申报资料要求二（三）。

［15］《药品注册管理办法》附件二：化学药品注册分类及申报资料要求二（四）。

［16］《药品注册管理办法》附件二：化学药品注册分类及申报资料要求五。

［17］国家食品药品监督管理局药品审评中心官方网站 http：//www. cde. org. cn/schedule/cata. do?method = list。

［18］国家食品药品监督管理局药品审评中心官方网站 http：//www. cde. org. cn/schedule/cata. do?method = list。

［19］国家食品药品监督管理局 9 月例行新闻发布会（2009 年 9 月）［EB/OL］. http：//

www. sda. gov. cn/WS01/CL0329/41293_1. html.

[20]《药品注册管理办法》第 11 条;《药品注册管理办法》（试行）第 8 条。

[21]《药品注册管理办法》第 74 条。

[22] 李岩，杨悦，刘志勇. 新《药品注册管理办法》对仿制药品注册的影响 [J]. 中国
执业药师，2008（5）：12.

[23] 国家食品药品监督管理总局. 国家食品药品监督管理局就新修订的《药品注册管理办法》
召开发布会 [EB/OL]. http：//www. sda. gov. cn/WS01/CL0329/25312_3. html.

[24]《药品行政保护》第 17 条。

[25]《药品行政保护》第 1 条。

[26] 郎跃武. 我国药品研究与知识产权保护 [D]. 青岛：中国海洋大学，2009：16.

[27] 中华人民共和国政府与美利坚合众国政府关于保护知识产权的谅解备忘录 [EB/
OL]. http：//www. ipr. gov. cn/guojiiprarticle/guojiipr/zscqbwl/200608/526499_1. html.

[28] 郎跃武. 我国药品研究与知识产权保护 [D]. 青岛：中国海洋大学，2009：16.

[29] 国家知识产权局. 回眸中美知识产权谈判 [EB/OL]. http：//www. sipo. gov. cn/mtjj/
2009/200912/t20091228_486353. html.

[30]《新药审批办法》第 32 条。

[31]《新药保护和技术转让的规定》第 4 条。

[32] 1985 年《药品管理法》第 57 条。

[33]《新药保护和技术转让的规定》第 7 条。

[34]《中药保护条例》第 12 条、第 16 条。

[35] 汤瑞瑞，王鹰，卞一涛.《中药品种条例》和专利对中药保护的关系探讨 [J]. 时珍
国医国药，2009（5）：1292.

[36] 汤瑞瑞，王鹰，卞一涛.《中药品种条例》和专利对中药保护的关系探讨 [J]. 时珍
国医国药，2009（5）：1292.

[37]《药品注册管理办法》第 66 条。

[38]《药品注册管理办法》第 67 条。

[39]《关于发布新药检测期期限的通知》（国食药监注 [2003] 141 号）。

[40] 陈广耀. 国家中药保护品种的建立和完善 [J]. 中国医药科学，2011，4（7）：11.

[41] 郎跃武. 我国药品研究与知识产权保护 [D]. 青岛：中国海洋大学，2009：20.

[42] 杨相玉. 专利视角下的中药品种保护 [J]. 法制与社会，2012（4）：43.

[43]《药品注册管理办法》附件一：中药、天然药注册分类及申报资料要求。

[44] Office of the United States Trade Representative. 2013 301 Special Report [EB/OL]. http：//
www. ustr. gov/sites/default/files/05012013%202013%20Special%20301%20Report. pdf.

[45] 史本懿. 药品数据保护的理论研究及现状分析 [J]. 科技创新与知识产权，2011
（15）：38.

[46]《药品注册管理办法（试行）》第 14 条。

［47］2005 年《药品注册管理办法》第 14 条。

［48］《药品注册管理办法》第 20 条。

［49］中国药学会医药知识产权研究专业委员会. 药品试验数据保护制度比较研究［M］.
北京：中国医药科技出版社，2013：14.

［50］丁锦希，王颖玮，贺晓雪，等. 药品试验数据保护制度中的新化学实体界定问题研
究：基于美国 Actavis 公司诉 FDA Vyvanse 案的实证分析［J］. 中国新药与临床杂志，
2012（11）：656.

［51］中国药学会医药知识产权研究专业委员会. 药品试验数据保护制度比较研究［M］.
北京：中国医药科技出版社，2013：21.

［52］中国药学会医药知识产权研究专业委员会. 药品试验数据保护制度比较研究［M］.
北京：中国医药科技出版社，2013：181.

［53］上海市食品药品安全研究中心，唐民皓. 食品药品蓝皮书：食品药品安全与监管政策
研究报告［M］. 北京：社会科学文献出版社，2013：161.

［54］程锦锥，朱恒鹏. 医药蓝皮书：中国药品市场报告［M］. 北京：社会科学文献出版
社，2012.

［55］曹基伟，张晓. 永远的朝阳产业——医保市场，平稳增长——中国医药保健品进出口
商会副秘书长崔彬专访［J］. 中国经贸，2005（2）：29.

［56］刘国峰. 国家重金扶持重大新药创制，投资总额近 1200 亿［EB/OL］. http：//
health. sohu. com/20120629/n346849154. shtml.

［57］上海市食品药品安全研究中心，唐民皓. 食品药品蓝皮书：食品药品安全与监管政策
研究报告［M］. 北京：社会科学文献出版社，2013：162.

［58］申俊龙，徐爱军. 医药国际贸易［M］. 北京：科学出版社，2009：63.

［59］IMS. Pharma 50 2013［EB/OL］. http：//www. imsconsultinggroup. com/deployedfiles/
consulting/Global/Content/How% 20We% 20Help/Strategy%20&% 20Portfolio/Pharm Exec-
pharma50. pdf.

［60］IMS. Pharma 50 2013［EB/OL］. http：//www. imsconsultinggroup. com/deployedfiles/
consulting/Global/Content/How% 20We%20Help/Strategy% 20&% 20Portfolio/Pharm Exec-
pharma50. pdf.

［61］Sharma Animesh. Data Exclusivity with Regard to Clinical Data［J］. The Indian Journal of
Law and Technology，2007（3）：82.

［62］Office of the United States Trade Representative. The US Special 301 Reports：1989 - 2013，
Knowledge Ecology International［EB/OL］. http：//keionline. org/ustr/special301.

［63］洪唯真. 建构 TRIPS 协定下两岸药品试验资料保护制度之研究［D］. 台北：台湾大
学，2010：10.

［64］Chee Yoke Ling，陈惜平. 知识产权与不太昂贵药品的可及性：一些亚洲国家的经验
［R］. 槟城：第三世界网络，2007.

［65］工业和信息化部．医药工业"十二五"发展规划［EB/OL］．http：//www. gov. cn/gzdt/2012 – 01/19/content_2049023. htm.

［66］工业和信息化部．医药工业"十二五"发展规划［EB/OL］．http：//www. gov. cn/gzdt/2012 – 01/19/content_2049023. htm.

［67］中国药学会医药知识产权研究专业委员会．药品试验数据保护制度比较研究［M］．北京：中国医药科技出版社，2013：27.

［68］关于征求《药品注册管理办法》修正案意见的通知［EB/OL］．http：//www. sda. gov. cn/WS01/CL0778/94158. html.

［69］中国药学会医药知识产权研究专业委员会．药品试验数据保护制度比较研究［M］．北京：中国医药科技出版社，2013：7.

［70］国家食品药品监督管理局药品审评中心．2012 年度中国药品审评报告［EB/OL］．http：//www. cde. org. cn/news. do?method = viewInfoCommon&id = 312956.

［71］《中华人民共和国反不正当竞争法》第 10 条。

［72］中国药学会医药知识产权研究专业委员会．药品试验数据保护制度比较研究［M］．北京：中国医药科技出版社，2013：15.

［73］周小江．医药商品学［M］．北京：中国中医药出版社，2009：13.

［74］Gao Jianjun, Song Peipei, Tang Wei. Rare Disease Patients in China Anticipate the Sunlight of Legislation［J］. Drug Discoveries & Therapeutics, 2013, 7（3）：126 – 128.

［75］丁锦希，邓媚，王颖玮．欧美罕用药数据保护制度及其对我国的启示［J］．中国药学杂志，2011，12（24）：1964.

［76］21. C. F. R，Sec 314. 50（j）.

［77］冯洁菡．公共健康与知识产权国际保护问题研究［M］．北京：中国社会科学出版社，2012：181.

［78］郑耀诚．论药品研发、销售许可之规范与相关智慧产权之保护：专利链接、资料专属与专利权［D］．台北：辅仁大学，2010：18.

［79］FDA. Orange Book Search［EB/OL］．http：//www. accessdata. fda. gov/scripts/cder/ob/docs/patexclnew. cfm?Appl_No = 204153&Product_No = 001 & table1 = OB_Rx.

第六章 结 论

通过以上对药品试验数据保护制度产生和发展历程的回顾，对药品试验数据保护国际义务的探析，对 WTO 部分成员立法模式与实施方式的比较，可以对本书的观点进行一个梳理和总结。

从药品试验数据保护制度的起源可以明确，药品试验数据保护制度的核心在于利益平衡。药品试验数据保护制度产生的前提是政府肯定药品试验数据的公共功能，通过行政立法允许他人使用药品试验数据所有人所有的具有经济价值的数据。鉴于药品试验数据是药品获得上市许可、回收研发成本、获得经济利益的关键因素，仿制药上市申请程序造成了仿制药企业对原创药企业通过高昂成本获得的试验数据免费"搭便车"的结果，若不加以一定的限制，将严重打击原创企业研究开发新药的积极性，反过来影响药品市场的健康发展。创新保护与普及始终是一对此消彼长的矛盾，而"有限的时间"维度是维持两者平衡的主要手段。因此应当通过赋予原创药品一定的药品试验数据保护独占期，在药品试验数据独占期间内，政府药品监管机构不得依赖原创药品的试验数据批准仿制药品的上市申请，以此防止仿制药品的免费"搭便车"行为，以实现鼓励新药研发与促进仿制药竞争相平衡的目的。

通过对 TRIPS 协定第 39 条第 3 款下药品试验数据保护义务的探析，可以认为：政府药品监管机关依赖已上市原创药品提交的试验数据批准仿制药上市申请的行为属于 TRIPS 协定限制的行为。理解 TRIPS 协定下药品试验数据保护的关键在于理解"保护药品试验数据以防不公平商业使用"的义务。而对"不公平商业使用"的理解，关键又在于判断政府药品监管机关依赖已上市原创药品提交的试验数据批准仿制药上市申请的行为，是否构成对药品试验数据的不公平商业使用。从 TRIPS 协定的谈判历史来看，最初提出试验数据保护议题的美国、瑞士等成员，希望建立起药品试验数据独占保护制度，限制药品监管机关审批仿制药上市的行为。从 TRIPS 协定第 39 条第 3 款与其他条款的关系上分析，TRIPS 协定第 39 条第 3 款本身具有独立的逻辑和意图，对"不公平商业使用"的理解不能完全根据第 39 条第 1 款中援引的《巴黎公约》第 10 条之二语境下的含义进行。新药研发过程需要进行大量的研究和试验,这些研究与试验花费巨大、风险极高,需要系统而长期的巨额投入才能支持新药研发活动,以获得试验数据证明药品的安全可靠,并凭借试验数据的证明结果获得药品上市销售的资格,从而有机会收回成本、获得利润。但新药一旦研究成功,在投资者回收成本之前就可能被竞争者轻易仿制。如果药品监管机关允许仿制药企业依赖和凭借原创药品已有的试验数据,则可以轻易地证明仿制药品的安全有效。这将造成研发新药的企业在市场上失灵,对于付出巨大成本取得药品试验数据的原创药企业来说是不公平的。而这种不公平的效果只可能依靠政府的药品审批行为才能够实现。TRIPS 协定第 39 条第 3 款中的"不公平商业使用",主要不是为了规范持有数据的制药企业的竞争企业对数据的私人商业使用,而在于规范政府药监机构对于私人数据的公共使用,而且由于这种公共使用,使得数据持有人的竞争企业提早进入市场而带来了商业影响。防止药品试验数据受到不公平商业使用义务的关键,不但要求仿制药企业不依赖原创药品试验数据提交仿制药上市申请,而且在于要求药品监管机关不依赖原创药品提交的药品试验数据审批仿制药上市申请。

应当认识到,药品试验数据作为一种特殊的未披露信息,是具有政府监管性质的数据信息。对于制药企业而言,药品试验数据本身具有商业秘密的性质,但当其作为药品上市申请资料提交给政府监管部门后,就具有了不同于一般商业秘密的可依赖性、依附性和监管性。药品试验数据的特性,决定了药品试验数据保护在整个知识产权保护体系下具有独特的定位,不同于其他传统知识产权保护形式,是一种自成一体的知识产权保护形式。这一制度最重要的特殊之处在于药品试验数据保护规范的是政府药品监管部门的行政管理行为,是对受保护药品试验数据公法层面上的保护。

与传统知识产权保护相比,药品试验数据保护制度是一项新兴制度,在全球范围内还未形成较为统一的保护标准。目前国际上主要的药品试验数据保护方式可以分为试验数据独占保护模式与试验数据非独占保护模式两种。本书通过具有一定代表性的 WTO 成员域内立法的比较研究,总结出目前主要 WTO 成员立法模式对完善我国药品试验数据保护制度的可借鉴之处。这种可借鉴性主要表现在药品试验数据的保护方式应当以数据不依赖义务为核心、药品试验数据的保护范围应以鼓励创新为核心、药品试验数据保护内容应以利益平衡为核心三个方面。只有建立起药品试验数据独占保护模式,才能够发挥药品试验数据保护的独特作用，确保这一制度的建立不流于形式。各国可以根据自身的国情和产业发展需要来确定药品试验数据保护的范围，但应当把药品试验数据保护制度的核心确定为保护药品创新所产生的药品试验数据。由于产品具有创新性因而他人未曾就同样的药品或药品成分进行过试验，在这样的前提下所获得的药品试验数据对证明药品的安全有效性具有重要意义。保护这种类型的药品试验数据就是在保护创新，而保护创新正是建立药品试验数据保护制度的重要目的。应通过确定合理的保护期限与保护方式来确保药品试验数据在鼓励创新与维护公共利益之间的平衡。

后 TRIPS 协定时期，随着科学技术的发展与贸易关系的变化，TRIPS 协定所确立的药品试验数据保护制度也产生了一些新的发展趋势，这种发展主要体现在自由贸易协定（FTA）层面。近年来 FTA 的蓬勃发展为美国等发达国家向外推行药品试验数据独占保护提供了新的契机。越来越多的发展中国家由于与美国签订双边和区域 FTA 而接受了药品试验数据独占保护的立法模式。另一方面，生物制药的迅速发展、生物仿制药概念的提出，使得将药品试验数据保护范围从传统的化学药品扩展到生物药品成为可能，并有可能成为下一阶段以 TPP 协定为代表的新的 FTA 中药品试验数据制度发展的新方向。

对药品试验数据保护国际义务的研究，最终立足于对完善我国药品试验数据保护制度的分析和建议。为履行应承担的国际义务，我国已经从制度层面建立起药品试验数据独占保护。目前存在的主要不足在于制度的可操作性不强，保护规定的象征意义大于实际意义。而造成这一现象的首要原因是制度规范不明确，从而导致受保护对象界定不清、保护措施规定模糊、必要实施程序缺失、缺少信息公开的渠道等问题。

从我国国情与制药产业的发展情况来看，一方面，我国制药产业发展要大力激励和促进新药创新研发，另一方面，作为发展中国家以及制药产业的实力，需要继续发展仿制药产业，提供质优价廉的产品。完善我国药品试验数据保护制度应从我国实际国情出发，对现行制度进行改进。具体完善建议包括明确试验数据保护制度的保护范围，有效界定"新化学实体"的含义，根据我国的实际情况确定药品试验数据保护范围，建立分层次、分类别、有针对性的药品试验数据保护体系，制定药品试验数据保护实施细则，切实增强药品试验数据保护制度的可操作性。规定适当的药品试验数据保护例外制度，实现进一步平衡知识产权保护与公共健康的目的。

参考文献

中文文献

（一）中文图书

[1] 陈清奇. 美国药品专利研究指南［M］. 北京：科学出版社，2008.

[2] 戴永盛. 商业秘密法比较研究［M］. 上海：华东师范大学出版社，2005.

[3] 方志伟，刘兰茹. 医药知识产权理论与实践［M］. 北京：人民卫生出版社，2007.

[4] 冯洁菡. 公共健康危机与 WTO 知识产权制度的改革：以 TRIPS 协议为中心［M］. 武汉：武汉大学出版社，2005.

[5] 冯洁菡. 公共健康与知识产权国际保护问题研究［M］. 北京：中国社会科学出版社，2012.

[6] 冯晓青. 知识产权法利益平衡论［M］. 北京：中国政法大学出版社，2006.

[7] 冯晓青. 知识产权法哲学［M］. 北京：中国人民公安大学出版社，2003.

[8] 冯晓青. 知识产权法前沿问题研究［M］. 北京：中国大百科全书出版社，2009.

[9] 高富平. 信息财产：数字内容产业的法律基础［M］. 北京：法律出版社，2008.

[10] 国家知识产权局条法司. 专利法研究 2007［M］. 北京：知识产权出版社，2008.

[11] 胡修周，罗爱静. 医药知识产权［M］. 北京：高等教育出版社，2006.

[12] 黄东黎. WTO 规则运用中的法制［M］. 北京：人民出版社，2005.

[13] 孔祥俊. 商业秘密保护法原理［M］. 北京：中国法制出版社，1999.

[14] 李浩培. 条约法概论［M］. 北京：法律出版社，2003.

[15] 李明德. 美国知识产权法［M］. 北京：法律出版社，2009.

[16] 李顺德. WTO 的 TRIPS 协议解析［M］. 北京：知识产权出版社，2007.

[17] 李扬. 知识产权的合理性、危机及其未来模式［M］. 北京：法律出版社，2003.

[18] 刘国恩. 2010 年中国医药产业发展报告［M］. 北京：科学出版社，2008.

[19] 刘茂林. 知识产权法的经济分析［M］. 北京：法律出版社，1996.

[20] 吕宜灵，李泽华. 医药卫生法［M］. 北京：科学出版社，2012.

[21] 邵蓉，陈永法. 药品注册法律法规［M］. 北京：中国医药科技出版社，2011.

[22] 申华林. 中国-东盟自由贸易区知识产权法律制度研究［M］. 南宁：广西人民出版社，2011.

[23] 申俊龙，徐爱军. 医药国际贸易［M］. 北京：科学出版社，2009.

［24］沈强．TRIPS 协议与商业秘密民事救济制度比较研究［M］．上海：上海交通大学出版社，2011．

［25］石佑启．私有财产权公法保护研究：宪法与行政法的视角［M］．北京：北京大学出版社，2007．

［26］宋晓亭．中医药传统知识的法律保护［M］．北京：知识产权出版社，2009．

［27］宋晓亭．中医药知识产权保护指南［M］．北京：知识产权出版社，2008．

［28］王传丽．国际贸易法：国际知识产权法［M］．北京：中国政法大学出版社，2003．

［29］王火灿．WTO 与知识产权争端［M］．上海：上海人民出版社，2001．

［30］王建英．美国药品申报与法规管理［M］．北京：中国医药科技出版社，2005．

［31］吴汉东，郭寿康．知识产权制度国际化问题研究［M］．北京：北京大学出版社，2010．

［32］吴汉东，胡开忠．无形财产权制度研究［M］．北京：法律出版社，2005．

［33］吴汉东．知识产权法学［M］．3 版．北京：北京大学出版社，2005．

［34］吴汉东．知识产权国际保护制度研究［M］．北京：知识产权出版社，2007．

［35］杨代华．处方药产业的法律战争：药品试验资料之保护［M］．台北：元照出版社，2008．

［36］杨涵辉．WTO 与中国知识产权制度的冲突与规避［M］．北京：中国城市出版社，2001．

［37］杨军．医药专利保护与公共健康的冲突研究［M］．北京：北京大学出版社，2008．

［38］杨世民．药事管理学［M］．北京：人民卫生出版社，2011．

［39］于海，袁红梅．药品知识产权保护理论与实务［M］．北京：人民军医出版社，2009．

［40］袁红梅，金泉源．药品知识产权全攻略［M］．北京：中国医药科技出版社，2013．

［41］张耕．商业秘密保护法［M］．厦门：厦门大学出版社，2012．

［42］张明锋．加拿大司法审查的应用研究：以宪法平等权的司法保护为例［M］．北京：中国政法大学出版社，2011．

［43］张乃根．TRIPS 协定：理论与实践［M］．上海：上海人民出版社，2004．

［44］张乃根．国际贸易的知识产权法［M］．上海：复旦大学出版社，2007．

［45］张清奎．医药及生物技术领域知识产权战略实务［M］．北京：知识产权出版社，2008．

［46］张文显，等．知识经济与法律制度创新［M］．北京：北京大学出版社，2012．

［47］张晓东．医药专利制度比较研究与典型案例［M］．北京：知识产权出版社，2012．

［48］张惟杰．生命科学导论［M］．2 版．北京：高等教育出版社，2008．

［49］张玉瑞．商业秘密法学［M］．北京：中国法制出版社，1999．

［50］郑成思．WTO 知识产权协议逐条讲解［M］．北京：中国方正出版社，2000．

［51］郑万青．全球化条件下的知识产权与人权［M］．北京：知识产权出版社，2006．

［52］郑璇玉．商业秘密的法律保护［M］．北京：中国政法大学出版社，2009．

[53] 郑友德. 知识产权与公平竞争的博弈 [M]. 北京：法律出版社，2011.

[54] 中国药学会医药知识产权研究专业委员会. 药品试验数据保护制度比较研究 [M]. 北京：中国医药科技出版社，2013.

[55] 中国医药企业管理协会. 中国医药产业 60 年发展报告 [M]. 北京：化学工业出版社，2009.

[56] 钟明朝. 竞争法学 [M]. 北京：法律出版社，2004.

（二）中文译著

[1] 【奥地利】博登浩森. 保护工业产权巴黎公约指南 [M]. 汤宗舜，段瑞林，译. 北京：中国人民大学出版社，2001.

[2] 【美】A. 爱伦. 斯密德. 财产、权利和公共选择：对法和经济学的进一步思考 [M]. 黄祖辉，蒋文华，郭红东，等，译. 上海：上海人民出版社，2006.

[3] 白瑞. 知识产权与中医药：传统知识的现代化 [M]. 北京：法律出版社，2010.

[4] 菲利普·希尔茨. 保护公众健康：美国食品药品百年监管历程 [M]. 姚明威，译. 北京：中国水利水电出版社，2006.

[5] 苏姗·K. 赛尔. 私法、公法：知识产权的全球化 [M]. 北京：中国人民大学出版社，2008.

[6] 苏珊娜·斯科奇姆. 创新与激励 [M]. 刘勇，译. 上海：上海人民出版社，2010.

[7] 甘古力. 知识产权：释放知识经济的能量 [M]. 宋建华，等，译. 北京：知识产权出版社，2004.

[8] 洛克. 政府论（上篇）[M]. 翟菊农，叶启芳，译. 北京：商务印书馆，1964.

[9] 洛克. 政府论（下篇）[M]. 翟菊农，叶启芳，译. 北京：商务印书馆，1964.

（三）中文期刊

[1] Mariane Gumaelius，崔怡. 数据保护与药品的可及性 [J]. WTO 经济导刊，2005（4）：11 – 13.

[2] 常廷彬. TRIPS 协议与我国商业秘密法律保护的完善 [J]. 企业经济，2006（3）：26 – 29.

[3] 陈福利. 中国药品数据保护的实践之路 [J]. WTO 经济导刊，2005（4）：23 – 26.

[4] 陈海峰. TRIPS 公共秩序原则适用分析 [J]. 湖北社会科学，2010（2）：145 – 147.

[5] 陈敬，史录文，白婷，等. 药品数据保护制度的法理探讨 [J]. 中国药房，2010（9）：35 – 37.

[6] 陈庆. 超 TRIPS 协定条款对药品专利强制许可的变异及应对策略 [J]. 知识产权，2013（6）：80 – 85.

[7] 陈庆. 药品试验数据专有权与药品专利权冲突之研究：从药品可及性角度谈起 [J]. 知识产权，2012（12）：56 – 61.

[8] 陈唯真，王雅雯. 谈加拿大药品注册的审查与管理 [J]. 中国新药杂志，2006（2）：99 – 101.

［9］陈玮．仿制药市场：中国药企的机遇在哪里？［J］．生物技术世界，2011（6）：78－82.

［10］陈雪，韦佩．论商业秘密的知识产权属性：在经济分析法学的视野下［J］．华南师范大学学报（社会科学版），2006（10）：61－65.

［11］崔怡．数据保护与药品的可及性［J］．WTO 经济导刊，2005（4）：17－21.

［12］崔怡．药品利益论衡：药品数据保护国际研讨会综述［J］，WTO 经济导刊，2005（4）：46－50.

［13］丁锦希，邓媚，王颖玮．欧美罕用药数据保护制度及其对我国的启示［J］．中国药学杂志，2011，12（24）：1961－1964.

［14］丁锦希、罗茜玮、王颖玮．日本药品数据保护制度评价及对我国的启示：基于对日本创新药物再审查政策绩效的实证研究［J］．上海医药，2011（12）：615－620.

［15］丁锦希，王颖玮，贺晓雪，等．药品试验数据保护制度中的新化学实体界定问题研究：基于美国 Actavis 公司诉 FDA Vyvanse 案的实证分析［J］．中国新药与临床杂志，2012（11）：652－656.

［16］董丽，杨悦．美国药品专利期延长与市场独占期规定研究［J］．中国医药导刊，2006，8（5）：391－392.

［17］冯寿波．TRIPS 协议公共利益原则条款的含义及效力；以 TRIPS 协议第 7 条是否能约束其后的权利人条款为中心［J］．政治与法律，2012（2）：106－120.

［18］古村，徐慧丽，冯慧文．典型国家关于药品数据保护的法律规定［J］．科技创新与知识产权，2011（15）：44－51.

［19］哈里森·C. 库克．对新化学体的数据保护在中国的实施［J］．科技创新与知识产权，2011（15）：41－43.

［20］韩立余．论世界贸易组织规则及义务的性质［J］．国际经济法学刊，2005，12（4）：26－32.

［21］李松东．论 WTO 框架下与贸易有关的人权保护问题［J］．科技创业月刊，2005，18（7）：118－120.

［22］柳砚涛．美国行政诉讼制度［J］．国外法学，1988（13）：13－18.

［23］罗纯，李野，杨莉．美国的儿科药品政策研究及对中国的启示［J］．中国药房，2009，20（28）：2168－2170.

［24］罗玉中，张晓津．Trips 与我国商业秘密的法律保护［J］．中外法学，1999（3）：45－52.

［25］史本懿．药品数据保护的理论研究及现状分析［J］．科技创新与知识产权，2011（15）：20－40.

［26］宋建宝．商业秘密保护中秘密性判断标准问题研究：以世贸组织 TRIPS 协议为中心［J］．科技与法律，2012（3）：62－66.

［27］谢峰，徐鹤良，王麟达．美国新药申请评审程序［J］．中国药事，2003，17（1）：

730 – 733.

[28] 徐海筠 . TRIPS 协议下公共健康问题的发展及我国的应对 [J]. 广西政法管理干部学院学报，2006（3）：125 – 128.

[29] 杨静 . 自由贸易协定：美国在东盟国家推行知识产权高标准保护的新手段 [J]. 云南大学学报法学版，2009（1）：99 – 102.

[30] 杨莉，陈孝文，黄哲 . 罕用药独占制度研究 [J]. 中国药事，2010，24（21）：49 – 52.

[31] 杨莉，陈玉文，连桂玉，等 . 药品数据保护在世界各国的发展研究 [J]. 中国新药杂志，2011（9）：113 – 115.

[32] 杨明 . 试论反不正当竞争法对知识产权的兜底保护 [J]. 法商研究，2003（3）：119 – 123.

[33] 杨培侃 . 论美国自由贸易协定资料专属保护规范的现状与影响 [J]. 2009 年中国科技发展与法律规范年刊：369 – 404.

[34] 姚颉靖，彭辉 . 药品专利与公共健康关系的实证研究：基于 27 个国家和地区的数据分析 [J]. 科技与经济，2010（3）：63 – 68.

[35] 姚新超 . 世贸组织与贸易有关的知识产权协议在医药专利保护方面面临的问题 [J]. 国际贸易问题，2005（7）：113 – 117.

[36] 游云，肖诗鹰，王智民，等 . 浅析药品数据保护及其在中医药领域的应用 [J]. 中国中医药信息杂志，2007（9）：3 – 4.

[37] 于炳南 . 国际法义务本位初探 [J]. 池州学院学报，2011，8（4）：60 – 64.

[38] 张炳生，陈丹丹 . 专利保护与公共健康权的国际冲突与平衡 [J]. 新华文摘，2010（9）：18 – 24.

[39] 张建国 . 美国罕见病药物制度的背景及现状 [J]. 药物流行病学杂志，2002，11（3）：351 – 354.

[40] 张乃根 . 论 TRIPS 协议的例外条款 [J]. 浙江社会科学，2006（3）：83 – 88.

[41] 张乃根 . 论 TRIPS 协议框架下知识产权与人权的关系 [J]. 法学家，2004（4）：145 – 152.

[42] 张乃根 . 论 TRIPS 协议义务 [J]. 浙江社会科学，2007（5）：70 – 77.

[43] 张清奎 . 浅谈医药生物领域的知识产权战略 [J]. 中国医药生物技术，2009（6）：56 – 61.

[44] 张清奎 . 谈中国对药品的知识产权保护 [J]. 中国新药杂志，2002（1）：17 – 21.

[45] 张晓萌，邱家学 . 浅析数据保护在中国的发展 [J]. 上海医药，2005（9）：383 – 394.

[46] 张晓萌，邱家学 . 药品数据保护在我国的发展探讨 [J]. 中国药房，2006（21）：1606 – 1608.

[47] 张延军，王静波，郭剑非 . 美国孤儿药法案及其对新药研发的影响 [J]. 中国药物

经济学，2010（1）：27－34.

[48] 郑万青. 知识产权与人权的关联辨析：对"知识产权属于基本人权"观点质疑 [J].
法学家，2007（5）：35－43.

[49] 郑万青. 知识产权与信息自由权：一种全球治理的视角 [J]. 知识产权，2006（5）：
20－25.

[50] 朱永宇. 与公共健康有关的 TRIPS－plus 条款研究：兼论国际知识产权立法的双边化
趋势 [J]. 世界贸易动态与研究，2010，17（2）：41－48.

[51] 冯晓青. 产权理论中的财产权、知识产权及其效益价值取向：兼论利益平衡原则功能
及其适用 [J]. 湖南大学学报：社会科学版，2007（4）：125.

（四）析出文献

[1] 冯洁菡. TRIPS 协议下对药品试验数据的保护及限制：以国际法和比较法为视角
[M] // 武大国际法评论第十一卷. 武汉：武汉大学出版社，2009.

[2] 邹毅. 新药研发过程中的知识产权保护 [C] // 信息网络与高新技术法律前沿：电子
法与电子商务时代的传统知识保护研讨会论文集. 北京：中国民主法制出版社，2006.

[3] 陈兵. 试验数据保护研究进展及展望 [C] // 2011 年中国药学大会暨第11届中国药
师周论文集. 2011.

[4] 阮叶海，董士靖. WTO 框架下仿制药品法律制度比较研究 [M] // WTO 法与中国论
丛（2012 卷）. 北京：知识产权出版社，2012.

（五）博士学位论文

[1] 张雪忠. TRIPS 协定对药品知识产权的保护及发展中国家的法律对策 [D]. 上海：华
东政法大学，2007.

[2] 胡滨斌. 国际贸易中的知识产权限制研究 [D]. 上海：复旦大学，2007.

[3] 周超. 论 TRIPS 协议与公共利益 [D]. 北京：中国政法大学，2007.

（六）硕士学位论文

[1] 陈雨. TRIPS 协议中药品数据信息保护研究 [D]. 苏州：苏州大学，2010.

[2] 陈哲. 论药品试验例外原则：不视为侵犯专利权的特殊情形 [D]. 重庆：西南政法大
学，2009.

[3] 杜春梅. 国际知识产权例外制度研究 [D]. 南昌：南昌大学，2010.

[4] 高千雅. 由公共卫生论医药试验免责及资料专属制度 [D]. 台北："清华大
学"，2009.

[5] 洪唯真. 建构 TRIPS 协定下两岸药品试验资料保护制度之研究 [D]. 台北：台湾大
学，2010.

[6] 胡鸿达. 药品智慧产权于药品查验登记程序中之保护 [D]. 台北：东吴大学，2010.

[7] 李明瑞. TRIPS 框架下提高药物可及性的探讨：立足中国的比较研究 [D]. 上海：华
东政法大学，2008.

[8] 沈丹. 美国 FTA 中的 TRIPS－plus 条款研究 [D]. 重庆：西南政法大学，2013.

［9］佘小红. 自由贸易协定中知识产权条款研究［D］. 苏州：苏州大学，2013.

［10］袁敏. 生物药品数据的法律保护制度探析［D］. 苏州：苏州大学，2012.

［11］张春玲. 公共健康危机与发展中国家的知识产权战略［D］. 天津：南开大学，2007.

［12］郑耀诚. 论药品研发、销售许可之规范与相关智慧产权之保护：专利链接、资料专属与专利权［D］. 台北：辅仁大学，2010.

［13］周跃雪. TRIPS 协议专利例外条款与公共健康问题［D］. 北京：中国政法大学，2006.

［14］诸葛明. 中国药品数据保护的研究［D］. 北京：中国社科院，2012.

（七）研究报告

［1］Chee Yoke Ling，陈惜平. 知识产权与不太昂贵药品的可及性：一些亚洲国家的经验［R］. 第三世界网络，2007.

［2］复旦大学知识产权研究中心. 药监数据保护研究课题［R］. 复旦大学知识产权研究中心，2012.

［3］许国平. 专利、强制许可和药品可获取性：最新经验［R］. 第三世界网络，2007.

英文文献：

（一）英文图书

［1］Abbott Frederick M，Dukes Graham. Global Pharmaceutical Policy：Ensuring Medicines for Tomorrow's World［M］. Northampton：Edward Elgar，2011.

［2］Abdelgafar Basma I. The Illusive Trade – off：Intellectual Property Rights，Innovation Systems，and Egypt's Pharmaceutical Industry［M］. Toronto：University Of Toronto Press，2006.

［3］Bodewig Theo，Bucknell Duncan Geoffrey. Pharmaceutical，Biotechnology and Chemical Inventions：World Protection and Exploitation［M］. London：Oxford University Press，2011.

［4］Cameron Maxwell A，Tomlin Brian W. The Making of NAFTA：How the Deal Was Done［M］. Ithaca：Cornell University Press，2000.

［5］Carrier Michael A. Innovation for the 21st Century：Harnessing the Power of Intellectual Property and Antitrust Law［M］. London：Oxford University Press，2009.

［6］Cartwright Anthony，Matthews Brian R. International Pharmaceutical Product Registration［M］. London：Informa Healthcare，2009.

［7］Carvalho Nuno Pires de. The TRIPS Regime of Patent Rights［M］. Hague：Kluwer Law International，2005.

［8］Carvalho Nuno Pires de. The TRIPS Regime of Antitrust and Undisclosed Information［M］. Hague：Kluwer Law International，2008.

［9］Cook，Trevor M. The Protection of Regulatory Data in Pharmaceutical and Other Sectors

［M］. London：Sweet & Maxwell，2000.

［10］ Domeij Bengt. Pharmaceutical Patents in Europe ［M］. Hague：Kluwer Law International，2000.

［11］ Epstein Richard A. Overdose：How Excessive Government Regulation Stifles Pharmaceutical Innovation ［M］. New Haven：Yale University Press，2006.

［12］ Gad Mohamed Omar. Representational Fairness in WTO Rule – Making：Negotiating，Implementing and Disputing the TRIPS Pharmaceutical – Related Provisions ［M］. London：British Institute of International and Comparative，2006.

［13］ Gervais Daniel. The TRIPS Agreement：Drafting History and Analysis ［M］. 2003，London：Sweet&Maxwell，2003.

［14］ Grubb Philip W，Thomsen Peter R. Patents for Chemicals，Pharmaceuticals and Biotechnology：Fundamentals of Global Law，Practice and Strategy ［M］. London：Oxford University Press，2010.

［15］ Haracoglou Irina. Competition Law and Patents：A Follow – On Innovation Perspective in the Biopharmaceutical Industry ［M］. Northampton：Edward Elgar，2008.

［16］ Ho Cynthia M. Access to Medicine in the Global Economy：International Agreements on Patents and Related Rights ［M］. London：Oxford University Press，2011.

［17］ Jakkrit Kuanpoth. Patent Rights in Pharmaceuticals in Developing Countries：Major Challenges for the Future ［M］. Northampten；CheltenhamEdward Elgar Publishing，2010.

［18］ Kankanala Kalyan C. Genetic Patent Law and Strategy ［M］. Noida：Manupatra，2007.

［19］ Kirchner Stefan. Pharmaceutical Intellectual Property Rights and the Single Market：A Survey of the Jurisprudence of the European Court of Justice ［M］. Munich：GRIN Verlag，2009.

［20］ Konnor Delbert D. Pharmacy Law Desk Reference ［M］. New York：Routledge，2007.

［21］ Lee Chi – Jen，Lee Lucia H，Lu Cheng – Hsiung，etc al. Development and Evaluation of Drugs：From Laboratory through Licensure to Market ［M］. Boca Raton：CRC Press，2003.

［22］ Leslie Christopher R. Antitrust Law and Intellectual Property Rights：Cases and Materials ［M］. London：Oxford University Press，2011.

［23］ Lianos Ioannis，Kokkoris Ioannis. The Reform of EC Competition Law：New Challenges ［M］. Hague：Kluwer Law International，2010.

［24］ Lovett William A，Eckes Alfred E. Jr.，Brinkman Richard L. U. S. Trade Policy：History，Theory and the WTO ［M］. New York：M. E. Sharpe，2004.

［25］ Mancuso David A，Grenada Isobel M. Pharmaceutical Industry：Innovation and Developments ［M］. New York：Nova Science，2011.

［26］ Blakeney Michael. Trade Related Aspects of Intellectual Property Rights：A Concise Guide to the TRIPS Agreement ［M］. London：Sweet & Maxwell，1996.

［27］ Milner Chris，Read Robert. Trade Liberalization，Competition and the WTO ［M］. Northampton: Edward Elgar, 2002.

[28] Pogge Thomas, Rimmer Matthew, Rubenstein Kim. Incentives for Global Public Health: Patent Law and Access to Essential Medicines [M]. Cambridge: Cambridge University Press, 2010.

[29] Roffe Pedro, Tansey Geoff, Vivas – Eugui David. Negotiating Health: Intellectual Property and Access to Medicines [M]. London: Earthscan, 2006.

[30] Bouchard Ron A. Patently Innovative: How Pharmaceutical Firms Use Emerging Patent Law to Extend Monopolies on Blockbuster Drugs [M]. London: Biohealthcare Pub. Limited, 2011.

[31] Rosenstock Jerome. The Law of Chemical and Pharmaceutical Invention: Patent and Nonpatent Protection [M]. New York: Aspen Law & Business, 1999.

[32] Shadlen Kenneth C. Intellectual Property, Pharmaceuticals and Public Health: Access to Drugs in Developing Countries [M]. Northampton: Edward Elgar Publishing, 2012.

[33] Shorthose Sally. Guide to EU Pharmaceutical Regulatory Law [M]. Hague: Kluwer Law International, 2011.

[34] Subramanian Ramesh, Katz. The Global Flow of Information: Legal, Social, and Cultural Perspectives [M]. New York: New York University Press, 2011.

[35] Thomas John R. Pharmaceutical Patent Law [M]. Bethesda: BNA Books, 2010.

[36] Upadhye Shashank. Generic Pharmaceutical Patent and FDA Law [M]. New York: Thomson West, 2012.

[37] Voet Martin A. The Generic Challenge: Understanding Patents, FDA and Pharmaceutical Life – Cycle Management [M]. Boca Raton: Universal – Publishers, 2011.

[38] Yamane Hiroko. Interpreting TRIPS: Globalisation of Intellectual Property Rights and Access to Medicines [M]. London: Hart Publishing, 2011.

(二) 英文期刊

[1] Abbott Frederick. Review: the Trilateral Study on Health, Intellectual Property, and Trade: The Virtue in Paving A cleared Roadway [J]. Journal of International Economic Law, 2013, 16 (2): 493 – 503.

[2] Adamini S, Maarse H, Versluis E, etc al. Policy Making on Data Exclusivity in the European Union: from Industrial Interests to Legal Realities [J]. Journal of Health Politic Policy Law, 2009, 34 (6): 979 – 1010.

[3] Baird Sean. Magic and Hope: Relaxing Trips – Plus Provisions to Promote Access to Affordable Pharmaceuticals [J]. Boston College Journal of Law & Social Justice, 2013, 33 (1): 107 – 146.

[4] Baker Brook K. Ending Drug Registration Apartheid: Taming Data Exclusivity and Patent/Registration Linkage [J]. American Journal of Law & Medicine, 2008 (3): 355 – 415.

[5] Basheer Shamnad. The Invention of an Investment Incentive for Pharmaceutical Innovation

[J]. The Journal of World Intellectual Property, 2012. 15 (5 - 6): 305 - 364.

[6] Bogaert Peter, Van Keymeulen Eveline. How do Patent Rights Affect Regulatory Approvals and Data Exclusivity Rights for Pharmaceuticals in the EU? [J]. Pharmaceutical Patent Analyst, 2012, 1 (4): 393 - 405.

[7] Bronckers Marco, McNelis Natalie. Is the EU obliged to Improve the Protection of Trade Secrets? An inquiry into TRIPS, the European Convention on Human Rights and the EU Charter of Fundamental Rights[J]. European Intellectual Property Review, 2012, 34 (10): 673 - 688.

[8] Bronckers Marco, Ondkusek Petr. Protection of Regulatory Data in the EU and WTO Law: The Example of REACH [J]. The Journal of World Intellectual Property, 2005, 8 (5): 579 - 598.

[9] Bucknell Duncan. Pharmaceutical, Biotechnology and Chemical Inventions: World Protection and Exploitation [J]. European Intellectual Property Review, 2011, 33 (11): 740 - 761.

[10] Cartagena Rosario G, Attaran Amir. A study of Pharmaceutical Data Exclusivity Laws in Latin America: Is Access to Affordble Medicine Threatned? [J]. Health Law Journal, 2009 (17): 270 - 296.

[11] Childs DW. World Health Organization's Prequalification Program and Its Potential Effect on Data Exclusivity Laws [J]. Food and Drug Law Journal, 2005, 60 (1): 79 - 97.

[12] Colca JR. Extend Data Exclusivity to Save Drug Development [J]. Science, 2012 (10): 339 - 393.

[13] Correa Carlos M. Bilateralism in Intellectual Property: Defeating the WTO System for Access to Medicines [J]. Case Western Reserve Journal of International Law, Winter, 2004: 36 - 50.

[14] Correa Carlos Maria. Unfair Competition under the Trips Agreement: Protection of Data Submitted for the Registration of Pharmaceuticals [J]. Chicago Journal of International Law, Spring 2002: 69 - 85.

[15] Cottier Thomas, Foltea Marina. Global Governance in Intellectual Property Protection: Does the Decision - Making Forum Matter? [J]. The WIPO Journal, 2012, 3 (2): 139 - 165.

[16] La Croix SumnerJ, Kawaura AKihiko. Product Patent Reform and Its Impact on Korea's Pharmaceutical Industry [J]. International Economic Journal, 1996 (10): 71 - 80.

[17] Dinca Razvan. The "Bermuda Triangle" of Pharmaceutical Law: Is Data Protection a Lost Ship? [J]. The Journal Of World Intellectual Property, 2005, 8 (4): 517 - 563.

[18] Dukes MN, Graham. Drug Regulation and the Tradition of Secrecy [J]. International Journal of Risk and Safety in Medicine, 1996 (9): 143 - 149.

[19] Dutfield Graham. Delivering Drugs to the Poor: Will the Trips Amendment Help? [J]. American Journal of Law & Medicine, 2008: 107 - 146.

[20] Effron Robin J. Secrets and Spies: Extraterritorial Application of the Economic Espionage Act

and the Trips Agreement [J]. New York University Law Review, 2003 (78): 305 – 365.

[21] El Said M. Surpassing Checks, Overriding Balances and Diminishing Flexibilities: FTA – TRIPS Plus Bilateral Trade Agreements: From Jordan to Oman [J]. Journal of World Investment and Trade, 2007, 8 (2): 243 – 268.

[22] El – Said, Hamed, El – Said, Mohammed. TRIPS – Plus Implications for Access to Medicines in Developing Countries: Lessons from Jordan – United States Free Trade Agreement [J]. The Journal of World Intellectual Property, 2007 (10): 438 – 475.

[23] Emily M. Cowley. The Right to Health: Guatemala's Conflicting Obligations under the Central American Free Trade Agreement and the International Covenant on Economic, Social, and Cultural Rights [J]. Michigan State University Journal of Medicine & Law, 2008 (11): 227 – 258.

[24] Emily Michiko Morris. The Myth of Generic Pharmaceutical Competition under the Hatch – Waxman Act [J]. Fordham Intellectual Property, Media and Entertainment Law Journal, Winter 2012: 245 – 288.

[25] Falvey R, Foster N, Greenaway D. Intellectual Property Rights and Economic Growth [J]. Review of Development Economics, 2006, 10 (4):

[26] Favale Marcella. The Right of Access in Digital Copyright: Right of the Owner or Right of the User? [J]. The Journal of World Intellectual Property, 2012, 15 (1): 1 – 25.

[27] Fellmeth Xavier. Secrecy, Monopoly, and Access to Pharmaceuticals in International Trade Law: Protection of Marketing Approval Data under the Trips Agreement [J]. Harvard International Law Journal, 2004 (45): 443 – 502.

[28] Gabbay Alan. The Confidentiality of Test Data under FIFRA [J]. Harvard Environmental Law Review, 1976 (1): 505 – 535.

[29] Galbraith Christine D. Dying to Know: A Demand for Genuine Public Access to Clinical Trial Results Data [J]. Mississippi Law Journal, Summer 2009: 705 – 748.

[30] Gervais D. Intellectual Property, Trade & Development: The State of Play [J]. Fordham Law Review, 2006, 74 – 99.

[31] Ghanotakis Elena. How the U. S. Interpretation of Flexibilities Inherent in TRIPS affects Access to Medicines for Developing Countries [J]. The Journal of World Intellectual Property, 2005, 7 (4): 563 – 591.

[32] Goldman DP, Lakdawalla DN, Malkin JD, etc al. The Benefits from Giving Makers of Conventional 'Small Molecule' Drugs Longer Exclusivity over Clinical Trial Data [J]. Health Aff (Millwood), 2011, 30 (1): 84 – 90.

[33] Gould M, Gruben W. The Role of Intellectual Property Rights in Economic Growth [J]. Journal of Development Economics, 1996 (48): 99 – 125.

[34] Grabowski Henry, Long Genia, Mortimer Richard. Data Exclusivity for Biologics [J]. Na-

ture Reviews Drug Discovery, 2011 (10): 15 – 17.

[35] Grabowski Henry. Follow – on Biologics: Data Exclusivity and the Balance between Innovation and Competition [J]. Nature Reviews Drug Discovery, 2008, 7 (6): 479 – 488.

[36] Haugen Hans Morten. Intellectual Property: Rights or Privileges? [J]. The Journal of World Intellectual Property, 2005, 8 (4): 445 – 458.

[37] Hornecker, Jaime R. Generic Drugs: History, Approval Process, and Current Challenges [J]. US Pharmacist, 2009, 34 (6)(Generic Drug Review supplements): 26 – 75.

[38] Inniss Abiola. International Intellectual Property Law and Policy: Can the Caribbean Region Capitalise on Current Global Developmental Trends in Intellectual Property Rights and Innovation Policies? [J]. the WIPO Journal, 2012, 3 (2): 237 – 254.

[39] Islam Mohammad Towhidul. TRIPs Agreement and Public health: Implications and Challenges for Bangladesh [J]. International Trade Law & Regulation, 2011, 17 (1): 10 – 38.

[40] Jackson Margaret. Keeping Secrets: International Developments to Protect Undisclosed Business Information and Trade Secrets [J]. Information, Communication and Society, 1999 (1): 47 – 58.

[41] Karin Timmermans. Monopolizing Clinical Trial Data: Implications and Trends [J]. PLOS Medicine, 2007, 4 (2): 206 – 210.

[42] Kesselheim Aaron S, Mello Michelle M. Confidentiality Laws and Secrecy in Medical Research: Improving Public Access to Data on Drug Safety [J]. Health Affairs, 2007, 26 (2): 483 – 491.

[43] Kogan Lawrence A. The U. S. Biologics Price Competition and Innovation Act of 2009 Triggers Public Debates, Regulatory/Policy Risks, and International Trade Concerns [J]. Global Trade and Customs Journal, 2011, 6 (11 & 12): 513 – 538.

[44] Kushner Leslie. Incentivizing Post Marketing Pharmaceutical Product Safety Testing with Extension of Exclusivity Periods [J]. Fordham Intellectual Property, Media and Entertainment Law Journal, 2009 (19): 519 – 556.

[45] Lipschitz Y, Tamir O, Shemer J. Exclusivity of Data in Drug registration Files and Israel's International Status with Regard to Intellectual Property Rights Protection [J]. Harefuah, 2004, 143 (12): 845 – 912.

[46] Matilal Shreya. Do Developing Countries Need a Pharmaceutical Data – exclusivity Regime? [J]. European Intellectual Property Review, 2010, 32 (6): 268 – 276.

[47] McGarity Thomas O, Shapiro Sidney A. The Trade Secret Status of Health and Safety Testing Information: Reforming Agency Disclosure Policies [J]. Harvard Law Review, 1980 (5): 837 – 888.

[48] Micara Anna Giulia. TRIPS – plus Border Measures and Access to Medicines [J]. The Journal of World Intellectual Property, 2012, 15 (1): 73 – 101.

[49] Musungu Sisule F. Intellectual Property and Public Health: Will It be Peace or War? [J]. The Journal of World Intellectual Property, 2004, 7 (2): 249 – 252.

[50] Negrinotti Matteo. Abuse of Regulatory Procedures in the Intellectual Property Context: The Astrazeneca Case [J]. European Competition Law Review, 2008, 29 (8), 446 – 459.

[51] Noehrenbe Eric. Intellectual Property and Public Health: Will It be Peace or War? [J]. The Journal of World Intellectual Property, 2004, 7 (2): 253 – 256.

[52] O'Reilly James T. Knowledge is Power: Legislative Control of Drug Industry Trade Secrets [J]. University of Cincinnati Law Review, 1985 (1): 7 – 31.

[53] Pugatch Meir Perez. Intellectual Property Policy – making in the 21st Century [J]. the WIPO Journal, 2011, 3 (1): 71 – 80.

[54] Pugatch Meir Perez. Measuring the Strength of National Pharmaceutical Intellectual Property Regimes: Creating a New Pharmaceutical IP Index [J]. The Journal of World Intellectual Property, 2006, 9 (4): 373 – 391.

[55] Ranson Paul. Data Protection in the Pharmaceutical Industry [J]. Journal of Generic Medicines, 2003 (1): 48 – 56.

[56] Reichman Jerome H. Rethinking the Role of Clinical Trial Data in International Intellectual Property Law: The Case for a Public Goods Approach [J]. Marquette Intellectual Property Law Review, Winter 2009: 1 – 68.

[57] Rodwin Marc A. Independent Clinical Trials to Test Drugs: The Neglected Reform [J]. Saint Louis University Journal of Health Law & Policy, 2012 (6): 113 – 166.

[58] Roth Vincent J. Will FDA Data Exclusivity Make Biologic Patents Passé? [J]. Santa Clara Computer & High Technology Law Journal, 2013, 29 (2): 249 – 303.

[59] Scafidi, Susan JD. The "Good Old Days" of Trips: The U. S. Trade Agenda and the Extension of Pharmaceutical Test Data Protection [J]. Yale Journal of Health Policy, Law & Ethics, Summer 2004 (4): 341 – 352.

[60] Sharma, Animesh. Data Exclusivity with Regard to Clinical Data [J]. The Indian Journal of Law and Technology, 2007 (3): 82 – 104.

[61] Skillington G. Lee, Solovy Eric M. The Protection of Test and Other Data Required by Article 39. 3 of the Trips Agreement [J]. Northwestern Journal of International Law and Business, 2003 (24): 1 – 57.

[62] Slade Alison. Articles 7 and 8 of the TRIPS Agreement: A Force for Convergence within the International IP System [J]. The Journal of World Intellectual Property, 2011, 14 (6): 413 – 440.

[63] Sufian Jusoh. Free Trade Agreements and Implications on Public Health: An Analysis of FTA of Selected ASEAN Member States [J]. Asian Journal of WTO & International Health Law & Policy, 2009 (4). 145 – 176.

[64] Szweras Melanie. Does Canada needs to strengthen its pharmaceutical IP laws? [J]. Intellectual Property Magazine, 2011, Jun: 34 – 55.

[65] Taubman Antony. Unfair Competition and the Financing of Public – knowledge Goods: the Problem of Test Data Protection [J]. Journal of Intellectual Property and Legal Practice, 2008, 3 (9): 591 – 606.

[66] Tzeng Linfong. Follow – On Biologics, Data Exclusivity, and the FDA [J]. Berkeley Technology Law Journal, 2012 (25): 135 – 158.

[67] Utomo Tomi Suryo. Pharmaceutical Patent Protection and the Introduction of Generic Drugs in Indonesia in the Post – TRIPS era : is Patent Law the Only Factor Affecting the Introduction of Generic Drugs? [J]. International Review of Intellectual Property and Competition Law, 2011, 42 (7): 759 – 784.

[68] Valerir Junod. Drug Marketing Exclusivity under United States and European Union Law [J]. Food and Drug Law Journal, 2004 (59): 479 – 518.

[69] Wadlow Christopher. Regulatory Data Protection under TRIPs Article 39 (3) and Article 10bis of the Paris Convention: Is There a Doctor in the House? [J]. Intellectual Property Quarterly, 2008 (4): 355 – 415.

[70] Wakely Jenny. The Impact of External Factors on the Effectiveness of Compulsory Licensing as a Means of Increasing Access to Medicines in Developing Countries [J]. European Intellectual Property Review, 2011, 33 (12): 756 – 770.

[71] Yang Pei – kan. Current Development of Canada's Data Exclusivity Regime: How does Canada React to NAFTA, Trips and Dangle between Pharmaceutical Innovation and Public Health? [J]. Asian Journal of WTO amd Internationl Health Law and Policy, 2009 (4): 65 – 94.

[72] Yang Pei – kan. Current Development of Canada's Data Exclusivity Regime: How does Canada React to NAFTA, TRIPS and Danger between Pharmaceutical Innovation and Public Health? [J]. Asian Journal of WTO & International Health Law & Policy, 2009 (4): 65 – 87.

[73] Young Adam R. Generic Pharmaceutical Regulation in the United States with Comparison to Europe: Innovation and Competition [J]. Washington University Global Studies Law Review, 2009 (8): 165 – 185.

[74] Yu Peter K. The International Enclosure Movement [J]. Indinana. Law Journal, 2007 (82): 828 – 881.

[75] Yu Peter K. The Political Economy of Data Protection [J]. Chicago – Kent Law Review, 2010, 84 (3) 777 – 799.

（三）研究报告

[1] Abbott F. Intellectual Property Provisions of Bilateral and Regional Trade Agreements in Light of US Federal Law [R]. Geneva, ICTSD Project On Iprs And Sustainable Development, January 2006.

[2] Affordable Medicines and Treatment Campaign (AMTC). Submission before the Committee for the Protection of Undisclosed Information under Article 39.3 of the TRIPS Agreement [R]. 2005.

[3] Brook Baker for Health GAP. USTR's 2004 Special 301 Report Highlights the U. S. 's Global Ambition to Use Heightened Protection of Innovators' Drug Registration Data to Block and Delay Registration of Competing Generic Drugs [R]. 2004.

[4] Brook Baker. The Drug Registration Battlefield: U. S. Trade Policy Erects New, Nearly Impenetrable Barriers to Lower – Cost Generic Medicines of Assured Quality [R]. 2004.

[5] Wu Chuan – Feng. Raising the Right to Human Concerns within the Framework of International Intellectual Property Law [R]. 2010.

[6] CUMVIVIUM Press. CUMVIVIUM Denounces New EU Regulations Which will Hurt Access to Affordable Medicines: It Warns Other Countries from Adopting Similar Actions [R]. 2004.

[7] EGA Position Paper. Data Exclusivity: A Major Obstacle to Innovation and Competition in the EU Pharmaceutical Sector [R]. 2000.

[8] El Said M. Intellectual Property Regime, Infrastructure, and Related Procedures: Enhancing Access to Treatment: Intellectual Property Protection and HIV/AIDS: State Of Kuwait. Study Prepared For WHO (EMRO) [R]. TWN and UNDP, June 2008.

[9] Henry Grabowski. Duke University Department of Economics Working Paper. Biosimilars, Data Exclusivity, and the Incentives for Innovation: A Critique of Kotlikoff's White Paper [R]. 2009.

[10] IFPMA. Data Exclusivity: Encouraging Development of New Medicines [R]. 2011.

[11] Jacques J Gorlin. An Analysis of the Pharmaceutical – Related Provisions of the TRIPS Agreement [R]. Gorlin Group, 2000.

[12] Kampf Roger. International Perspective: Test Data Protection: the WTO Perspective [R]. Symposium on the Evolution of the Regulatory Framework of Test Data: From the Property of the Intellect to the Intellect of Property, 2010.

[13] Matsoso Malebona Precious. International Perspective: Test Data Protection: the WHO Perspective [R]. Symposium on the Evolution of the Regulatory Framework of Test Data: From the Property of the Intellect to the Intellect of Property, 2010.

[14] Medecines sans Frontieres. Data Exclusivity & Access to Medicines in Guatemala [R]. 2005.

[15] Meir Perez Pugatch. Data Exclusivity: Implications for Developing Countries [R]. ICTSD.

[16] Pharmaceutical Research and Manufactures of America. Pharmaceutical Industry Profile [R]. 2003.

[17] Said Mohammed K El. Public Health Related TRIPS – plus Provision Bilateral Trade Agreements: A Policy Guide for Negotiators and Implementers in the WHO Eastern Mediterranean

Region [R]. World Health Organization and International Centre for Trade and Sustainable Development, 2010.

[18] Salvatore Vincenzo. Regulatory Authority Perspective [R]. Symposium on the Evolution of the Regulatory Framework of Test Data: From the Property of the Intellect to the Intellect of Property, 2010

[19] Sanjuan Judit Rius. U. S and E. U Protection of Pharmaceutical Test Data [R]. CPTech Discussion Paper.

[20] Spennemann Christoph. International Perspective: Test Data Protection: the UNCTAD Perspective [R]. Symposium on the Evolution of the Regulatory Framework of Test Data: From the Property of the Intellect to the Intellect of Property, 2010

[21] Stepniewska. Beata. Industry Perspective [R]. Symposium on the Evolution of the Regulatory Framework of Test Data: From the Property of the Intellect to the Intellect of Property, 2010.

[22] Vivas – Eugui D, Von Braun J. Beyond FTA Negotiations: Implementing the New Generation of Intellectual Property Obligations [R]. Geneva: ICTSD, 2006.

[23] Wilbert Bannenberg. Note on the Difference Between Data Protection and Data Exclusivity [R]. E Drug, 2005.

[24] Walker Simon. The TRIPS Agreement, Sustainable Development and the Public Interest [R]. UNCI, 2009

[25] The Canadian Chamber of Commerce. Innovation for a Better Tomorrow: Closing Canada's Intellectual Property Gap in the Pharmaceutical Sector [R]. CIPC, 2011.

[26] The Alliance of Major European Law Firms. Bolar Provision and Regulatory Data Exclusivity in Europe [R]. CMS, 2007.

[27] HIV i – Base. Data Exclusivity: a New Threat to Affordable Generic Medicines [R]. HIV – Base, 2008.

[28] Said Mohammed K El. Public Health Related TRIPS – plus Provisions in Bilateral Trade Agreements: A Policy Guide for Negotiators and Implementers in the WHO Eastern Mediterranean Region [R]. WHO, 2010.

[29] International Federation of Pharmaceutical Manufacturers & Associations. Data Exclusivity: Encouraging Development of New Medicines [R]. IFPMA, 2007.

[30] The Millennium Development Goals Report 2012 [R]. United Nations. 2012.

[31] US Trade Representative (2012) Special 301 Report [R]. Washington (D. C.): Office of the United States Trade Representative.

[32] The European Federation of Pharmaceutical Industries and Associations: Intellectual Property and Pharmaceuticals [R]. Brussels: EFPIA, June 2008.

[33] Reddy S, Saudhu G S. Report on Steps to Be Taken by Government of India in the Context of

Data Protection Provisions of Article 39.3 of TRIPS Agreement [R]. New Delhi：India，2007.

[34] The Knowledge – based Economy [R]. Paris：OECD，1996.

（四） 网络文献

[1] FDA，Small Business Assistance：Frequently Asked Questions for New Drug Product Exclusivity [EB/OL]. http：//www. fda. gov/ForConsumers/ConsumerUpdates/ucm069962. htm.

[2] http：//www. patentdocs. org/2011/01/more – on – data – exclusivity. html.

[3] Jaya Bhatnagar and Vidisha Garg，India：Data Exclusivity [EB/OL]. http：//www. mondaq. com/article. asp? articleid = 79418.

[4] Linfong Tzeng Follow – On Biologics，Data Exclusivity，and the FDA [EB/OL]. http：//www. btlj. org/data/articles/25_1/0135 – 0158%20Tzeng_Web. pdf.

[5] Medecins Sans Frontieres press. US Pressure Threatening Access to Medicines in Central America [EB/OL]. http：//www. doctorswithoutborders. org/press/release. cfm? id = 496 & cat = press – release.

[6] Noonan Kevin E. Data or Market Exclusivity? (Perhaps) Only Congress Knows for Sure [EB/OL]. http：//www. patentdocs. org/2011/01/data – or – market – exclusivity – perhaps – only – congress – knows – for – sure. html.

[7] Ridder Jonathan dc. Data Exclusivity：Further Protection for Pharmaceuticals [EB/OL]. http：//www. findlaw. com. au/articles/1576/data – exclusivity – further – protection – for – pharmaceut. aspx.

[8] Richard Smith，Ian Roberts. Patient Safety Requires a New Way to Publish Clinical Trials [EB/OL]. http：//clinicaltrials. ploshubs. org/article/info：doi/10. 1371/journal. pctr. 0010006.

[9] Health Canada. Options for Improving Public Access to Information on Clinical Trials of Health Products in Canada [EB/OL]. http：//www. hc – sc. gc. ca/dhp – mps/prodpharma/activit/proj/enreg – clini – info/2006 – consult/ct_ ec_ consult_ 2006 – eng. php.

[10] Health Canada. NOTICE：Registration and Disclosure of Clinical Trial Information [EB/OL]. http：//www. hc – sc. gc. ca/dhp – mps/prodpharma/activit/proj/enreg – clini – info/notice_ ctreg_ avis_ ecenr – eng. php.

[11] Unfair Commercial Use Protection of Scientific Data in Argentina Comment [EB/OL]. http：//www. internationallawoffice. com/newsletters/detail. aspx? g = 3df5b9fa – 7811 – 4e64 – a1cb – 4ec851be0e6f.

[12] Iacobucci Edward M. Innovation for a Better Tomorrow：a Critique [EB/OL]. http：//www. canadiangenerics. ca/en/news/docs/05. 30. 1P% 20Innovation% 20for% 20a% 20Better% 20Tomorrow%20 – %20A%20Critique_ FINAL. pdf.

[13] Timmermans Karin. Monopolizing Clinical Trial Data：Implications and Trends [EB/OL]. http：//www. plosmedicine. org/article/info%3Adoi%2F10. 1371%2Fjournal. pmed. 0040002.

［14］ Vernon John A, Bennett Alan, Golec Joseph H. Exploration of Potential Economics of Follow – on Biologics And Implications for Data Exclusivity Periods For Biologics ［EB/OL］. http：//www. bu. edu/law/central/jd/organizations/journals/scitech/volume161/documents/Vernon_ WEB. pdf.

［15］ Abraham John. The Pharmaceutical Industry as a Political Player ［EB/OL］. http：// healthandpharma. awardspace. com/Week% 201% 20Readings/Abrahamson% 20The% 20Pharma% 20Industry. pdf.

［16］ Amaro Juan Carlos, Chagoya Héctor, Becerril Coca & Becerril SC. Recent Developments in Clinical Data Exclusivity ［EB/OL］. http：//www. iam – magazine. com/issues/Article. ashx? g = eac4a5a3 – 6ab3 – 498b – 8518 – a07bcfecd35e.

［17］ 台湾药品资料专属权制度介绍 ［EB/OL］. http：//www1. cde. org. tw/eng/Regulations/doc/Document% 2033% 20% 20Taiwan% 20Data% 20Exclusivity. pdf.

［18］ Higgins Matthew J, Graham Stuart JH. Balancing. Innovation and Access：Patent Challenges Tip the Scales ［EB/OL］. http：//ic. ucsc. edu/ ~ drsmith/metx270/html/Higgins% 20and% 20Graham% 202009. pdf.

［19］ Branstetter Lee, Chatterjee Chirantan, Higgins Matthew J. Starving (or Fattening) the Golden Goose?：Generic Entry and the Incentives for Early – Stage Pharmaceutical Innovation ［EB/OL］. http：//faculty. haas. berkeley. edu/neil_thompson/Innovation_Seminar/Papers/Branstetter_ Chatterjee_ Higgins_ 2. pdf.

［20］ Genericsweb. How to Calculate Data Exclusivity Periods in Europe ［EB/OL］. ［2013 – 06 – 26］. http：//www. genericsweb. com/How% 20to% 20Calculate% 20Data% 20Exclusivity% 20periods% 20in% 20Europe. pdf.

［21］ Crowley Brian Lee, Lybecker Kristina. Improving Canada's Drug Patent Protection：Good for Canada, Good for Trade ［EB/OL］. http：//www. canada – europe. org/en/pdf/Improving% 20Canada's% 20drug% 20patent% 20protection% 20 – % 20good% 20for% 20Canada,% 20good% 20for% 20trade% 20 – % 20March% 202012. pdf.

［22］ Shanker D. Korea, the Pharmaceutical Industry and Non – Commercial Use in the TRIPS Agreement ［EB/OL］. http：//ro. uow. edu. au/cgi/viewcontent. cgi? article = 1082 & context = commwkpapers & sei – redir = 1 & referer = http% 3A% 2F% 2F.

［23］ Vernon John A, Bennett A, Golec, etc al. Exploration of Potential Economics of Follow – on Biologics and Implications for Data Exclusivity Periods for Biologics ［EB/OL］. ［2013 – 06 – 26］. http：//papers. ssrn. com/sol3/papers. cfm? abstract_ id = 1399784.

［24］ Silverman Ed. Longer Data Exclusivity Is a Good Deal for Who? ［EB/OL］. http：// www. pharmalive. com/longer – data – exclusivity – good – deal – who.

［25］ Lewis Tracy R, Reichman Jerome H, So Anthony D. Treating Clinical Trials as a Public Good：The Most Logical Reform ［EB/OL］. http：//www. escholarship. org/uc/item/3cn7258n.

［26］ WHO. Trade, Foreign Policy, Diplomacy and Health ［EB/OL］. http：//www. who. int/ trade/glossary/story076/en/.

（五）国际条约和区域协定

［1］ WTO TRIPS Agreement Article.

［2］ North America Free Trade Agreement.

［3］ The Dominican Republic – Central America – United States Free Trade Agreement.

［4］ The United States. – Korea Free Trade Agreement.

［5］ The United States – Australia Free Trade Agreement.

［6］ The United States – Bahrain Free Trade Agreement.

［7］ The United States – Bahrain Free Trade Agreement.

［8］ The United States – Chile Free Trade Agreement.

［9］ The United States – Colombia Free Trade Agreement.

［10］ The United States – Israel Free Trade Agreement.

［11］ The United States – Jordan Free Trade Agreement.

［12］ The United States – Morocco Free Trade Agreement.

［13］ The United States – Oman Free Trade Agreement.

［14］ The United States – Peru Trade Promotion Agreement.

［15］ The United States – Singapore Free Trade Agreement.

［16］ European Uion – Singapore Free Trade Agreement.

［17］ Free Trade Agreement between the EFTA States and Croatia.

［18］ Free Trade Agreement between the EFTA States and Israel.

［19］ Free Trade Agreement between the EFTA States and Kingdom of Jordan.

［20］ Free Trade Agreement between the EFTA States and Kingdom of Morocco.

［21］ Free Trade Agreement between the EFTA States and Macedonia.

［22］ Free Trade Agreement between the EFTA States and Republic of Korea.

［23］ Free Trade Agreement between the EFTA States and Republic of Chile.

［24］ Free Trade Agreement between the EFTA States and Republic of Egypt.

［25］ Free Trade Agreement between the EFTA States and Republic of Tunisia.

［26］ Free Trade Agreement between the EFTA States and Republic of Lebanon.

［27］ Free Trade Agreement between the EFTA States and Republic of Colombia.

（六）案例

［1］ AbbVie v. EMA, Cases T – 29/13 and T – 44/13.

［2］ Actavis Elizabeth LLC v. FDA, No. 10 – 5066, 625 F. 3d 760 (2010).

［3］ Argentina — Patent Protection for Pharmaceuticals and Test Data Protection for Agricultural Chemicals. DS107.

［4］ Bayer Inc. v. Canada (Attorney Gen.), ［1999］ 243 N. R. 170 (Fed. Ct. App.) (Can.),

[2000] N. R. 200 (Can.).

[5] Bayer Inc. v. Canada (Attorney General), 155 F. T. R. 184 (1999).

[6] Bayer Inc. v. Canada (Attorney General), 243 N. R. 170 (1999).

[7] Canadian Generic Pharmaceutical Association v. Canada (Minster of Health), 348 F. T. R. 29 (2009).

[8] Canadian Generic Pharmaceutical Association v. Canada (Minster of Health), 413N. R. 89 (2010).

[9] Chevron Chemical Company v. Douglas M. Costle, Administrator United States Environmental Protection Agency. Civ. A. No. 79 – 532, United States District Court, D. Delaware, 1980.

[10] InterMune UK and Others v. EMA, Case T – 73/13, 2012.

[11] Sepracor Pharmaceuticals (Ireland) Ltd v European Commission. Case C – 477/11P, 2011.

[12] The Queen v. The Medicines Control Agency, Ex Parte Generics (UK) And Others, Case C – 368/96, 1998.

[13] Viropharma Incorporated v. Margaret A. Hamburg, MD, Commissioner, Food and Drug Administration, Food And Drug Administration, Kathleen Sebelius, Secretary, Department of Health and Human Services, And Department of Health And Human, The United States District Court For The District of Columbia.

[14] William D. Ruckelshaus, Administrator, United States Environmental Protection Agency v. Monsanto Company, No. 83 – 196, Supreme Court of the United States.

附录 主要缩略词和简称一览表

简称或缩略词	全 称
WTO	世界贸易组织
TRIPS 协定	《与贸易有关的知识产权协定》
NAFTA	《北美自由贸易协定》
《巴黎公约》	《保护工业产权巴黎公约》
《多哈宣言》	《TRIPS 与公共健康多哈宣言》
WIPO	世界知识产权组织
WHO	世界卫生组织
NCE	新型化学实体
NDA	新药申请
ANDA	简易新药申请
FDA	美国食品药品监督管理局
EMA	欧洲药品管理局
Hatch – Waxman 法	《药品价格竞争与专利期补偿法》
2001/83/EC 号指令	欧洲议会及欧盟委员会关于人用药品的共同体法典的 2001/83/EC 号指令

后　记

　　本书是在我的博士论文基础上修订完善而成的。在我攻读硕士与博士学位期间，一直持续关注对 TRIPS 协定的研究。有感于 TRIPS 协定下的药品试验数据保护的研究具有较强的理论意义和实践意义，而现有的研究成果比较零散，尚待进行更加完整、深入和系统的研究。因此，尽管缺乏相关医药技术背景，我仍然选择这一题目进行探索，希望能够有所收获。由于研究课题具有前沿性和专业性，参考资料相对较少，加之技术背景的欠缺，让我在写作过程中遭遇不少困难和挑战。这本书最终得以面世，离不开师长、同学、亲友的帮助与鼓励。

　　首先要感谢我的博士生导师张乃根教授。正是张老师的启发和指点，使我对试验数据保护研究这一领域产生了兴趣。在本书的写作过程中，张老师在选题论证、文献查阅、篇章结构、遣词造句等方面给予我许多指导和帮助。其次感谢复旦大学法学院国际法专业马忠法老师、何力老师为书稿提出的意见和建议。感谢我的硕士生导师余敏友教授引领我走上研究 WTO 法与 TRIPS 协定的道路，一路至今。感谢上海中医药大学吕玥博士在药学知识方面提供的帮助。

　　感谢兰州交通大学青年科学基金和甘肃省教育厅青年基金项目对本书出版的资助。感谢兰州交通大学的领导与同事给予我的支持和帮助。

　　感谢父母、亲人和朋友给予我的鼓励、关心和爱护。

2014 年 9 月